어지럼 재활 프로토콜

Vertigo Rehabilitation Protocols

성윤희 옮김

Dario Carlo Alpini
Antonio Cesarani
Guido Brugnoni

메디컬포럼
MEDICAL FORUM

Springer

First Published in English under the title
Vertigo Rehabilitation Protocols
by Dario Carlo Alpini, Antonio Cesarani and Guido Brugnoni, edition: 1

어지럼 재활 프로토콜

Vertigo Rehabilitation Protocols

2022년 4월 25일 1판 1쇄 인쇄
2022년 5월 2일 1판 1쇄 발행

저 자 Dario Carlo Alpini, Antonio Cesarani, Guido Brugnoni
역 자 성윤희
발 행 인 하재용
발 행 처 메디컬포럼
등 록 제 2016-000295 호
주 소 서울시 마포구 동교로 23길 21(동교동205-8) 윤호빌딩 402호
전 화 (02) 6091-7584 팩스 (070)-7664-5776
이 메 일 mspub@mspub.kr
홈페이지 medicalscience.imweb.me

I S B N 979-11-91038-33-0
정 가 40,000원

어지럼 재활 프로토콜

Vertigo Rehabilitation Protocols

Dario Carlo Alpini
Antonio Cesarani
Guido Brugnoni

성윤희 옮김

Springer

메디컬포럼
MEDICAL FORUM

역자 약력

성윤희

연세대학교 보건과학과 졸업

경희대학교 대학원 의학과 석사 졸업

경희대학교 대학원 의학과 박사 졸업

Rutgers University Visiting Professor

경남대학교 물리치료학과 교수

역자 서문(Foreword)

2002년 나는 물리치료사로서 이비인후과에서 전정 기능 검사와 전정 재활을 담당했다. 그 전까지 나 역시 대부분의 물리치료사처럼 근골격계와 신경계 손상 환자를 치료하고 있었다. 그 당시는 지금보다 더 전정 재활에 대한 개념이 없을 때여서 주변 치료사들은 내가 무슨 일을 하는지 전혀 알지 못했다. 2022년 현재도 이비인후과나 신경과에서 전정 기능 검사나 전정 재활을 담당하는 물리치료사는 거의 없다. 하지만 희망적인 것은 많은 이비인후과 의사들이나 신경과 의사들이 어지럼을 호소하는 환자들에게 전정 재활을 적용해야 한다는 것을 인식하고 있고 이러한 역할을 할 수 있는 물리치료사들에게 관심을 갖는다는 것이다. 또한, 최근 어지럼 환자의 증가와 전정 재활의 중요성에 대한 사회적 관심에 따라 많은 물리치료사 역시 관심을 갖고 공부하기 시작했다는 것이다. 그래서 나는 이 책이 전정 재활에 관심을 갖는 모든 이들에게 더 흥미를 일으키길 바라면서 번역을 시작했다.

이 책은 전정계 관련 해부, 생리, 병리, 재활에 관한 이론적 설명보다는 환자에게 바로 적용할 수 있는 전정 재활 프로그램들을 주로 소개하였다. 이 책의 장점은 의사, 물리치료사, 환자 모두가 전정 재활에 쉽게 접근할 수 있도록 구성되어 있다는 것이다. 질환별로 운동 프로그램이 소개되어 있어 내일 당장 환자를 진료하고 치료해야 하는 임상의나 치료사에게 도움이 될 것이다. 또한, 전정 질환을 앓고 있는 환자도 이 책을 보면서 홈 프로그램을 진행할 수 있다. 이것이 내가 이 책을 선택한 첫 번째 이유이기도 하다. 또 다른 이 책의 특징은 전정계 관련 책에서는 쉽게 다루지 않는 전정과 진화, 정맥혈관계, 발생학적 측면을 소소하게 다루고 있다. 이 부분은 이 책을 번역하면서 개인적으로 더 공부하고 싶은 분야이기도 했다.

그리고 이 책을 번역하면서 가장 많이 고심한 부분 중 첫 번째는 용어였다. 의학 용어가 신용어로 개정된 이후 학생들은 모두 신용어로 배우고 있다. 기존의 의학 용어가 한자를 기반으로 한 용어였다면 신용어는 한글로 된 용어이다. 본 역자는 번역을 하는 중 본문의 내용에서 한글과 한자 용어가 섞이게 되는 것을 확인하면서 이는 오히려 독자에게 혼란을 줄 것으로 판단하였다. 또한, 임상에서는 아직도 구용어를 사용하고 있다. 따라서 역자는 읽는 독자 모두가 편하게 이 책에 접근하도록 구용어를 기본으로 신용어와 영어를 함께 표기하였다. 두 번째로 고심한 부분은 원본에는 포함되어 있지만, 번역서에는 제외한 공포성체위현훈(phobic postural vertigo)과 관련된 부분이다. 공포성체위현훈이란 강박적 성격 특성을 가진 환자에서 경도의 불안과 우울을 동반한 어지럼과 보행 장애를 나타내는 임상 증후군으로 1986년 Brandt와 Dieterich에 의해 보고되었다. 이후 만성주관적어지럼(chronic subjective dizziness)과 개념을 통합하여 2017년 Barany society에서 지속적체위지각어지럼(persistent postural-perceptual dizziness)로 명명하고 진단 기준을 제시하였다. 새로운 진단명이 있는 상황에서 공포성체위현훈을 소개하는 것은 적절하지 않다고 판단하여 제외시켰다.

뭐든지 흥미가 있어야 더 찾아보게 되고, 찾으면서 더 깊이 알 수 있다고 생각한다. 이 책이 관련 전공자들에게는 전정 재활에 대한 흥미를 일으키고 환자에게는 그들의 증상이 회복되는 데 도움이 되는 밑거름이길 기대해 본다.

끝으로 늘 항상 함께 계시고 전정 재활을 접할 수 있게 인도하신 주님께 감사와 영광을 돌리며 책이 출판될 수 있게 도와주신 하재용 대표님, 임현주 실장님 외 여러분께 감사드립니다.

2022년 3월 뉴저지에서
역자 성윤희

저자 서문(Foreword)

산업 발달과 함께 지난 몇 년 동안 재활은 각광 받는 의학 분야 중 하나가 되었다. 임상 및 역학 증거는 보완적이지만 치료로 재활의 중요성이 강조되었다. 다른 한편으로 재활은 그 자체가 만성 질환에 대한 주요 치료 접근법이다.

약물과 수술이 먼저 병변이나 기능부전을 해결하지만 때로는 그 자체가 병변이나 기능부전의 원인이 될 수 있다. 재활이 병변을 해결할 수는 없지만, 장애를 피하고 기능부전을 회복하도록 도울 수 있다.

재활은 광범위한 치료 프로젝트 일환으로 환자를 일상생활과 작업 환경으로 돌려보내는 것을 목표로 한다. 재활은 사회적 영향을 줄이기 위한 것으로 결국 질병, 사고, 외상 등의 사회적 비용을 줄이는 것이 목적이다.

초기에는 재활 목표가 운동 기능의 회복이었지만, 점차 인간의 모든 기능, 즉 운동, 심리, 인지 기능을 회복하도록 돕는 의료 영역으로 확대되었다.

재활의 적용 범위의 복잡성과 사회적 목적 때문에 재활은 의과학보다 복원예술을 더 닮았다. (don Carlo Gnocchi의 Restoration the Human Person, Milan, 1946)

어떤 질병이나 장애는 치료보다는 관리가 목적인 경우가 있다. 재활은 만성질환 관리를 위한 비용 대비 가장 완전한 접근법이다.

선진국에서 균형장애가 더 빈번하게 발생한다. 이는 바쁜 현대 사회생활로 인한 삶의 리듬과 식습관의 변화, 역학적 변개, 바이러스 감염, 퇴행성 질병의 증가, 평균연령의 증가 때문일 것이다.

드물게 균형장애가 생명에 위험할 수 있지만, 균형장애가 있는 사람들은 자신의 일을 하지 못하면서까지 원인을 알고 회복하기 위해 다양한 검사와 진단에 많은 시간과 노력을 투자하고 있다.

이 책의 저자들은 진단법과 치료적 접근법 모두를 최적화하기 위해 그들의 접근법을 개선하고 전정계를 연구하는 데 지난 25년 동안 노력했다. 그들의 경험에 따른, 기능적 진단과 재활은 매일 비용 효율적인 작업의 초석이다.

균형장애에 대한 기능적 접근법은 이비인후과학, 내과학, 안과학, 정형외과학, 내분비학, 바이러스학, 재활의학을 거쳐 신경과학까지 도달하는 가장 특별한 신경이학(neuro-otology) 분야에 속한다.

재활은 효과적이고 효율적이다. 즉 가장 많은 시간과 비용을 절약하는 방법으로 가장 우수하고 지속적인 기능적 결과를 얻을 수 있다. 이 책에서 저자들은 급성 바이러스성 전정신경염, 노인성 불안정성, PC와 태블릿 시대의 독특한 어지럼인 경추성 현훈 등 가장 빈번한 균형장애 관리를 위해 재활치료의 핵심인 효과와 효율성에 초점을 두었다. 간단한 생활방식 조언과 다양한 운동지침이 최상의 지속적인 치료 결과를 위해 제공되었다.

본 저자들은 증거 기반 지침보다는 퍼지 논리에 따라 어지럼, 현훈, 불안정성에 접근한다. 하지만 견고한 신경생리학적 기초를 근간으로 하고 있다.

저자들의 전통, 혁신, 지침, 상식을 포함하는 성공과 실패의 경험을 균형장애 회복을 위해 공유하기로 결정한 저자들에게 감사드린다.

Prof. Pasquale Ferrante
Ordinary Professor of Microbiology
and Clinical Microbiology,
University of Milan,
Milan, Italy

Adjunct Visiting Professor,
Department of Neuroscience,
Temple University,
Philadelphia, PA, USA

Scientific Director Clinical Institute
"Città Studi" Milan,
Milan, Italy

머리말(Foreword)

어지럼은 가장 자주 경험하는 신체적 장애 중 하나로 아마 가장 많은 학문 분야와 관련된 증상일 것이다. Thomas Brandt가 그의 책 "Vertigo"에서 강조하였다. 다감각 증후군(multisensory syndrome)[1]인 어지럼은 시각, 청각 및 고유수용성 감각이 전정 감각과 어떻게 상호작용하고 동적 균형을 만들어내는지 고려해서 접근해야 할 것이다. 제1장에서 설명한 것처럼, 인간의 균형은 진화적으로 유일무이하다. 인간의 두 발에 기초한 균형은 중력에 대한 지속적인 도전이다. 일반적으로 삶은 모든 종류의 생명체에게 도전이다. 그러나 두 발에 기초한 균형은 인간의 서식지, 환경과의 상호작용, 다른 인간과의 상호작용을 변화시키는 도전과 기회를 제공하였다. 인간은 중력의 법칙을 바꾸고, 삶의 규칙을 변화시키고 중력의 법칙을 변화시키는 가능성을 가졌다. 그래서 인간은 걷고, 뛰고, 점프하고, 수영할 수 있다. 또 스케이트도 탈 수 있고 비행기를 타고 날 수 있고, 더 많은 것을 할 수 있다. 현대 생활은 어떻게 인간이 도전과 기회를 결합하면서 삶의 게임 규칙을 바꿀 수 있는지를 보여준다. 어지럼 문제는 전정계가 현대 생활에 적응한 방법에 따라 나타난다.

약 4억년 전 공룡의 뇌는 균형 조절을 위해 내이 전정기관과 피질하 전정 영역이 발달하였다. 유사한 전정계를 가진 호모 사피엔스는 지속적으로 움직이고 복잡한 다분절(multisegmental) 신체로 균형에 적응하는 데 15만 년의 시간이 걸렸다. 지난 100년 동안 현대 호모 사피엔스는 여전히 같은 전정계를 쓰면서 현대 생활이 요구하는 균형 관리에 적응해야 했다. 어지럼은 호모 사피엔스에게 중력이 존재하며, 신체는 구조적 한계를 가지고 있다는 것을 상기시키며 때로는 생물학 법칙을 뛰어넘고 자연적 한계를 압도한다는 사실도 알려준다. 어지럼이라는 증상이 우리에게 이렇게 말하는 것 같다. "야, 넌 지구에 있고 날 수 없어. 그렇게 빨리 살 수 없어. 넌 휴식이 필요해. 너의 전정 시스템은 너의 생활방식에 적응할 수 있는 것보다 더 빨리 변할 수 없어!"

따라서 어지럼은 현대 삶 속에서 겪는 경험의 일부이다. 아이들은 회전목마나 시소 위에서 어지럼을 유발하면서 재미있게 논다. 어른들은 회전목마나 롤러코스터를 타면서 아드레날린성 어지럼을 경험하면서 중력에 도전하는 것을 재미있어 한다. 즐겁고 재미난 어지럼도 있지만 고통스러운 어지럼도 항상 우리 곁에 있다. 이런 어지럼은 삶에 깊은 영향을 미칠 수 있다. 어지럼 환자는 제약을 받은 호모 사피엔스가 되고, 직립하지 못하고 때로는 누워만 있어야 하는 상황이 생기기 때문에 깊은 고통을 겪는다.

전정 재활의 목적은 손상된 전정계를 통해 환자와 지구 사이의 적절한 관계를 회복하는 것이다. Cawthorne과 Cooksey가 처음 전정 재활을 제안했던 1940년대 이후 권장된 운동은 크게 달라지지 않았지만, 어지럼에 대한 과학적 접근법은 바뀌고 있다. 이러한 이유로, 서문을 바이러스학자에게 할애하였고 두 발에 기초한 인간 균형에 전정계의 적응에 대해 첫 번째 장에서 기술하였다. 전정 질환과 관련된 장은 전정 질병과 함께 상호작용하는 복잡한 생체역학적, 생물학적 시스템으로 환자를 접근하는 것으로 시작해서 각 재활 프로토콜은 질병과 생활방식과 관련된 제안으로 끝난다.

Reference

1. Brandt T. Vertigo: its multisensory syndromes. Springer, London (1991 first edition, 1999, second edition)

Milan, Italy Dario Carlo Alpini
Milan, Italy Antonio Cesarani
Milan, Italy Guido Brugnoni

2014년 2월

차례(Contents)

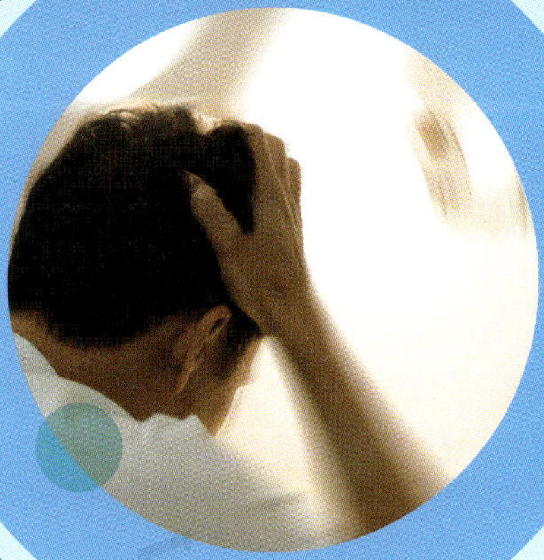

Vertigo Rehabilitation Protocols

PART I

균형과 재활

(Human Balance and Rehab)

CHAPTER 1 두 발 보행에서 전정-척추 단위
(From Bipedalism to the Vestibulo-vertebral Unit)

1 서론(Introduction)

현훈(vertigo)과 어지럼(dizziness)은 임상에서 환자들이 매우 흔하게 호소하는 증상이다. 노동 인구 중 자가보고된 유병률은 20%이며[1] 연령에 따라 증가한다[2, 3]. 그 증상은 종종 일상 활동에 장애가 될 수 있을 정도로 심각하다고 보고되었다[1, 2, 4, 5]. 어지럼은 의사와 상담하는 가장 일반적인 이유이고 어지럼을 호소하는 외래 환자의 45%는 일반의나 가정의(family physician)가 진료하고 있다[6].

비특이적 증상인 어지럼은 다양한 장애로 인해 발생할 수 있다. 여기에는 말초 전정 장애(예: 양성돌발두위현훈, benign paroxysmal positional vertigo, BPPV), 중추 전정 장애(예: 왈렌버그 증후군, Wallenberg's syndrome), 심혈관 질환(예: 기립성 동맥 저혈압, orthostatic arterial hypotension), 안구 장애(예: 안구 운동신경 마비로 인한 복시), 체성감각 질환(예: 다신경 병증), 기타 등이 있다[7].

현훈과 어지럼은 편두통(migraine)[8], 멀미(motion sickness)[9], 실신(faint)[10], 불안(anxiety)[11, 12]과 같은 증상들과 함께 일반적인 질병들에서 자주 언급된다. 역학 연구에서 현훈과 어지럼 유병률은 5~10%이다. 연령대에 따라 40세 이상에서 흔하게 발병하며, 65세 이상 환자가 병원을 방문하는 첫 번째 이유이다[13]. 여성의 경우 70세 이상을 제외하고 대부분의 연령대에서 남성보다 증상이 자주 나타나고, 급성 현훈이 40대에서 낮다는 점을 제외하면 유병률은 다양한 연령대에서 유사하게 나타난다[14].

현훈과 어지럼을 치료하기 위한 몇 가지 특정 약물과 치료법이 있지만, 그중 가장 효과적인 치료법은 재활치료이다. 전정 재활(안뜰 재활, vestibular rehabilitation, VR)은 머리, 몸, 안구의 협응 운동을 기반으로 하는 움직임 불완전(intolerance) 및 불균형 문제를 해결하기 위한 특수 재활이다.

1940년대 중반, 영국 이비인후과 의사인 Cawthorne은 어지럼을 경험한 일부 환자가 빠른 머리 움직임을 수행할 때 더 좋아지거나 더 빨리 회복되는 것을 관찰했다. 물리치료사인 Cooksey와 협력하여 약간의 수정을 거쳐 오늘날에도 사용되는 운동 요법을 개발했다. Cawthorne-Cooksey 프로토콜은 습관화(habituation), 감각 대체(sensory substitution) 개념을 기반으로 한다.

이 개념은 전정 재활의 치료 효과를 설명하기에 충분하지 않다.

현훈과 어지럼은 의식할 수 있는 증상이며, 현훈과 어지럼으로 인해 나타나는 장애는 이것들을 인식하는 지각과 균형능력 소실이다. 따라서 전정 재활은 객관적 장애와 장애에 대한 주관적 인식 해결을 목표로 해야 한다. 특별한 치료에는 특별한 이론적 근거가 필요하다. 이것이 본 저자들이 전정계라는 특정 모델에 대한 재활 방법을 구성한 이유이다.

저자들이 모델 제안을 위해 첫 번째로 고려한 사항은 평형(equilibrium)에 대한 명확한 정의에 대해 생각할 필요가 있다는 것이었다. Massion[15]에 따르면 균형 조절은 자세 조절(postural control)과 상관관계가 있다. 자세 조절이란 신체 자세의 정렬을 유지하고 신체 분절 간의 적절한 수직 관계를 채택하여 중력에 대항하고 직립 자세를 유지할 수 있다는 것이다. Norrè[16]는 균형은 감각-운동 복합체로 구성되며, 이 기능의 목표는 시야 안정화와 직립 자세 유지라고 하였다.

본 저자들은 이 두 가지 중요한 개념이 감각-운동(sensorimotor) 복합체인 평형의 궁극적인 목표를 설명하지 못한다고 생각하였다. 왜 시야의 안정화나 직립 자세 유지가 필요가? 균형은 왜 무의식적인 단계에서 작동하는가? 정상적인 조건에서 평형반응은 모든 변화에 대해 자세하게 지각하지 않고 왜 좋은 느낌(well-feeling)로 나타나는가?

우리가 균형 시스템이라고 부르는 균형을 조절하는 감각-운동 복합체는 동물에 속하는 인간이 진정한 인간이 되도록 하는 것, 즉 환경과 상호작용하고, 환경과 소통하고, 환경 자체로부터 배우도록 하는 것을 목표로 한다. 이러한 것들은 왜 인간의 전정계(안뜰계, vestibular system)가 그렇게 복잡한지 그리고 균형이 동물에게, 특히 인간에게 얼마나 중요한지 이해하게 하는 열쇠가 된다. 이것이 앞으로 이 책에서 제안하게 될 운동의 핵심 키워드이다.

인간은 직립 자세를 정복하여 점진적으로 호모 에렉투스(Homo erectus)에서 호모 하빌리스(Homo habilis), 호모 사피엔스(Homo sapiens)로 진화하였다. 직립 자세 정복은 진화의 특별 단계를 나타내며, 직립 자세는 두 발 보행의 기본이다. 인류학 연구[17, 18]에 따르면 두 발 보행은 영장류(primate)에서 후두부 접합부(atlo-occipital junction)와 요천추 관절(lumbosacral joint)의 해부학적 적응과 신경생리학적 적응, 특히 움직임 시 머리에서 몸통까지의 동적 안정화가 요구되는 호모(Homo)로 진화하는 특정한 신호라고 하였다. 이 조건에서 전정계는 호모 에렉투스의 필요를 충족시키기 위해 진화되었으며 Skoyles[17]는 인류의 인지 진화(cognitive evolution)를 허락하게 된 것이 전정계의 진화 때문이라고 하였다.

인간은 언어, 기술, 복잡한 문화를 포함한 여러 측면에서 보면 생물학적으로 새로운 존재이다. 이때 간과되는 한 가지 특성이 두 발 보행이다. 이는 아마도 두 발로 걷는 것이 생물학적으로 일반적이기 때문일 것이다. 그러나 인간(human)의 서고 걷고 뛰는 방식은 우리 종(species)에서만 발생한다.

인체는 바로 선 "항중력 기둥(antigravity pole)"을 형성하기 위해 머리, 몸통, 다리, 발과 목, 척추, 골반, 무릎, 발목관절이 함께 역동적으로 균형을 이루며 수직적으로 배열되어 있다. 이 분절들과 그 관절점은 고정되어 있지 않고 지속적인 중력 하향력(downward force) 때문에 직립 자세는 항상 낙하지점에서 1~2인치 떨어진 곳에서 유지된다. 몸이 지속적으로 똑바로 서 있을 수 있는 이유는 끊임없이 자세에 반응하는 뼈대 근육들 때문이다. 어떤 다른 동물들도 지속적이고 습관적으로 수직 균형을 유지하지 못한다.

서고 이동하기 위해 두 다리를 사용하는 것을 설명하는 용어인 두 발 보행(bipedalism)은 다양한 동물에서 관찰된다. 멸종된 파충류(티라노사우루스 렉스)에서도 두 발 보행이 사용되었고 새(일반적으로 펭귄, 타조, 에머스처럼 날지 않게 특수화된 조류)와 영장류(마카크, 침팬지, 보노보, 고릴라)의 이동(locomotion) 수단으로 여전히 사용되고 있다.

인간은 다양한 종류의 직립 이동(걷기, 달리기, 건너뛰기, 점프, 춤추기)을 하는 데 필수적인 특별한 두 발이 있다. 영아기의 짧은 기간을 제외하고, 보통 다른 모든 영장류와는 달리 네 발 보행(quadrupedalism)을 하지 않는다. 캥거루처럼 이족류 포유류가 존재하기는 하지만, 그들은 인간처럼 걷거나 뛰는 것이 아니라 두 발을 함께 움직여서 뛰는(hop) 형태로 이동한다. 인간은 조작, 운반, 던지기와 같은 상지의 움직임을 이동이 없을 때도 독점적으로 사용할 수 있지만, 인간이 아닌 영장류는 상지와 하지를 모두 이동-비이동 움직임에 사용한다.

인간이 두 다리로 서고, 보행 시 균형능력의 중요성을 감안한다면 인간의 발달 과정 중에 균형능력이 손상될 수 있다는 것은 예측할 수 있다. 그러나 균형능력의 손상이 모두 발달 과정 중 문제로 생기는 것은 아니다. 감각 입력 또는 운동 협응의 문제로도 균형 장애가 발생할 수 있다. 두 발 보행에 문제를 일으키는 발달 장애는 매우 드물지만 상염색체 열성 균형 장애로 발생할 수 있다[19].

전두엽(이마엽, frontal cortex)과 균형을 포함하는 대뇌피질 처리 능력 사이에는 밀접한 관계가 있다. 대뇌피질 크기는 오스트랄로피테신(australopithecine species)에서 호모 에렉투스로 진화하는 과정에서 현저하게 커졌다. 대뇌피질의 크기 증가는 직립 균형 조절을 위해 필요 예상치를 만드는 피질 회로의 수가 증가하였다는 것을 의미한다. 호모 에렉투스는 달리기를 할 수 있을 정도의 충분한 균형 능력을 갖게 되었다[20]. 이러한 사실들을 근거로 오스트랄로피테신과 호모 종(Homo species) 사이에 직립 균형 능력의 급진적 향상이 일어났다고 주장하는 것이다.

앞서 언급한 사항들을 바탕으로 전정계와 척추계의 상호작용은 매우 중요하고, 이러한 상호작용이 호모가 직립하도록 도왔다는 것을 알 수 있다. 직립은 환경을 탐색하고 환경과 상호작용하며 환경을 배울 수 있도록 하는 것을 가능하게 했다. 따라서 본 저자들은 전정-척추 단위(vestibulo-vertebral unit)를 책의 앞부분에서 시작하는 것이 중요하다고 생각하였다.

2 전정-척추 단위(The Vestibulo-vertebral Unit)

동적 균형 조절에서 머리의 중요성은 머리 자체가 세 가지 유형의 감각을 뒷받침한다는 증거에 기반한다. 첫 번째, 중력과 머리 자체 속도에 민감한 전정계, 두 번째, 외부 공간과 관련해 머리와 몸을 안정시킬 수 있는 시각, 세 번째, 전정척수조절(vestibulospinal control)을 최적화하기 위한 중추 전정 시스템에 오류 신호(error signal)를 제공하는 목 근육의 고유수용성 감각이다. 목 근육의 고유수용성 감각은 몸통에 대한 머리의 위치를 중추에 전달한다.

공간에서 안정화된 머리는 나머지 신체의 자세 구성을 위한 기준 프레임 역할을 한다. 정적 균형 시 압력 중심(centre of pressure)의 이동과 수직 정렬은 자세 조절에서 매우 중요하다. 하지만 보행과 같은 동적 조건에서는 균형을 위해 머리 안정성이 중요하다[21]. 정적이고 동적인 머리 안정화(head stabilization)는 경추 근육의 적절한 긴장성(tonic)과 위상성(phasic) 수축을 통해 얻어진다. 척추 생체역학적으로 등근육과 척추주위근도 공간에서 머리 안정화에 기여한다. 이러한 방식의 기능적 통일성(functional unity)으로 전정 정보와 척추근 활성화 사이 협력을 전정-척주 단위(vestibulo-vertebral unit)라고 정의할 수 있다.

머리 안정화는 다양한 상황에서 발생하기 때문에 일부 연구자들은 운동 시스템이 하향식 조절 도식화(top-down control schema)를 이용하는 것으로 추측한다. 하향식 조절 도식화는 관성유도 시스템이 제공되는 공간에서 머리 안정화를 위해 몸통에서 위쪽으로 전달되는 움직임을 막으면서 머리 움직임을 교정한다[22]. 머리 안정화는 균형을 위한 전정 입력의 해석을 개선시키는 것으로 생각된다. 실제로 머리 안정화는 이석기관과 반고리관의 관성 가속도를 감소시켜 중력 가속도 추정을 개선하고 안정적인 중력 기준을 제공한다. 또한 머리 안정화는 이미지의 망막 미끄러짐(retinal slip)을 감소시켜 환경 안에서 더 정확한 시각적 조절을 할 수 있게 한다. 머리 안정화를 위한 조절은 감각 시스템 입력에 의해 직접적인 영향을 받지 않는다. 다소 복잡하고 고차원적인 감각 메커니즘이 기준 프레임을 형성하여 입력을 결합한다. 그래서 각각의 감각 입력값은 신호의 변화에 대해 해석되는 기준값을 갖는다. 마지막으로 각 단서의 기준 프레임은 신체 도식화(body schema)를 만드는 데 사용된다. 이는 '차후 자세 변화와 관련된 기준값의 측정'으로 정의된다.

신체 도식화에서 각각의 신체 부위의 중요성은 각 분절 자체의 특정한 특성에 따라 다르다. 예를 들면 발은 지지면의 높낮이, 지지면에서 자세, 지지면에서 발생하는 신체에 대한 힘에 관한 정보를 알려준다. 몸통의 중요성은 몸통이 비교적 큰 분절이라는 것이며, 머리의 중요한 역할은 시각과 미로계가 위치하고 수평과 수직 위치에 관한 정보를 알려준다는 것이다. 또한, 목의 고유수용성 감각 입력은 몸통과 머리 사이의 관계를 조절한다. 이 과정을 통해 외부환경에서 자신의 위치와 기준 신체 분절에 대한 각 분절 움직임을 평가할 수 있다.

전정 기능은 혈액 공급과 정맥 배출(venous drainage)과 관련이 있다. 내이 혈관 시스템은 경추에 위치한 교감 및 부교감 경추 시스템에 의해 조절된다. 따라서 혈관과 자율신경계와 관련된 경추-대뇌 시스템의 전정-척추 기능적 단위가 고려되어야 한다.

3 머리 안정화 조절(Head Stabilization Control)

1. 전정 반사(Vestibular Reflexes)

머리와 몸의 움직임 동안 지각된 주변부 이미지는 망막의 동일한 위치에 남아 있어야 한다[23]. 그래서 환경이 인식된 부분의 이미지는 매우 빠른 방법으로 변화해야 한다. 머리가 움직일 때, 눈은 망막에 투영한 이미지를 고정시키기 위해 머리 움직임에 대한 상대적인 움직임을 만든다. 만약 망막 미끄러짐이 있다면, 시각이 흐릿해지고, 주변이 움직이는 것처럼 인식된다. 결론적으로 머리를 움직이면 눈은 시각의 안정화를 위해 머리 움직임을 상쇄시키는 보상적인 움직임을 만들어내고 이러한 보상적인 눈 움직임은 의식적으로 나타나는 것이 아니라 반사적으로 나타난다. 이를 전정안구반사(vestibulo-ocular reflex, VOR)라고 한다.

정적, 동적 조건 모두에서 정확한 직립 자세를 유지하기 위해서는 머리 위치를 안정화시키고 직립 자세 자체를 유지해야 한다. 이를 위해 항중력근의 지속적인 적응이 필요하다. 신체가 직립 자세로 유지되는 것은 질량 평형점(point of mass equilibrium)을 중심으로 무게중심(centre of gravity, CoG)의 연속적인 앞뒤 움직임 때문이다. 이 움직임을 자세 흔들림(postural sway)이라고 한다. 전정척수반사(vestibulospinal reflex, VSR)를 통해 반사적으로 획득되며 정확한 머리 위치 조절은 VSR의 일부인 전정목반사(vestibulo-collic reflex, VCR)와 경부반사(cervical reflex)에 의한 목 근육 활성화를 통해 가능하다.

2. 목의 고유수용성 감각(Cervical Proprioception)

경추 부위의 수용기는 특별한 역할을 하며 "2차 미로(secondary labyrinth)"로 간주할 수 있다[23]. 임상적 맥락에서, 어지럼 발생 가능성이 목과 관련되어 있다고 보는 것을 경추성 현훈(cervical vertigo)이라고 한다. 머리와 몸의 자세에서 목의 역할의 중요성은 부인할 수 없는 사실이다. 경추 부위는 그 구조물들과 함께 균형 반사의 정교함에 개입하고 목-몸 반사뿐만 아니라 눈 위치에 대한 경추의 영향도 설명될 수 있다. 목의 고유수용성 감각은 머리와 몸통 사이 다른 움직임을 감지해 머리의 위치 변화 또는 움직임과 관련된 정보를 중추에 전달한다. 이것이 공간에 대한 머리 움직임에 민감한 전정계와 근본적인 차이이다. 두 감각 체계는 구체적이고 적절한 정보를 제공하므로 서로를 보완한다.

근육과 관절의 말초 고유수용성 감각은 척수-전정 경로를 통해 전정핵에 피드백 조절을 한다. 근방추(muscle spindle)와 골지수용기(Golgi receptor)는 동력계(dynamometer)로, 근육 길이와 장력 변화에 특히 민감하다. 관절 수용기(joint receptor)인 루피니 수용기(Ruffini receptor)와 골지수용기는 관절의 위치와 움직임에 관한 정보를 제공한다. C1-C3의 목 부분은 특히 일상적인 머리 움직임에서 중요하다. 이 부위의 척추주위근(paravertebral muscle)은 고유수용성 감각이 매우 풍부하다. 특히 두판상근(머리널판근, splenius capitis), 대후두직근(큰뒤머리곧은근, rectus capitis major), 두최장근(머리가장긴근, longissimus capitis), 머리반극형근(머리반가시근, semispinalis capitis)에 집중된다. 판상근(널판근, splenius)은 표층에 위치하고 나머지 근육은 목뒤 심부에 위치한다. 이 근육은 양쪽 수축 시 머리 신전에 관여하고 한쪽 수축 시 동측 회전에 작용한다. 머리가 움직이는 동안 이 근육들이 활성화하면 전정핵으로 정보가 전달된다.

C1-C3의 신경근(cervical root)에서 하전정핵(inferior vestibular nucleus)으로 직접 투사(projection)된다는 것은 보고되었고 전정핵에 목과 미로 입력의 수렴(convergence)이 밝혀졌다. 수렴은 특히 수평 반고리관으로부터의 입력을 평가한다. 전정신경의 전기적 자극은 반대측 외전신경(갓돌림신경, abducens nerve)의 활동전위를 유발하고 경추부 신경근도 동시에 자극을 받으면 이 반응이 증가한다. 그래서 반대쪽 전정내측핵(medial vestibular nucleus)에 C2-C3 고유수용성 감각 입력의 촉진적 수렴과 동측 근육에 대한 억제가 나타난다. 경추부의 등쪽(dorsal) 신경근의 전기적 자극과 전정핵 반응 사이 잠복기(latency)는 2ms이다. 그래서 목에서 전정핵으로의 직접 투사가 추측된다. Schwalbe 핵(Schwalbe nucleus)에 목의 고유수용성 감각 입력이 전달되고 Deiters 핵(Deiters nucleus)의 등미부(dorso-caudal portion)에 있는 핵에는 긴장성 경추 입력이 전달된다. 반면 Deiters 핵의 배쪽 부분(rostro-ventralis portion)에 있는 핵에는 이석 입력이 전달된다. Roller 핵(Roller nucleus)과 부속 그룹 Y(accessory group Y)는 동측 경추 근육으로부터 투사된다. 결절(nodulus)과 타래(flocculus)에 소뇌 투사도 보고되었다.

상실비안(suprasylvian) 두정 피질 전정(parietal cortical vestibular area) 영역의 80%에서 고유수용성 감각이 수렴된다. 민감한 입력들은 Ia와 IIa 섬유를 통해 척수로 전달되고, 이는 척수-망상(spino-reticular)신경로와 척수-소뇌(spino-cerebellar)를 통해 전정핵으로 직접 투사된다.

경부척수반사(cervicospinal reflex, CSR)는 경추부 고유수용성 감각에서 생긴다. 목을 구부리고 몸을 기준으로 머리를 돌리면 대뇌가 제거된 고양이나 사람의 팔다리 근육에서 반사작용이 유발된다. 이러한 반사는 전정척수반사(vestibulospinal reflex, VSR)의 일부인 전정목반사(vestibulo-collic reflex, VCR)와 상호작용한다.

VCR은 머리를 움직이고 시야(visual field)를 안정시키기 위해 VOR을 방해한다. VCR은 반고리관 평면에서 머리가 회전할 때 관여한다. 반고리관 자극을 유발한 각가속도에 대응하기 위해 목 근육이 수축하고 그 결과 머리의 안정화가 나타난다. VCR은 머리 움직임 시 이미지 안정화

(image stabilization)를 위해 VOR을 보강한다. 경부안구반사(cervico-ocular reflex, COR)와 경부목반사(cervico-collic reflex, CCR)는 머리의 회전에 의해 유발된 주시(gaze)에 반대되는 보상적 이동을 유발하는 데 작용한다. COR은 이득(gain)이 너무 작아서 주시 안정성에 크게 기여하지는 못한다. CCR은 목 근육 활동에 큰 변화를 일으킬 수 있고, 주시와 머리 위치에 영향을 미친다. 주시 조절에서 VCR과 CCR은 머리의 진동을 완화하고 몸의 회전을 부분적으로 보상하는 반대회전을 만들어내며 VOR은 공간에 대한 머리의 잔여 회전을 보상한다. 전정 병변이 있는 동물에서 COR과 CCR이 보상을 위해 약간 증가한다. 머리 안정화는 주시안정화에 기여한다[24].

4 자율신경 경부-두부 시스템(Autonomic Cervico-cephalic System)

1. 머리와 목의 교감신경 공급(Sympathetic Supply to the Head and Neck)

절전섬유(preganglionic fiber)는 척추 분절 T1 – T2에서 기시한다. 이 신경들은 교감신경 줄기(sympathetic trunk)로 들어가 목에 있는 세 개 신경절(ganglia) 중 하나에서 연접(synapse)한다.

1. 상경신경절(superior cervical ganglion)(척추 C1, C2 전방에 위치)
2. 중경신경절(middle cervical ganglion)(작고 종종 관찰되지 않을 수 있고, C6 앞쪽에 위치)
3. 하경신경절(inferior cervical ganglion)(C7과 첫 번째 갈비뼈의 목부분 사이에 위치) 첫 번째 흉추신경절과 융합되어 경흉추신경절(또는 성상신경절)을 형성

이 신경절들은 다음 부위에 분지를 낸다.

1. 심장 가지들(cardiac branches)
2. 목과 머리에 있는 혈관, 땀샘, 모낭 가지들
   상신경절은 C1 – C4 척수신경에 가지를, 중신경절은 C5 – C6 척수신경에, 하신경절은 C7과 C8 – T1 척수신경에 분지를 낸다.
3. 척추, 총(common), 내 · 외경동맥을 통과하는 혈관 가지들(vascular branch)
   이 가지들 중 일부는 머리와 목의 목표물에 도달하기 위해 동맥과 그 가지에 편승한다. 상신경절은 내부와 외부 경동맥(the internal and external carotid arteries)을 따라 가지를 내어 안와, 얼굴, 비강, 구강, 인두의 구조에 도달한다. 중신경절은 하갑상선 동맥을 따라 가지를 내어 후두, 기관, 상부 식도에 도달한다. 하신경절은 쇄골하동맥(빗장밑동맥, subclavian artery)과 추골동맥(척추동맥, vertebral artery)에 가지를 보낸다.

2.머리와 목의 부교감신경(Parasympathetic Supply to the Head and Neck)

머리에는 4개의 신경절이 있다: 섬모체(ciliary)신경절, 익구개(날개입천장, pterygopalatine)신경절, 이(otic)신경절, 악하(턱밑submandibular)신경절.

동안신경(눈돌림신경, oculomotor nerve)의 부교감 신경 섬유는 시각신경(optic nerve) 바로 옆에 위치한 섬모체 신경절에서 연접하고 신경의 아래 분지와 함께 안와(눈확, orbit)로 들어간다. 짧은 섬모체 신경과 함께 절후섬유는 눈으로 들어가 동공 괄약근(sphincter pupillae; 동공을 수축)과 섬모체근에 연결되어 있다. 또한, 부교감신경 섬유는 안검거근(눈꺼풀올림근, levator palpebrae superioris muscle)과 연결된 동안신경의 상위 가지를 따라 이동한다.

안면신경(얼굴신경, facial nerve)의 부교감신경 섬유는 누선(눈물샘, lacrimal gland), 코와 입천장의 점액선, 악하선(턱밑샘, submandibular gland), 설하선(혀밑샘, sublingual salivary gland)과 연결되어 있다. 누선, 코와 입천장에 연결된 신경은 안면신경에서 시작해 익돌관(날개관, pterygoid canal)을 지나 익구개신경절에서 끝난다. 절후섬유는 신경절의 가지나 상악신경(위턱신경, maxillary nerve)을 지나 코와 구개선(입천장샘, palatine gland)에 도달한다. 다른 절전섬유는 안면신경 가지인 고삭신경(고실끈신경, chorda tympani)에서 시작해 고막(tympanic membrane)의 내부 표면을 지난 후 두개골에서 측두골(관자뼈, temporal bone) 작은 열(틈새, fissure)인 추체고실열(바위고막틀틈새, petrotympanic fissure)을 통해 빠져나온다. 이후 설신경[혀신경, lingual nerve; 하악신경(아래턱신경, mandibular nerve)의 한 가지)]에 합류해 설신경에 매달려 있는 악하신경절로 이동하고 연접을 형성한다. 절후섬유는 악하선을 통과하거나 설신경에 다시 합류하여 설하선에 도달한다.

설인신경(혀인두신경, glossopharyngeal nerve)의 부교감신경 섬유는 이하선(귀밑샘, parotid gland)에 연결되어 있다. 절전섬유는 고막 가지와 함께 중이의 고막 신경총으로 이동하고, 이 신경총에서 이신경절[(하악신경의 내측, 타원공(타원구멍, foramen ovale) 바로 아래에 위치)]에서 연접하는 소수체신경(작은바위신경, lesser petrosal nerve)으로 나온다. 그런 다음, 절후섬유는 이개측두신경(귓바퀴관자신경, auriculotemporal nerve; 하악 신경의 한 가지)에 편승해 이하선에 도달한다.

5 목-귀-안구 상호작용(The Cervico-oto-ocular Interaction)

종간(interspecies) 해부학과 인간의 신경해부학(human neuroanatomy)은 우리가 이차적으로 감각신경성 귀 증상을 어떻게 느끼게 되는지 그리고 대뇌피질 영역과 일부 신경로가 미치는 영향에 대한 중요한 정보를 제공한다.

지속적인 깊은 통증, 삼차신경성-혈관 청각 조절, 체성감각-청각 다중모드 통합, 피질과 피질하 소리 광대역 해석, 그리고 중추신경계 현상으로 피질원심성(corticofugal modulation) 조절과 변연계 행동학적 간섭은 관련 귀 증상 병태생리학에서 입증되었다.

2005년과 2007년에 Franz 등[25, 26]은 내이와 고유 안구 기능 사이의 신경생리학적 연결과 삼차신경, 경추 교감신경을 통해 매개되는 연결 간의 관계를 연구하였다. 그들은 메니에르병에 관심을 집중했다. 메니에르병은 현훈, 난청, 이명이 발생하는 복합적인 증상일 뿐 아니라 유스타키오관, 상부경추, 악관절, 자율신경계와 관련된 증상들도 포함한다. 특히 이 저자들은 일부 환자에서 정상 청력, 경미한 유스타키오관 기능장애, 환측 동공산동(mydriasis), 상부 경추 기능장애를 관찰했다. 이 환자들은 경추성이안(cervicogenic oto-ocular, COO) 증후군으로 진단받았다. 그들은 관절 손상과 자율 신경계를 연결하는 가설반사 경로(hypothetical reflex pathway)(그림 1.1)를 설명했으며, 유스타키오관 기능이 영향을 미치는 중요한 연결고리라고 하였다. 이 가설반사 경로는 후관절(facet joint)의 자극이 척수의 중외측기둥에서 독립적인 경로를 통해 전방 경추부 교감신경을 활성화시키고 동시에 통각(nociceptive) 신경을 포함하는 축삭반사를 일으켜 신경성 염증과 유스타키오관 기능장애의 가능성을 초래한다는 것이다. 유스타키오관 기능장애는 중이-내이 압력 장애가 원인이다. 이 반사 경로는 동물 실험을 통해 제시되었다[27]. 또한, 이 실험에서는 삼차신경(trigeminal nerve)의 역할을 강조한다. 측두하악관절(턱관절,

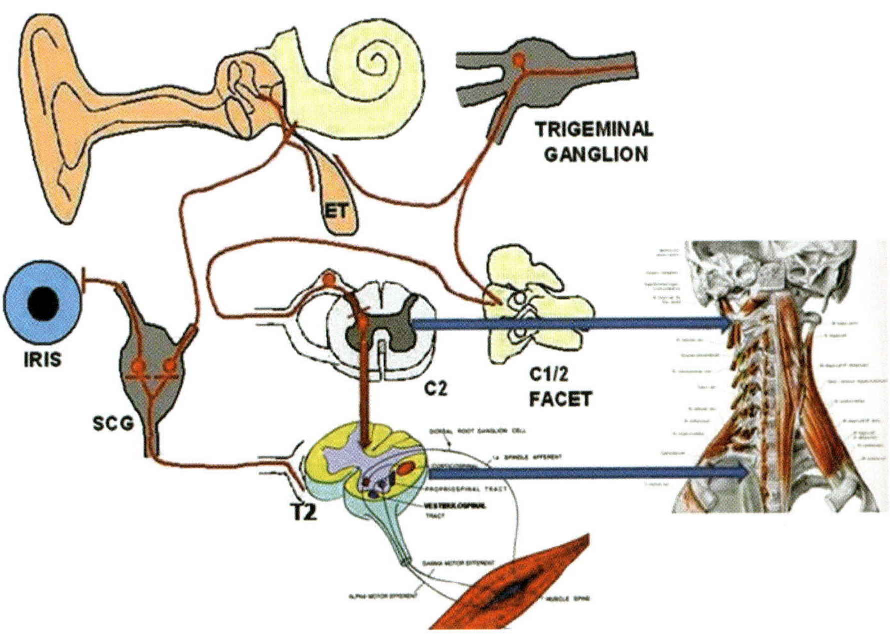

그림 1.1 첫 번째 경추 관절과 유스타키오관 기능에 영향을 미치는 자율 신경계를 연결하는 경로 (원본 그림은 Burkhard Franz (Melbourne, Australia) 교수의 허가를 받아 복제하고 수정함)

temporomandibular joint, TMJ)과 관련된 삼차신경 중 구심성 신경은 중이(유스타키오관), 내이 기능(혈류 조절과 이에 따른 내림프 생성), 고유 안구 운동성을 조절하는 데 관여한다.

신경학적, 해부학적, 생리학적 관점을 고려하는 통합 모델은 삼차신경을 포함하는 복합적인 청각 신경 지배 패턴에 대해 더 넓은 관점을 제공한다. Vass 등[28-30]은 기니피그에서 삼차신경과 혈관 분포가 와우(cochlear)와 전정 미로 기능을 조절한다는 것을 발견하였다. 이것은 와우 혈관 긴장도와 전정 미로 통로를 조절하고 균형을 맞추는 데 중요한 역할을 하며, 내이 혈류와 관련된 일부 와우질환들의 증상 복잡성의 원인일 것이다. 뇌기저동맥(뇌바닥동맥, basilar artery)과 전하소뇌동맥(앞아래소뇌동맥, anterior inferior cerebellar artery)을 지나 와우로 향하는 삼차신경 섬유 중 안신경(눈신경, ophthalmic fiber)의 정보는 강렬한 소음에 대한 혈관 확장 반응과 빠른 혈관 긴장도에 중요한 역할을 한다. 돌발성 난청(sudden hearing loss), 현훈, 이명과 같은 귀 증상을 유발하는 내이 질환은 삼차신경절의 비정상적인 활동으로 인해 와우 혈류가 감소하여 발생할 수 있다.

TMJ, 삼차신경, 중이 사이의 연결고리는 발생학적(embryological)으로 설명할 수 있다. 인체에서 TMJ 발달과 인접한 주변 구조물(인두, 유스타키오관, 고실)은 복잡하다. 하악골(아래턱뼈, mandible)은 제1인두궁(first branchial arch)인 메켈연골(Meckel's cartilage)의 배쪽부분부터 형성된다. 추골(망치뼈, malleus), 침골(모루뼈, incus), 등골(등자뼈, stapes)로 구성된 이소골(귀속뼈, ossicle)은 메켈연골과 라이커트연골(Reichert's cartilage; 제2인두궁) 등쪽 부분에서 형성된다. 추골은 이소골 중 이중 기원을 가지고 있는데, 전방돌기는 막내골화(막속뼈되기, intramembranous ossification)를 통해 중간엽 세포(os goniale)에서 기원하고, 나머지는 메켈연골에서 연골내골화(연골속뼈되기, endochondral ossification)를 통해 형성된다. 추골은 Rees가 'discomalleolar' 인대라고 명명한 추체고실열을 통과하는 섬유성 연결[외측익돌근(가쪽날개근, lateral pterygoid muscle)]에 의한 TMJ와 관련 있다. 이 외측익돌근 섬유성 연결은 이 근육의 기계적 자극에 의해 메켈연골에서 관절간 디스크를 형성한다.

TMJ와 중이 사이의 신경, 혈관, 인대의 연결은 TMJ가 발달하는 동안 보존되고 추체고실열(성인에서 불완전한 폐쇄를 유발함)을 통한 메켈연골의 연속성 때문에 성인기 동안 계속된다. 이 추체고실열은 귀-TMJ 흔적 구조들 중 TMJ에서 중이로 나가는 고삭신경(고실끈신경, chorda tympani nerve)을 유지한다. 내측날개근과 고막긴장근(tensor tympani muscle)은 측두모체(temporal blastema)에서 발생한다. 이 구조들은 입천장긴장근(tensor veli palatini)과 함께 삼차신경 하악 분지(아래턱분지, mandibular branch, V3)에 의해 신경 지배를 받고, 차례로 제1인두궁(first branchial arch) 중배엽(mesoderm)에서 발생하는 저작근(masticatory muscle)을 신경 지배한다.

이소골과 중이에 위치한 근육들은 처음 발생학적으로 보면 주로 저작계통에 속하지만 최종

적으로 청각 계통을 담당한다.

6 목에서부터 내이까지(추골뇌저동맥계) [From the Neck to the Inner Ear (Through the Vertebrobasilar System)]

추골동맥(척추동맥, vertebral artery)은 목의 주요 동맥으로 쇄골하동맥의 후상부 부분에 위치하는 쇄골하동맥 분지이다. 여섯 번째 경추의 횡돌기(가로돌기, transverse processes) 구멍을 통해 올라가 고리뼈(환추, atlas)의 상관절돌기(위관절돌기, superior articular process) 뒤쪽을 감아 대공(큰구멍, foramen magnum)을 통해 두개골(머리뼈, skull)로 들어간다. 반대쪽 추골동맥과 합쳐져 뇌교(다리뇌, pons)의 아래쪽 경계에서 뇌기저동맥을 형성한다.

추골동맥은 4부위로 나뉜다.

- V1: 경장근(긴목근, longus colli)과 전사각근(앞목갈비근, scalenus anterior) 사이를 지나며, "전-추간공 분지(pre-foraminal division)"라고 한다.
- V2: C6에서 C2의 횡돌기 구멍을 통과하는 부분을 말하며, '추간공 분지(foraminal division)'라고 한다.
- V3: C2 횡돌기 구멍을 지나 외측두직근(가쪽머리곧은근, rectus capitis lateralis)의 내측에서 환추의 상관절돌기 뒤쪽을 지나 환추의 후궁(뒤고리, posterior arch) 위쪽 구(고랑, groove)를 통과한다. 그다음 환추후두막(고리뒤통수막, atlanto-occipital membrane)을 지나 척주관(vertebral canal)으로 들어간다.
- V4: 경막(경질막, dura mater)과 연수(숨뇌, medull oblongata) 앞쪽 내측을 통과한다.

연수(medulla oblongata)와 교(pons) 사이의 연결부에서 두 개의 추골동맥이 뇌기저동맥과 합쳐져 추골뇌기저동맥계(vertebrobasilar system)를 형성한다. 이 혈관은 윌리스고리(circle of Willis)의 뒤쪽 부분에 혈액을 공급하는 혈관과 내경동맥(속목동맥, internal carotid artery)에서 윌리스고리 앞쪽 부분에 혈액을 공급하는 혈관들과 연결된다.

뇌기저동맥은 교 아래의 중앙 고랑(central gutter; sulcus basilaris, 바닥고랑)에서 상승해 뇌하수체 줄기(pituitary stalk) 바로 아래에 있는 상소뇌동맥(위소뇌동맥, superior cerebellar artery)과 후대뇌동맥(뒤대뇌동맥, posterior cerebral artery)으로 나뉜다. 뇌기저동맥에서 전하소뇌동맥(소뇌 위, 아래에 혈액공급)과 교에 혈액을 공급하는 더 작은 가지들이 나온다. 뇌기저동맥에서 미로동맥(labyrinthine artery)이 분지되는 사람은 15% 미만이다.

몸감각계(somatosensory system)와 다양한 전정 신경로 사이 중추신경계(central nervous system) 상호작용은 전정와우시스템의 기본 속성이다. 과긴장성(hypertonicity)과 근경련(muscle spasm)을 일으키는 두경부 근육의 기능장애는 근육포착(muscular trapping)을 유발해 신경과 혈관을 자극할 수 있다.

TMJ와 중이 사이의 혈관 관계는 TMJ 장애로 혈관 반사작용이 있을 때 귀 증상을 설명할 수 있다. TMJ 뒤에 위치한 고막전동맥(tympanic anterior artery) 뒤쪽 가장 안쪽 가지들은 중이강(tympanic cavity)과 내이의 유출(outflow)을 자극하며 와우수도관(달팽이수도관, cochlear aqueduct)의 정맥에 의해 완전히 배출된다.

7 내이에서 척추까지(정맥 배출)[From the Inner Ear to the Spine (Through Venous Drainage)]

전정과 반고리관의 정맥은 동맥을 따라 주행하고, 와우의 기저부에 있는 정맥들은 상추체정맥동(위바위정맥굴, superior petrosal sinus, SPS) 또는 횡추체정맥동(가로정맥굴, transverse petrosal sinus)의 뒷부분에서 끝나는 내이정맥들(속귀정맥, internal cochlear vein)과 연결되어 있다[31]. 총와우정맥(온달팽이정맥, common modiolar vein)은 수도관에 바로 인접한 통로(canal of COTUGNO)로 들어가 와우수도관의 정맥이 되며, 이 정맥은 하추체정맥동(아래바위정맥굴, inferior petrosal sinus, IPS)을 통해 내경정맥(속목정맥, internal jugular vein, IJV)으로 배출된다. 이 혈관의 손상이나 폐색은 사실상 와우 전체 정맥 배출(venous drainage)과 관련되기 때문에 특히 중요하다[32].

와우수도관과 내이도(internal auditory canal)는 지주막하공간(거미막밑공간, subarachnoid space)과 연결되어 있다. 기니피그 모델에서 와우수도관의 정맥이 막히면 외림프(perilymphatic)와 내림프(endolymphatic) 압력이 증가하고 와우혈류와 내림프 전위는 감소했다. 더욱이 고실계단(안뜰계단, scala tympani)의 많은 정맥 혈관은 뼈에 거의 덮혀 있지 않고 외림프 공간에 노출되어 있어 정맥계(venous system)는 내이 염증 과정을 일으키는 진입 경로가 될 수 있다.

또 다른 흥미로운 점은 정맥 혈액은 동맥 압력의 후방 추진력과 '전향성 호흡(anterograde respiratory)' 기전에 의해 보완된 힘을 사용해 뇌에서 배출된다. 전향성 호흡이란 흡기 시 정맥 유출을 증가시킬 수 있는 흉곽 펌프로 흉부 음압의 증가는 우심방 쪽으로 정맥 혈액 이동을 향상시킨다.

전·후방으로 미는 힘 외에도 자세 기전은 대뇌 정맥 배출에 근본적인 역할을 한다. 대뇌 정맥 배출의 패턴은 신체의 위치에 따라 변한다. 엎드린 자세 또는 바로 누운 자세에서는 IJV를 통한 유출이 선호되는 반면 직립 자세에서는 추골 정맥으로 대부분 배출된다.

두개골-경추 접합부(cranio-cervical junction)의 정맥 네트워크는 복잡하게 구성되어 있다. 도식적으로 두 개의 하행 대뇌 정맥 배출 경로를 구별할 수 있다: IJV 앞쪽과 추골 정맥 뒤쪽. 후자는 외추골정맥총(바깥척주정맥얼기, external vertebral venous plexus, EVVP)과 내추골정맥총

(속척주정맥얼기, internal vertebral venous plexus, IVVP)으로 구성되고, 추간정맥(척추사이정맥, intervertebral vein)과 척추체정맥(척추뼈몸통정맥, basivertebral vein)을 통해 연결된다.

경추 부위에서 척주정맥계는 주로 전내추골동맥총(anterior internal vertebral venous plexus, AIVVP)과 추골동맥정맥총, 심경정맥(깊은목 정맥, deep cervical vein)으로 구성된다. 전과정맥(anterior condylar vein, ACV), 후과정맥(posterior condylar vein, PCV), 측과정맥(lateral condylar vein, LCV)들과 전과상합류(anterior condylar confluence, ACC)는 두개내 대뇌 정맥 배출 경로와 추골정맥 사이의 중요한 연결을 나타낸다. PCV와 LCV은 EVVP와 연결되는 반면 ACV는 대부분 IVVP와 관련된다. 주목할 점은 ACV와 LCV의 지름이 중요함에도 불구하고 이 혈관들은 경정맥구, 내경동맥, ACC사이 작은 혈관들에 의해 IJV에 연결되어 있었다. 전방과두정맥을 통한 경정맥구 정맥 배출과 AIVVP로 정맥 배출은 ACC를 통해 효율적으로 발생한다.

ACC는 ACV, LCV, 하추제정맥동이 연결되어 있는 넓은 강의 지류(支流)역할을 하는 곳이다. 또한, ACC는 하추체후두정맥(아래바위뒤통수정맥, inferior petro-occipital vein)에 의해 경동맥정맥총(carotid artery venous plexus)에 연결되어 있고 추전정맥총(prevertebral venous plexus)과도 연결되어 있다. ACC는 해면정맥동(cavernous sinus), 후두와(posterior fossa)의 경막정맥동(dural venous sinus), 후방 경추 유출 경로 사이에서 교차로 역할을 한다. ACC는 뒤쪽으로 IPS와 내경동맥동과 연결되어 있으며, IPS와 ACV의 공통관(common canal)이다.

생리하적 관점에서, 대뇌 정맥 배출에 영향을 미치는 자세가 IVVP와 EVVP의 순환을 재지정할 수 있다는 점도 고려해야 한다. 예를 들면 AIVVP와 ACV의 위쪽 연결은 흉부 압력과 복부 압력이 동시에 증가할 때 흉부와 복부 정맥 배출을 위해 두개골 배출 경로를 제공할 수 있다.

AIVVP에서 나온 정맥 혈액이 뇌저정맥총(뇌바닥정맥얼기, basilar plexus)과 IPS를 통해 상안정맥과 해면정맥동으로 흘러들어 결국 익돌근정맥총(날개근정맥얼기, pterygoid plexus)과 안면정맥(얼굴정맥, facial vein)으로 흘러들어 간다고 생각할 수 있다.

경부-뇌 배출 시스템(cervico-cephalic drainage system)은 복잡하다. 뇌와 경부 정맥계는 여러 공통점이 있고 자세, 압력, 해부학적 변화에 따라 유출경로가 다양하다. ACV, LCV, LCV, 유돌기도출정맥(꼭지이끌정맥, mastoid emissary vein)은 후두와 경막정맥동(dural venous sinus)과 경부-추골정맥총 연결을 제공한다. 이러한 도출정맥들은 뇌의 정맥 혈액이 내 · 외 경부-추골정맥총으로 빠져나갈 수 있게 해주고, 직립 자세에서 뇌 정맥 배출의 주요 유출 경로이다.

결론

인간의 균형은 운동과 인지 진화를 허용하는 매우 복잡한 시스템이다. 이 복잡한 감각-정신-운동 기능을 돕는 전정계는 두 발 보행에 적응했다. 현훈과 어지럼은 두 발 보행의 부적절한 조절 자각이다. 따라서 전정 재활은 운동과 인지 기능 측면을 고려하는 두 발 보행의 재활로 해석되어야 한다.

참고문헌

1. Yardley L, Owen N, Nazareth I, Luxon L. Prevalence and presentation of dizziness in a general practice community sample of working age people. Br J Gen Pract. 1998;48:1131 – 1135.
2. Chu YT, Cheng L. Vertigo and dizziness. Acta Neurol Taiwan. 2007;16:50–60.
3. Gopinath B, McMahon CM, Rochtchina E, Mitchell P. Dizziness and vertigo in an older population: the Blue Mountains prospective cross–sectional study. Clin Otolaryngol. 2009;34:552–556.
4. Mendel B, Bergenius J, Langius A. Dizziness symptom severity and impact on daily living as perceived by patients suffering from peripheral vestibular disorder. Clin Otolaryngol Allied Sci. 1999;24:286–293.
5. Chawla N, Olshaker JS. Diagnosis and management of dizziness and vertigo. Med Clin North Am. 2006;90:291–304.
6. Sloane PD. Dizziness in primary care. Results from the National Ambulatory Medical Care Survey. J Fam Pract. 1989;29:33–38.
7. Geser R, Straumann D. Referral and final diagnoses of patients assessed in an academic vertigo center. Front Neurol. 2012;3:169.
8. Neuhauser H, Leopold M, von Brevern M, Arnold G, Lempert T. The interrelations of migraine, vertigo, and migrainous vertigo. Neurology. 2001;56:436–441.
9. Dai M, Raphan T, Cohen B. Labyrinthine lesions and motion sickness susceptibility. Exp Brain Res. 2007;178:477–487.
10. Newman–Toker DE, Dy FJ, Stanton VA, Zee DS, Calkins H, Robinson KA. How often is dizziness from primary cardiovascular disease true vertigo? A systematic review. J Gen Intern Med. 2008;23:2087–2094.
11. Eckhardt–Henn A, Best C, Bense S, Breuer P, Diener G, Tschan R, Dieterich M. Psychiatric comorbidity in different organic vertigo syndromes. J Neurol. 2008 ;255:420–428.
12. Staab JP, Ruckenstein MJ. Which comes first? Psychogenic dizziness versus otogenic anxiety. Laryngoscope. 2003;113:1714–1718.
13. Neuhauser HK, von Brevern M, Radtke A, Lezius F, Feldmann M, Ziese T, Lempert T. Epidemiology of vestibular vertigo: a neurotologic survey of the general population. Neurology. 2005;65:898–904.
14. Bisdorff A, Bosser G, Gueguen R, Perrin P. The epidemiology of vertigo, dizziness, and unsteadiness and its links to co–morbidities. Front Neurol. 2013 ;4:29.
15. Massion J, Woollacott MH. Posture and equilibrium. In: Bronstein AM, Brandt T, Woollacott MH. Clinical disorders of balance posture and gait. Arnold Education. 1996
16. Norré ME. Posture in otoneurology. Volume I. Acta Otorhinolaryngol Belg. 1990;44:55–181
17. Skoyles JR. Human balance, the evolution of bipedalism and dysequilibrium syndrome. Med Hypotheses. 2006;66:1060–1068.
18. Spoor F, Wood B, Zonneveld F. Implications of early hominid labyrinthine morphology for evolution of human bipedal locomotion. Nature. 1994 ;369:645–648.
19. Humphrey N, Skoyles JR, Keynes R. Human hand–walkers: five siblings who never stood up. CPNSS Discussion Paper 77. In: The London School of Economics and Political Science Research, 2005.

참고문헌

20. Bramble DM, Lieberman DE. Endurance running and the evolution of Homo. Nature. 2004;432:345-352.
21. Nadeau S, Amblard B, Mesure S, Bourbonnais D. Head and trunk stabilization strategies during forward and backward walking in healthy adults. Gait Posture. 2003;18:134-142.
22. Gracovetsky S. Le rôle des membres supérieurs dans le contrôle du pelvis et du cou durant la marche. Revue de Medicine Vertebrale 2002;8:4 - 8.
23. Cesarani A, Alpini D. Vertigo and Dizziness Rehabilitation: the MCS method. Springer, 1999.
24. Montfoort I, Kelders WP, van der Geest JN, Schipper IB, Feenstra L, de Zeeuw CI, Frens MA. Interaction between ocular stabilization reflexes in patients with whiplash injury. Invest Ophthalmol Vis Sci. 2006;47:2881-2884.
25. Franz B, Altidis P, Altidis B, Collis-Brown G. The cervicogenic otoocular syndrome: a suspected forerunner of Ménière's disease. Int Tinnitus J. 1999;5:125-130.
26. Franz B, Anderson C. The potential role of joint injury and eustachian tube dysfunction in the genesis of secondary Ménière's disease. Int Tinnitus J. 2007;13:132-137.
27. Franz B, Anderson CR. The effect of the sympathetic and sensory nervous system on active eustachian tube function in the rat. Acta Otolaryngol. 2007;127:265-272.
28. Vass Z, Dai CF, Steyger PS, Jancsó G, Trune DR, Nuttall AL. Co-localization of the vanilloid capsaicin receptor and substance P in sensory nerve fibers innervating cochlear and vertebro-basilar arteries. Neuroscience. 2004;124:919-927.
29. Dai CF, Steyger PS, Wang ZM, Vass Z, Nuttall AL. Expression of Trk A receptors in the mammalian inner ear. Hear Res. 2004;187:1-11.
30. Zheng J, Dai C, Steyger PS, Kim Y, Vass Z, Ren T, Nuttall AL. Vanilloid receptors in hearing: altered cochlear sensitivity by vanilloids and expression of TRPV1 in the organ of corti. J Neurophysiol. 2003;90:444-455.
31. Ciuman RR. Communication routes between intracranial spaces and inner ear: function, pathophysiologic importance and relations with inner ear diseases. Am J Otolaryngol. 2009;30:193-202.
32. San Millán Ruíz D, Gailloud P, Rüfenacht DA, Delavelle J, Henry F, Fasel JH. The craniocervical venous system in relation to cerebral venous drainage. AJNR Am J Neuroradiol. 2002;23:1500-1508.

CHAPTER 2 기본적인 재활치료 계획 수립을 위한 균형 조절의 기능적 조직화: *MCS* 모델

(Functional Organization of Human Balance Control as Basis for Rehabilitation Planning: The *MCS* Model)

1999년 본 저자들은 MCS[1]라는 균형 시스템 모델을 제안하였다. MCS는 기계적(Mechanic), 자동조절적(Cybernetic), 협응적(Synergetic)의 약어이다. MCS는 이론이 아니라 모델이다. 인식론적(epistemological) 관점에서, 이론(theory)은 사실 근거를 바탕으로 주장하는 논리의 복합체이고 모델(model)은 유용함을 근거로 한 논리 주장의 복합체이다. 본 저자들은 전정계와 움직임 조절의 신경생리학, 인지 처리와 운동 학습(motor learning)에 대한 최신 지식을 바탕으로 현훈과 어지럼을 치료하는 목표로 모델을 제안하였다.

서론에서 언급했듯이, 인간의 균형은 감각-심리-운동[2]의 복합체이다. 균형을 위한 복잡한 감각 자극은 주로 전정핵과 소뇌(cerebellum)에서 처리되고, 감정적 · 심리적 상태를 기반으로 환경과 상호작용하기 위해 적절한 운동 반사를 제공한다. 전정계는 감각-심리-운동 복합체를 담당하는 전용 신경생리학적 시스템이다.

전정 반사(vestibular reflex)와 전정 이 반사(extra-vestibular reflex)는 인간이 다른 인간과 주변 환경 속에서 상호작용할 수 있도록 돕는 기능을 제공한다. 반사(reflex)는 인간 균형 조절의 기본 요소라고 볼 수 있다.

기계적(M) 관점에서 균형은 동시적으로 발생하는 반사들의 결과이지만 필요에 따라(주시, 서기, 걷기) 반사가 개별적으로 활성화되기도 하고 동시에 활성화되기도 하는 반사의 총체적인 결과이다.

- 안구반사(ocular reflex): 전정안구반사(vestibulo-ocular reflex, VOR), 시운동반사(optokinetic reflex, OKR), 경부안구반사(cervico-ocular reflex, COR). 이러한 반사들은 시야(visual field) 안정화를 목표로 한다.
- 척수반사(spinal reflex): 전정척수반사(vestibulospinal reflex, VSR), 전정목반사(vestibulocollic reflex, VCR), 경부목반사(cervico-collic reflex, CCR), 경부척수반사(cervicospinal reflex, CSR), 신장반사(stretch reflex, SR). 이러한 반사들은 직립 자세 유지와 움직임(걷기, 스텝, 점프 등) 시 자세 조절 유지를 목표로 한다.

반사 작용은 감각 자극에 의해 활성화되고 안구 운동을 일으키는 근육, 항중력근에 작용한다. 이 근육들은 몸의 분절들을 정렬시키거나 팔, 다리를 움직인다. 기계적(M) 관점에서 감각 자극, 근육, 관절은 기본 요소로 고려된다. 현훈과 어지럼 재활은 기본적인 요소들을 회복시키는 것에서 시작해야 한다. 즉, 재활의 첫 단계는 단순한 전정 자극, 관절가동술(joint mobilizations), 마사지, 근육 운동 등과 같은 기계적(M) 단계를 고려하는 것이다.

신경생리학적 조직화(neurophysiological organization)에서 각 반사는 항상 다른 것과 잘 구별되는 것은 아니다. 시각 또는 미로(labyrinthine) 입력과 같은 말초 자극은 동측 전정핵(vestibular nuclei) 또는 동측 망상체(그물체, reticular formation)로 전달된다. Lackner[3]는 자연조건에서 움직임 시 단일 말초 자극들만 활성화되는 것은 불가능하다고 언급하면서 전정핵이 실제 다감각적 전달자라고 하였다[4, 5]. 전정핵은 소뇌, 망상체, 천막상(supratentorial) 구조, 두정-측두 피질(마루-관자 겉질, parietotemporal cortex; 일명 전정 피질)까지 활성화시키는 진정한 균형핵이다.

Norrè[6]은 전정핵과 소뇌에서 정교하게 조절되는 균형안구반사(balance ocular reflex, BOR)와 균형척수반사(balance spinal reflex, BSR)를 각각 구별할 것을 제안하였다. BOR과 BSR은 복잡한 감각-심리-운동 기능을 제공하기 위해 다양한 반사가 동적으로 상호작용하는 더 높은 수준의 생리학적 조직화를 나타낸다: 안구 운동(BOR), 자세 기능(BSR). 자동조절적(C)[7] 관점은 이러한 복잡성 높은 수준에 접근하는 데 도움을 주는 것으로 BOR과 BSR에 관여하는 말초, 중추의 모든 구조가 시스템을 구축한다는 것을 의미한다. 이 시스템은 공통의 목표, 즉 인간의 균형 조절에 도달하기 위해 상호연결된 다른 구조들의 네트워크이다. 시스템[8]은 일정한 방식으로 상호연결되고 배열된 구성요소들의 집합체이면서 기능을 함께 수행하는 정보전달 방법들의 집합체로 정의된다. 이러한 관점에서 미로, 눈, 전정핵, 척추 주변 수용체, 항중력근, 발바닥 수용체 등은 정적 및 동적 균형을 조절하는 시스템이다.

모든 시스템의 동작은 다음에 의해 결정된다.

- 구성요소 또는 하위 시스템의 특성(예: γ-운동신경원의 자극 역치 또는 내림프액 특징)
- 구성요소와 피드백 사이의 소통(예: 핵간의 전정 연결, 소뇌-전정 억제 경로)
- 시스템에 대한 입력 신호 또는 변수들(예: 전정 자극, 고유수용성 감각 정보 등)

1 인체 균형 조절 시스템(The Human Balance Control System)

자동조절적(C) 관점에 따르면 인체 균형 조절 시스템(human balance control system, HBCS)은 복잡하고, 개방적이고, 인과적이며 시간에 따라 변하는 시스템이다. 모든 복잡한 개방형 시스템은 기능적 규칙에 의해 조절된다. 이러한 규칙은 HBCS의 기본적인 특징이며, 현훈과 어지럼의 기능적 재활을 조절한다.

복잡한 시스템은 다음과 같은 일반적인 규칙에 따라 조절된다.

- 전체성(totality): 시스템의 모든 구성요소는 다른 구성요소들과 상관관계가 있어 한 구성요소의 수정은 다른 부분과 전체 시스템에 영향을 미친다. 예를 들어, 고유수용성 감각 입력의 수정은 전정안구반사를 수정할 수 있고 무게 중심의 수정은 항중력 하지 근육들의 활동을 수정할 수 있다.
- 피드백(feedback): 모든 열린 시스템(open system)은 그 시스템의 출력(눈의 움직임, 머리 움직임, 항중력근 수축 등)이 입력으로써 작용하는 순환 시스템이다. 근육 활동 자체가 균형 출력(reafference: 움직임으로 인한 감각 신호)의 효율성을 조절하는 고유수용성 감각 입력이다.
- 동등성(equifinality): 순환 자체 조절 시스템에서 다른 구성요소의 작용 또는 시스템 구성의 다른 배열을 통해 동일한 기능적 효과를 얻을 수 있다. 이것은 전정 병변 시 나타나는 보상 현상의 기본을 이룬다. 균형은 다른 사람, 다른 조건에서 다른 감각-운동 전략을 사용해서 유지된다. 시스템의 다른 구성요소 간의 상호관계가 수정된 경우 정상인과 보상된 전정 환자 모두에서 동일한 균형 결과를 얻을 수 있다.
- 보정(calibration): 시스템 구성요소가 개인적으로 정의된 범위 내에서 유지되는 경우 시스템은 안정적이다. 이것이 증상의 역치가 환자 개인마다 다른 이유이다. 자동조절적(C) 관점에서 약물치료는 주로 전정 시스템의 보정을 수정하는 데 작용한다고 할 수 있다.
- 중복성(redundance): 균형 조절은 중복된 감각 입력(시각, 고유수용성 감각, 전정, 체성감각)과 중복된 운동 프로그램에 기초한다. 특히, 고령 환자에서 나타나는 증상은 감각적 측면과 운동적 측면 모두 중복 수준의 감소로 인한 것이다. 치료는 남아 있는 감각 정보를 사용하는 방법과 남아 있는 운동 기술을 최적화하는 방법을 반복 교육시키는 것을 목표로 한다.
- 선호(preference): 균형 조절은 다감각 자극(전정, 고유수용성 감각, 시각, 체성감각, 청각)을 기반으로 하지만, 모든 환자는 우선적으로 선호하는 "개인적인" 감각-운동이 있다[9]. 환자는 각자 선호하는 방식으로 시각 또는 전정 또는 고유수용성 감각 또는 체성감각을 사용하여 항중력 자세를 유지한다. 재활치료 시 운동을 계획할 때 질병이 있는 상태라면 감각-운동 선호 전략을 수정하고 균형 유지를 위해 더 효과적으로 선호되는 감각-운동 전략을 채택해야 한다.

자동조절적(C) 관점은 동적 · 정적 균형, 시야의 안정성, 움직임 시 머리의 동적 안정화를 조절한다. 재활의 두 번째 단계가 자동조절적(C) 단계라고 할 수 있다. 운동은 보다 복잡한 균형 반응, 자동 자세 조정, 운동 반응을 복원하는 것을 목표로 한다.

자동조절적(C) 관점은 균형을 기반으로 하는 행동학적 측면에서 인지 부분은 다루지 않는다. 현훈이나 어지럼을 자주 경험하는 것은 전정 손상에 의한 기능 저하보다 더 일상생활에 부정적인 영향을 미친다. 즉, 전정 병변은 기능 손상을 유발하지만 행동 변화는 장애를 일으킨다. 병변, 손상, 장애의 차이는 일반적인 재활치료에서 잘 알려져 있다. 같은 개념이 현훈과 어지럼 재활에서도 채택되어야 한다.

병변(lesion)은 반사(예: 전정신경염), 전정기관(예: 양성돌발두위현훈), 근육(예: 노인에서 근감소증)에 작용한다. 병변은 균형 장애에서 기계적(M)인 단계를 나타낸다. 손상(impairment)은 병변이 기능에 미치는 영향[예: 진동시(oscillopsia) 또는 불안정성(unsteadiness)]을 의미한다. 손상은 균형 장애에서 자동조절적(C) 단계를 나타낸다. 장애(disability)는 전정 손상에 따른 행동 변화의 결과이다. 전정 손상에서 행동 장애로 전환은 공포성체위현훈(phobic postural vertigo, PPV)을 확인한 Brandt와 동료들의 연구에서 명확하게 설명되었다[10, 11]. PPV는 행동 측면이 기능 손상을 압도하는 균형 장애의 형태로, 때로는 병변이 없는 경우도 있다. PPV는 급성 전정신경염, 양성돌발두위현훈, 메니에르병 등[12,13]에서 부정적인 행동 · 인지를 갖게 되는 상태로 발전되는 경우를 말한다.

기계적(M), 자동조절적(C) 모델은 균형 조절의 행동학적 측면을 고려하지 않는다. 뇌[14]는 연속적이고 통합된 내부 및 외부 자극을 지속적으로 인식하고, 신체 · 심리 · 협응 반응을 조정한다. 지각 능력은 운동 학습의 기본이고, 때로는 운동 생산 기술보다 더 중요하다. 따라서 지각 능력은 "균형(balance)"이라 불리는 특별한 운동 기술이라고 할 수 있다. 균형 조절은 무의식적이고, 자동적이며, 인간공학적이고, 에너지 소모가 적고, 목표지향 방식으로 작용한다. 만성 어지럼(chronic dizziness)과 불안정성과 같은 증상들은 자동 균형 반응의 상실, 비효율적인 자세, 보행 시 과도한 에너지 소비 등으로 해석될 수 있다[15].

Haken[16]의 협응적(S) 모델에 따르면 관찰 가능한 모든 현상은 미시적(microscopic)인 하위 수준의 구성요소를 조절하는 거시적(macroscopic)인 결과의 산물이다. 이러한 관점에서 시스템은 여러 수준으로 세분화될 수 있다. 각각의 미시적인 하위 수준은 상위의 거시적 수준과 직접적으로 연결되어 있다. 또한, 안정적인 거시적 현상은 다양한 미시적 현상의 조화로운 상호연결의 결과이다. 균형 조절은 건강한 대상자에서 나타나는 가장 높은 수준의 거시적인 현상이다. 이것은 지남력(orientation)과 협응(coordination)이라는 두 가지 주요 하위 수준의 상호작용 결과이다.

우리는 삶의 각 순간, 일상생활의 모든 상황에서 신체(자체 지남력)와 주변 환경 속에서 신체(환경에서 자체 지남력)의 위치를 무의식적이지만 지속적으로 인식하고 있다. 움직임 시 머리, 몸의 협응 조절 때문에 주변 환경을 독립적이고 안정적으로 인식한다[17].

정적인 자세(가만히 앉아 있거나 서 있을 때)를 유지할 때 우리는 에너지를 사용하지 않는 것으로 인식하는데, 이는 항중력근 수축과 중력 사이의 협응 조절 때문이다. 안정적으로 보행하는 것 또한 일반적으로 에너지가 사용되지 않는 활동으로 인식하는데, 이는 움직임 시 발생하는 중력과 불안정한 힘과 조화를 이루는 위상성(phasic) 근수축과 긴장성(tonic) 근수축의 협응 조절 때문이다.

협응적(S) 재활이란 정적이고 동적인 활동 시 눈, 머리, 몸, 위상성 근수축, 긴장성 근수축 간의 자동적 협응(automatic coordination)과 지남력의 무의식을 회복시키는 것을 말한다. 즉, 전정재활에서 협응적 접근법은 지남력과 협응 사이 조화로운 상호작용을 복구하기 위한 것이다. 협응적(S) 재활단계는 현훈과 어지럼 재활치료를 위한 세 번째 단계로 기본적 요소 활동과 기능이 충분히 회복되어야 가능하다. 협응적 단계는 장애 복구[18]를 목표로 한다.

참고문헌

1. Cesarani A, Alpini D. Vertigo and Dizziness Rehabilitation: the MCS method. Springer, 1999.
2. Cullen KE. The vestibular system: multimodal integration and encoding of self-motion for motor control. Trends Neurosci. 2012;35:185-196.
3. Lackner JR. Multimodal and motor influences on orientation: implications for adapting to weightless and virtual environments. J Vestib Res. 1992;2:307-322.
4. Lackner JR. Some proprioceptive influences on the perceptual representation of body shape and orientation. Brain. 1988;111:281-297.
5. Lackner JR. Sense of body position in parabolic flight. Ann N Y Acad Sci. 1992 ;656:329-339.
6. Norré ME. Posture in otoneurology. Volume I. Acta Otorhinolaryngol Belg. 1990;44:55-181.
7. Ashby WR. An introduction to cybernetics. Chapman & Hall Ltd, 1961.
8. Bertalanffy LV. General System Theory: a critical review. General Systems. 1962;7:1-20.
9. Watzlawick P, Bavelas JB, Jackson DD. Pragmatics of human communication: a study of interactional patterns, pathologies and paradoxes. W.W. Norton & Company. 1967.
10. Brandt T, Huppert D, Dieterich M. Phobic postural vertigo: a first follow-up. J Neurol. 1994;241:191-195.
11. Brandt T. Phobic postural vertigo. Neurology. 1996;46:1515 - 1519.
12. Kapfhammer HP, Mayer C, Hock U, Huppert D, Dieterich M, Brandt T. Course of illness in phobic postural vertigo. Acta Neurol Scand. 1997;95:23-28.
13. Brandt T, Strupp M, Novozhilov S, Krafczyk S. Artificial neural network posturography detects the transition of vestibular neuritis to phobic postural vertigo. J Neurol. 2012;259:182-184.
14. George FH. The brain as a computer. Pergamon Press. 1962.
15. Bronstein AM, Brandt T, Woollacott MH. Clinical disorders of balance posture and gait. Arnold Education. 1996.
16. Haken H. Synergetics of brain function. Int J Psychophysiol. 2006;60:110-24.
17. Latash ML. Control of human movement. Champaign: Human Kinetics. 1993.
18. Borel L, Lopez C, Péruch P, Lacour M. Vestibular syndrome: a change in internal spatial representation. Neurophysiol Clin. 2008;38:375-389.

CHAPTER 3 치료적 진단 (The Treatment Diagnosis)

1 서론(Introduction)

이 장은 재활치료를 하기 위한 환자 맞춤식 재활치료 계획과 계획된 치료를 수정하는 데 필요한 최소한의 임상 요소들을 제공하고자 한다. 다음 장에서 제시한 프로토콜들은 몇몇 질병에서 일반적으로 적용할 수 있는 치료들을 설명하고 있지만, 재활치료는 가능한 한 환자 맞춤식 치료를 제공해야 한다. 또한, 치료를 계획하고 시작하려고 할 때 환자는 이미 회복되어 있을 수도 있고 더 나빠진 상태일 수도 있다. 환자의 질병은 자발적으로 회복될 수도 있고 약물치료로 예측이 가능할 수도 있으며 그렇지 않을 수도 있다. 따라서 의사와 물리치료사는 환자의 증상 개선을 위한 공통된 임상적 접근이 필요하다.

앞 장에서 병변(lesion), 손상(impairment), 장애(disability)의 차이점을 강조했다. 환자 평가 시 이 세 가지 측면을 확인해야 한다. 임상 검사는 치료적 진단(treatment diagnosis)을 위해 사용된다. 치료적 진단은 병리적 진단이나 병인(etiologic) 또는 병리(pathogenetic)적 원인을 찾아내는 진단과는 다르며, 재활치료 하기 전에 완성되어야 한다. 이러한 진단들을 이 책에서 기술하지는 않았으나 일부 논문들로 대신 제시하였다[1－4].

치료적 진단은 특히 약 처방 계획을 마련하기 위한 것이다. 장비를 이용한 검사방법은 치료적 진단을 세분화하는 데 유용할 수 있지만 반드시 필요한 것은 아니다. 또한, 비용 대비 효율적으로 현훈과 어지럼 재활을 위한 임상 검사를 선택하는 것은 관련 전문가들의 선택이다.

2 사례 병력(Case History)

사례 병력은 정확한 의료 진단과 효과적인 재활치료의 열쇠가 될 수 있다.

치료적 진단을 위한 첫 번째 과제는 현훈, 어지럼 또는 불안정성(vertigo, dizziness or unsteadiness, VDU)을 구별하여 특정 어지럼의 다양한 종류를 배제하는 것이다.

일반적으로, VDU는 균형 메커니즘의 기능장애에 대한 지각이다. 즉, 균형 메커니즘의 기능장애를 인지하는 상태를 의미한다. 이러한 감각은 '공간적 혼란(spatial disorientation)'으로 설명할 수 있으며, 거짓된 움직임에 대한 착각이 가장 큰 특징이다. Bisdorff 등[5]은 환자들이 호소하는 다음과 같은 설명들을 해당 용어로 바꿀 수 있다고 하였다.

- 현훈(vertigo): "사물이 회전하거나 주변이 움직이는 느낌"
- 어지럼(dizziness): "머리가 가볍고, 물속에 있는 느낌(swimmy), 아찔한 느낌(giddy)"
- 불안정성(unsteadiness): "균형을 잃을 것 같은 불안정한 느낌"

현훈은 머리 주변이 도는 듯한 느낌과 연관되어 있다. 환자들은 이런 현훈을 표현할 때 주변 환경과의 안정적인 관계가 상실되었다는 표현을 사용하면서 자신의 증상을 호소한다. 현훈은 일반적이지 않은 감각들이 포함되어야 한다. 반면, 실신(syncope), 앞이 깜깜해지는 느낌, 머리의 이상한 감각 등은 주된 현훈 감각은 아니지만 현훈을 동반할 수도 있다. 현훈은 회전목마를 타는 것과 비슷한 느낌을 느끼게 한다.

어지럼은 중추신경계 내 연결의 통합 장애로 인해 발생할 수 있다. 어지럼은 때때로 불안정성과 혼동되어, 이 용어가 일반적으로 사용되기도 한다. 어지럼은 전정계, 신경계, 또는 전정과 관련된 많은 증상을 포함한다. 어지럼은 신체적 · 정서적 또는 인지 장애에 의해서도 나타날 수 있는데, 공통분모는 모두 안정성의 상실감, 주변환경과 그 속에서 자신의 위치를 인식하는 패턴에 문제가 생긴다는 것이다. 어지럼은 배멀미를 하는 것 같은 느낌이나 술에 취했을 때와 비슷한 느낌이다. 현훈과 어지럼은 머리 또는 신체의 움직임에 의해 유발되거나 자발적으로 나타날 수 있어 예측 불가능한 발작 형태로 나타난다.

불안정성은 안정적인 보행이나 많은 에너지가 필요한 움직임을 정확하게 수행하기 어렵다는 것을 인식하는 것이다. 불안정성은 주변환경과 동적 상호작용(dynamic interaction)과 관련이 매우 깊다. 누워 있거나 앉아 있을 때 현훈이나 어지럼을 느낀다면 불안정성은 걷거나 집 밖으로 나갈 때 느낄 수 있다[6].

재활치료를 계획할 때, 다음과 같은 측면에 주의를 기울이는 것이 중요하다.

- 현훈, 어지럼, 그리고 불안정성

  현훈, 어지럼, 불안정성과 같은 증상이 특정하게 나타나는 것인지, 반복적으로 나타나는 것인지, 주요 증상들을 주목하는 것이 중요하다. 예를 들어, 편타성 손상(채찍질 손상, whiplash injury) 후 환자가 어지럽다고 호소한다면 치료사는 목 보조기(collar)를 제거할 때 어지러운 것인지 아니면 일상생활 활동 시 어지럼이 나타난다는 것인지 확인한다. 대개 현훈은 머리를 앞뒤로 움직이거나 회전할 때 나타나고 불안정성은 일상생활 전반적인 움직임에서 나타난다. 전정신경염에서 자발적 현훈은 초기 증상이지만 만성 어지럼과 불안정성은 기능적 손상(functional impairment) 또는 장애로 이어진다.
- 증상의 시작(예: 편타성 손상 직후 또는 다음날, 목 보조기를 제거하였을 때, 또는 경추 물리치료 후, 저녁보다는 아침 등)

수집할 최소 사례 기록 정보
주증상(현훈, 어지럼, 불안정성) 발생
재활 계획 및 재활 시작 시 주요 증상
자발적 또는 유발되는 증상

- 현훈 회전 방향 또는 일반적인 불안정성 측면
- 머리, 목의 특정 위치 시 증상 유발 또는 제거
- 척추 통증과 뻣뻣함(stiffness), 위팔 감각 이상, 메스꺼움과 구토와 같은 자율신경 증상, 기억상실증과 주의력 결핍과 같은 인지 증상, 난청과 이명과 같은 청각 증상
- 자발적 또는 유발 현훈, 어지럼과 관련된 의식 상실
- 현훈 발작 직후 또는 다음 날/주/개월 안에 두통 또는 편두통
- 첫 번째 병원 방문과 증상 발생 사이 시간 간격
- 각 증상의 일시적 발생과 상호 관련성
- 자발적 발작 빈도
- 시각아날로그척도(visual analogue scale)로 정량화할 수 있는 강도
- 지속시간: 지속, 일시적, 반복성
- 청각 장애와의 시간적 상관관계: 청각 장애 유무, 현훈 발작 전 · 중 · 후에서 청각 증상

병력을 문진하는 동안 환자는 자신의 병력뿐 아니라, 불안, 안절부절못하거나 우울증과 같은 다른 특성들을 의사에게 말할 수 있다. 그래서 특정 심리 검사를 진행할 수도 있지만, 대개 환자들은 따분해하거나 잘 받아들이지 않는다. 병력 문진 동안 검사자는 필요한 경우 쉬운 시간 지남력(오늘 날짜 등), 문화(교황 이름 등), 기억(수 나열하기 등), 논리역전 능력 검사로 주의력 결핍 장애를 간단하게 평가할 수 있다.

3 임상검사(Clinical Examination)

앞 장에서는 균형 조절이 지남력과 협응 조절을 기반으로 한다고 설명하였다.

1.a 신체 분절 지남력(orientation)

1.b 환경과 관련된 지남력

2.a 주변 환경 탐색의 협응(주로 안구 움직임과 시야 안정화)

2.b 주변 환경 조정의 협응

지남력과 협응 조절은 복잡하고 역동적이며 순간적인 상호작용이다.

1. 머리-몸통 안정화와 균형안구반사(balance ocular reflex, BOR)를 통한 시야 안정화
2. 균형척수반사(balance spinal reflex, BSR)를 통한 항중력 정적(자세) 또는 동적(보행) 조절

동일한 병변이라도 환자마다 균형 조절 부분이 다르게 손상되었거나 다르게 진행될 수 있으며 특정 장애로 이어지거나 이어지지 않을 수도 있다. 따라서 각 환자는 이러한 다양한 측면에서 정보를 수집해야 한다. MCS 모델에 따라, 임상 검사 시 균형 조절의 기본 요소(M) 평가를 시작으로 균형 기능(C)을 조사하고 인지와 행동(S)과 관련된 측면을 기록할 수 있다.

1. 눈 움직임(Eye Movement)

검사자는 환자 앞에 서서 환자에게 머리를 움직이지 않고 눈으로만 물건를 고정해서 보라고 주지시킨다. 검사자는 오른쪽, 왼쪽 엄지손가락을 번갈아 들어 올리면서 환자가 단속안구운동(saccadic eye movement)을 할 수 있는지 확인한다. 환자의 눈과 검사자의 손가락 거리는 약 50cm 정도 되게 한다. 이때 눈 움직임이 손가락에 반응하는 시간을 확인하는 것이 중요하다. 일부 환자에서는 거리조절이상(dysmetria)이 나타날 수 있다.

그런 다음 검사자는 환자의 눈에서 50cm 정도 거리에서 오른쪽 엄지손가락을 들어 올리고 좌우로 천천히 움직인다. 이때 환자는 검사자의 엄지손가락에서 눈을 떼지 않고 주시해야 한다. 이때 검사자는 시추적(smooth pursuit)을 확인할 수 있다. 이때 가장 중요한 포인트는 연속적이고 조화로운 움직임의 규칙성이 나타나는지 확인하는 것이다.

2 전정안구반사(Vestibulo-ocular Reflex)

내이에 위치한 세반고리관과 외안근핵(바깥눈근육핵, extraocular muscle nuclei)은 전정안구반사(vestibulo-ocular reflex, VOR)를 통해 연결된다. 세반고리관은 직각으로 배열된 세 쌍의 가속도계로 구성되어 있으며, 머리 양쪽에 하나씩 위치한다. 인간과 직립 영장류는 네발 기기 동물보다 수직 반고리관이 더 크며, 이러한 점은 우리가 수직 반고리관보다 수평 반고리관을 평가하는 능력이 더 크다는 것과 일부 관련이 있다. 반고리관을 자극하는 것은 가속이지만 반고리관의 좁은 관을 통과하는 유체 흐름의 특성 때문에, VIII 뇌신경은 전정핵에 속도(첫 번째 적분) 정보를 전달한다. 위치에 대한 추가적인 통합은 고위 중추에서 일어나며, 이 정보는 뇌간과 척수에 있는 다양한 운동핵과 소뇌와 대뇌피질에 전달된다.

VOR은 세 가지 기본 평면에서 작동한다. 반고리관은 기능적으로 자극 또는 억제되는 쌍으로 구성되어 있어 머리의 움직임에 따라 반고리관이 흥분하거나 억제되어 그에 따른 눈의 움직임을 만들어낸다. 이 시스템은 대부분의 움직임 시 망막에 이미지를 안정시킬 수 있을 만큼 광범위한 동적 범위를 가지고 있다. 이때 이미지 안정화를 위해 안구운동 메커니즘인 시추적과 시운동(optokinetic) 시스템이 필요하다. 그러나 1Hz 이상의 속도에서는 제대로 작동하지 않는다.

개별 반고리관의 기능 측정은 상전정신경 또는 하전정신경 염증과 같은 말초 전정기관 손상을 진단하는 데 매우 중요하다. 현재 반고리관의 기능은 칼로리(caloric) 검사 또는 회전 자극을 통해 수평 반고리관 기능을 평가한다. 수평적인 두부 충동(머리 회전, head impulse)에 대한 눈 움직임 반응은 수평 반고리관의 기능 상태를 보여주는 중요한 임상 지표이다. 두부충동검사인 Halmagyi 검사(Halmagyi test)[head impulse test(HIT) 또는 head thrust test(HTT)라고도 불림]는 다음과 같이 진행한다. 검사자는 환자의 머리를 양손으로 잡고 머리를 좌우로 갑자기 움직인다(약 10~20°). 환자는 검사자의 코를 고정해서 보고 검사자는 환자가 예측 불가능하게 갑작스럽게 머리를 한쪽 방향으로 회전시킨다. 이때 똑같이 수평 방향에서 수직 방향으로 머리를 회전시키면 수직반고리관을 선택적으로 검사할 수 있다. 양측 반고리관 기능상실이 있는 환자에서는 수직반고리관뿐 아니라 수평반고리관 반응 손실이 모두 나타난다. 완전 일측전정기능상실 환자[(예: 전정신경초종(안뜰신경집종, vestibular schwannoma) 수술 후]는 환측 전반고리관, 후반고리관, 수평반고리관 기능이 감소되어 있거나 완전소실되어 있고 건측 반고리관은 약간의 영향을 받는다.

이석-안구 반사 작용은 수정된 Halmagyi 검사, 즉 머리의 갑작스러운 병진 움직임으로 확인할 수 있다. 이러한 검사를 두부옆당김검사(head heave test, HHT)라고 한다[11].

안진은 양쪽 눈의 이상성(biphasic) 불수의적 움직임이다. 안진은 안구가 한쪽 방향으로 천천히 움직이다가(느린 성분, slow phase), 제자리로 빠르게(빠른 성분, fast phase; 주시 제일위치) 돌아오는 움직임으로 구성되어 있다.

안진은 다음과 같이 분류된다.

- 자발 안진(spontaneous nystagmus). 어떠한 유발 자극이 없음에도 나타나는 안진이다. 안진은 양측 전정계 기능 사이 불균형에 의해 나타난다. 1도 안진은 빠른 성분 방향으로 주시시킬 때, 2도 안진은 원위치에서 주시할 때, 3도 안진은 느린 성분 방향으로 주시시킬 때 나타나는 경우를 말한다. 일반적으로 시고정 제거는 안진을 더 강하게 한다. 만약 손상이 말초성이면 눈은 환측으로 천천히(빠른 성분은 건측으로 나타난다) 움직인다. 이것은 임상적으로 환자의 눈을 크게 확대해주는 굴절도가 높은 수렴렌즈(convergence lens)로 구성된 프렌젤 안경으로 관찰할 수 있다. 이때 환자는 렌즈 때문에 시선을 고정할 수 없다.
- 주시 유발 안진(gaze-evoked nystagmus). 20초 이상 유지할 수 있는 안구의 편심위치(eccentric position)에서 나타나는 안진이다. 양쪽 손상일 때 일반적으로 설하전 신경핵(prepositus hypoglossi nucleus)과 내측전정핵(medial vestibular nucleus)에 위치한 중추 주시 신경 적분체(central gaze neural integrator)의 손상으로 나타나는 중추신경계 손상 징후이다.
- 두위 안진(positional nystagmus). 머리의 위치에 따라 유발되는 안진이다. 일반적인 방법은 Dix-Hallpike 방법이다. 환자는 침대에 앉고 검사자는 환자의 머리를 잡고 환자의 어

깨 쪽으로 60° 돌린다. 환자는 검사자의 이마를 보고 눈을 뜬다. 검사자는 환자의 머리를 빠르게 침대 아래로 내리고 환자의 눈을 보고 안진이 있는지 관찰한다. 30초 후 안진이 관찰되지 않거나 안진이 멈춘 후 환자를 다시 앉은 자세로 위치시킨다. 이때도 안진이 관찰된다. 적응이 있는지 확인하기 위해 테스트는 반복할 수 있다. 반대편도 검사한다. 안진 관찰 시 안진의 잠복기(latency), 기간(duration), 적응(adaptation), 방향(direction), 관련 증상들을 확인한다. 검사 후에도 안진이 관찰된다면 바로 누운 자세에서 머리를 돌리는 McClure 검사를 실시한다[13]. 전형적인 양성 두위 안진은 말초성 기능장애를 나타내며, 일반적으로 잠복기와 수평회전 안진, 피로성(fatiguable)과 적응성(adaptable), 지향성(geotropic) 특징이 있다.

- 전형적인 중추 두위 안진(typical central positional nystagmus). 이 안진은 특히 전정 소뇌를 포함해 손상 부위가 광범위하고 다양하다. 자발적 수직 안진은 Dix-Hallpike 검사와 같은 두위 검사나 바로 누운 자세 또는 엎드린 자세 시 바뀔 수 있다. 엎드린 자세에서 안진이 증가하면 바로 누운 자세에서는 대개 감소한다. 또한 반고리관 자극에 의한 안진은 이석기관, 반고리관의 상호작용 때문에 머리 위치 변화에 따라 바뀔 수 있다.
- 진동 안진(vibration nystagmus). 진동기를 유양돌기(꼭지돌기, mastoid) 또는 후두하(뒤통수밑, suboccipital)에 대고 100Hz 진동자극을 주면 반고리관이나 이석기관에 문제가 있는 경우 안진이 발생한다. 편타성 환자에게 한쪽 경추 척추주위근(paravertebral) 자극 시 안진이 발생하는 것이 흔하게 관찰되며, 일반적으로 통증과 경추부 근육의 긴장이 더 있는 쪽에서 안진이 잘 관찰된다. 이는 경추부 근방추의 과잉자극 때문일 것이다.
- 두진 후 안진(head shaking nystagmus, HST). 일부 환자에서 빠르고 반복적으로 머리 흔들었을 때 안진이 유발되는 것이 관찰되나 임상적으로 분명하지는 않다. 두진 후 안진(약 2Hz로 20~30회 프렌젤 안경으로 관찰)은 임상 전정 검사에서 추가적으로 사용될 수 있다.
- 경추안진(cervical nystagmus). 경부안구반사(cervico-ocular reflex, COR) 활성화로 인해 나타난다. 머리는 고정하고 몸이 회전할 때 나타나게 된다. 목 근육의 자극(스트레칭반사 stretching reflex)과 전정핵 자극을 유발한다. 몸통 회전의 반대 방향으로 안진이 나타난다. 정상인에서는 안진이 대개 관찰되지 않는다. 그래서 COR의 이득(gain)이 매우 낮다(약 0.1). 환자에서 경추안진은 더 쉽게 관찰된다. 특히 미로의 기능이 저하되어 있을 때는 더 쉽게 관찰된다. 경추안진을 침대에서 검사하는 건 어렵다.
- 시운동성 안진(optokinetic nystagmus, OKN). 시운동성 안진은 주변 환경 회전에 의해 나타나는 안진이다. 이 안진은 시야보다 폭이 큰 표적의 이동을 추적하기 위한 눈의 보상적 움직임이다. 이 검사는 침대에 있는 환자의 눈앞에 작은 줄무늬 드럼통을 돌려서 평가한다. 다른 추적검사들과 잘 연관되지 않지만 기본적인 추적검사이다.

BOR 최소한 검사 수행
단속검사와 시추적 검사
HHT와 HHT
주시안진
자발안진(프렌젤 안경)
두진 후 안진
Dix-Hallpike와 McClure 방법

3. 자세(Posture)

환자 행동을 직접 관찰하면 문진 중 놓칠 수 있는 정보를 얻을 수 있다. 목, 몸통, 골반에 대한 머리의 능동적이고 수동적인 움직임을 평가하여야 한다. 통증과 움직임 제한은 수치화[15]하고 기록해야 한다. 정상인의 움직임은 기능적이고 바른 자세를 기본으로 한다. 당면한 작업의 수행은 이동성(mobility)과 안정성(stability)을 통해 적절한 균형을 유지하는 근본적인 움직임 패턴 통합을 통해 달성된다.

인간의 시스템은 구조적 비정상, 긴장(tightness), 결함(weakness), 통증(pain)이 나타나면 이에 반응하는 예측 가능한 움직임 패턴이 나타난다. 예를 들어, 통증을 감소시키는 움직임 패턴은 보호하는 움직임과 움직임 회피를 만들어내고, 이는 움직임 범위 감소, 근육 길이 변화 그리고 근력의 감소와 같은 장애를 초래하게 된다. 따라서 기능회복을 위한 효과적인 치료 전략을 설계하기 위해서는 기능 패턴(functional pattern)에 대한 지식과 기능부전 패턴(dysfunctional pattern) 맵이 필요하다.

특히 목과 등의 척추주위 신전근들의 촉진은 근육의 과긴장과 저긴장을 확인하기 위해 필요한 작업이다. 팔다리 신전근은 간단한 근력 검사가 유용하다. 일반적으로 근긴장은 환자의 엄지와 검지손가락에 저항하라고 하면서 간단하게 평가할 수 있다. 발통점(trigger point)과 압통점(tender point)은 척추주위근들을 따라가면서 찾을 수 있고 악관절(턱관절, temporomandibular joint)은 입을 벌리거나 입을 앞으로 내미는 등의 정적이나 동적인 자세에서 관찰된다.

4. 서 있는 자세(Stance)

대부분의 일상적인 활동은 바로 선 자세를 안정화시키는 능력과 자발적인 움직임을 허락하는 능력이 필요하다다. 서 있는 자세는 불안정한 신체적 구조이다. 중력의 영향을 상쇄하고 자발적인 움직임 동안 신체를 안정화시키기 위해 변화하는 구심성 감각 정보를 기반으로 지속적인 운동 활동을 조절하는 근육을 항중력근이라고 한다. 따라서 서 있는 자세는 부분적인 동적 피드백에 의해 유지되는 자세 조절로 간주할 수 있다. 게다가 경험과 시각적 정보를 바탕으로

서 있는 자세는 동요나 요구사항 변경을 예측할 수 있어 상당한 수준의 선행적(anticipatory) 또는 피드포워드(feed-forward) 조절을 추가할 수 있다. 자세 조절에 대한 중요성을 평가하기 위해서는 생리학적 배경과 직립 자세를 유지하는 능력을 고려할 필요가 있다.

서 있는 자세의 임상 평가와 관련해 고전적인 Romberg 검사[15, 16](눈을 감은 채 서 있음)는 검사실에서도 쉽게 할 수 있고 일부 정보를 제공한다. 두 발을 모으고 서는 Romberg 검사를 할 수 없는 환자는 일상생활에서 상당한 어려움을 겪을 수 있다[17]. 이 검사를 하는 동안 치료사는 환자의 빠른 성분의 안진 방향보다는 느린 성분의 안진 방향에 주의를 기울여야 한다. Sharpened Romberg 검사는 일반적인 자세 조절보다 더 고난도의 자세 조절이 필요하고 거짓 양성 결과가 높게 나타나기 때문에 적절하지 않다. 그러나 목을 신전한 채 실시하는 Romberg 검사는 추가 정보를 제공할 수 있다. 이 자세에서 측반반고리관은 중력 벡터와 일직선으로 연결된다. 안진과 실조증(조화운동못함증, ataxia)이 나타나는 전정기관 손상 환자는 안진의 느린 성분의 방향으로 넘어지는 반면, 소뇌에 원인이 있는 환자는 병변의 부위에 따라 느린 성분 또는 빠른 성분의 안진 방향으로 쓰러질 수 있다.

서 있는 자세는 전정, 시각, 고유수용성 감각의 다중감각(multisensorial cue) 정보에 따라 조절된다. 감각 상호작용은 균형감각 상호작용 임상 검사(clinical test of sensory interaction on balance, CTSIB)를 통해 평가할 수 있다[18, 19]. 세 가지 시각적 조건과 두 가지 지지면 조합을 사용한다. 시각적 조건에는 시각적 입력을 제거하기 위한 눈가리개와 부정확한 시각적 입력을 생성하기 위한 시각 충돌 돔(visual-conflict dome)의 사용이 포함된다. 이 돔은 직경 30cm 흰색 종이 등(가로무늬) 형태로 구성되어 있으며, 이 돔은 환자의 목과 머리를 위한 구멍을 제외하고 모두 막혀 있다. 시각 충돌 돔이 적절하게 장착되면 환자가 머리를 움직일 때 같이 움직이게 되고, 환자의 눈은 돔 앞쪽에서 약 20.3cm 떨어져 있게 된다. 주변 시야(peripheral vision)는 상단, 하단, 측면에서 완전히 제한된다. 지지면 조건에는 체성감각(몸감각, somatosensory)으로부터 정확한 지남력 정보를 만들기 위해 단단하고 평평한 표면과 지남력의 정확성을 감소시키기 위해 50×50×8cm의 중간 밀도 폼이 사용된다[20]. CTSIB는 6가지 감각 조건(1, 눈뜨고 딱딱한 바닥, 2, 눈 감고 딱딱한 바닥, 3, 눈뜨고 시각적 충돌, 딱딱한 바닥, 4, 눈뜨고 불안정한 바닥, 5, 눈 감고 불안정한 바닥, 그리고 6, 눈뜨고 시각적인 충돌, 불안정한 표면)으로 구성된다. 정적 균형은 개인이 6가지 조건 각각에서 30초 이상 유지할 수 없을 때 다른 검사를 고려할 수 있다[21].

중력의 불안정성, 신체의 관성, 외부 변화에 대응하기 위해 발은 지면 반발력을 갖는다. 전후(anteroposterior) 면에서 두 가지 유형의 교정력(corrective force), 즉 발목 관절에 대한 회전력(rotational torque)과 수평(앞뒤) 전단력(shear force)이 있다. 이는 자세 움직임 전략 시 각각 다르게 사용된다[22].

발목 전략(ankle strategy)은 발목 관절에 대한 토크(torque)를 이용해 중력에 저항하고 발목에 비해 상대적으로 큰 몸의 회전을 이용한다. 지속적인 발목 토크는 무게중심(centre of gravity, CoG)을 유지할 수 있도록 돕는다. 활성화된 발목 토크는 균형을 유지할 수 범위 내에서 비교적 먼 거리로 CoG를 이동시킨다. 발목 주변 몸의 관성 모멘트가 크기 때문에 발목 전략은 CoG 위치를 상대적으로 느리게 변화시킬 수 있다.

CoG가 안정성 한계(limits of stability) 근처에 있거나 지지면이 좁은 경우 정상인은 고관절 전략(hip strategy)을 사용하여 자세 움직임을 교정한다. 이 전략은 고관절의 빠른 회전 가속도를 사용하여 지지면에 대한 일시적인 수평 전단력을 생성한다. 발목 주변에 비해 몸통 관성 모멘트가 작기 때문에 고관절 전략은 CoG 위치를 빠르게 앞뒤로 변화시킬 수 있다. 그러나 이 전략으로 CoG를 이동시킬 수 있는 거리는 발목 전략에 의한 거리보다 상대적으로 작다.

임상에서 검사할 때는 검사자가 환자를 밀어 반응을 관찰한다(그림 3.1a, b). 검사자가 환자를 지속적으로 부드럽게 큰 폭으로 밀면 환자는 발목 전략을 통해 반응하고 검사자가 환자를 빠르게 작은 폭으로 밀면 환자는 고관절 전략을 통해 반응한다. 정상인은 움직임에 적합한 발목 또는 고관절 전략을 자동적이고 무의식적으로 채택할 수 있다. 불안정성과 어지럼은 때로 발목-고관절 전략의 부적절한 사용의 결과로서 나타난다.

자발적인 움직임 동안 선행적 자세 조절(anticipatory postural adjustment)과 보상 반응(compensatory reaction)이라는 특정 전략이 계획되어야 하다. 자발적 움직임은 두 가지 이유로 균형을 동요시킨다. 움직임은 신체 위치를 변화시키고 CoG 위치를 바꾼다. 그리고 움직임의 근원이 되는 내부 근육들의 힘은 신체 분절을 지지하는 데 작용하는 반력(reaction force)을 동반하고 무게중심을 이동시키고자 할 것이다. 이는 균형과 신체 분절 위치 둘 다 불안하게 한다. 자발적인 사지의 움직임은 항상 자세 유지 근육들의 활성화를 변화시킨다. 이러한 변화 중 일부는 움직임 이전에 "선행적"으로 발생할 수 있고[23], 그것의 역할은 움직임에 의해 유발되는 수직적 자세의 동요를 최소화하는 것이다. 선행적 자세 조절은 피험자에 의해 시작되고 계획된 움직임과 관련된 자세 동요를 예측하고 이를 최소화하려고 한다. 선행적 자세 조절은 균형을 조절하고 자세를 안정시키는 데 도움이 된다.

자세 유지 근육의 반응은 나중에 발생한다. 이것은 의도된 움직임에 의해 유발되는 균형 동요에 대한 보상 반응이다. 보상 반응은 감각 피드백을 유발하는 신호를 시작으로 균형 동요를 막기 위해 자세를 교정한다. 이는 선행적 자세 조절이 완벽하게 균형 동요를 조절할 수 없기 때문에 보상 반응이 실제적 균형 동요를 처리한다.

선행적 자세 조절과 보상작용은 사전 프로그래밍된 것으로, 사지의 움직임과 유발방법에 대한 상대적인 타이밍이 다르고 개별적인 중앙 조직화(central organization)를 갖고 있다. 이 둘은 대뇌피질 영역의 조절하에 있다.

VDU가 있는 환자의 재활치료 시 머리의 굴곡과 신전, 두 발 또는 한 발로 서 있을 때 선행적 자세 조절과 보상 반응에 주목해야 한다.

1. 피험자에게 '앞뒤로 구부려보세요'라고 요청하면 머리와 골반은 반대 방향으로 움직이게 된다.
2. 한 다리 서기(one leg standing)를 하면 지지하는 다리로 CoG을 이동시키고 반대편 다리를 든다.

때로 어지럼이나 불안정성은 부적절한 선행적 자세 조절과 보상 반응의 결과로 나타난다. Magnusson[24]는 정적, 동적 자세 조절에 관여하는 전정계의 기능 손상이 동적 움직임에 미치는 영향을 알아보기 위해 Romberg 검사와 제자리 걷기(stepping) 검사, 두진 검사(head-shake test)를 동시에 실행하였다. 환자는 벽에 등을 대고 서서 10초간 머리를 흔들다가 빠르게 네 걸음 앞으로 걸었다. 두진 검사 시 나타났던 빠른 성분 안진 방향으로 넘어지거나 치우쳐져서 걸어간다면 후두와(뒤우묵, posterior fossa) 손상을 암시한다. 보상된 말초 전정 병변 손상 환자는 한쪽으로 살짝 치우친다.

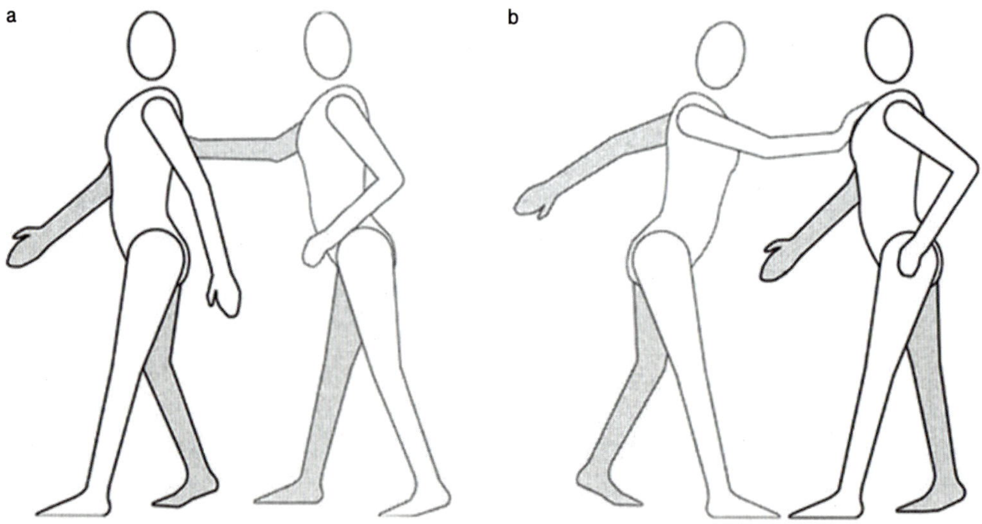

그림 3.1 **(a,b) 치료사의 밀어내기 자극에 대한 균형 반응** (Originally published in Cesarani and Alpini [35] published by Springer© 1999)

4 경부-두부 상호작용(Cervico-Cephalic Interaction)

일반적인 상태에서 눈의 움직임은 머리와 몸의 움직임과 관련되어 나타난다. 머리를 돌리거나 걷거나 달릴 때 망막 중심와에 상이 맺힌 상태(fovealization)를 유지하기 위해 VOR, 시추적, 시운동과 머리-몸통-전정-척추 간의 상호작용이 필요하다. 동적 움직임 관련 경추 안정화 메커니즘의 손상은 시야 안정화(visual field stabilization) 손상을 초래할 수 있다. 환자는 움직일 때 명확한 진동시(oscillopsia)를 인지할 수 있고, 어지럼을 더 자주 호소할 수 있다. 임상에서 두 가지 테스트를 쉽게 수행할 수 있다.

1. 두부 추적 검사(head tracking test). 환자는 치료사가 앞뒤로 천천히 움직이는 목표물을 따라 움직인다. 이때, 환자는 눈으로 목표물을 따라 움직이거나(smooth pursuit eye tracking), 시선은 고정한 상태에서 머리만(smooth pursuit head tracking) 움직인다. 눈과 목의 상호작용에 장애가 있다면 환자는 머리를 움직이는 동안 목표물에 눈을 고정하기 어렵다. 교정된 단속 운동(corrective saccade)이 쉽게 관찰된다. 이 검사는 수평면과 수직면에서 수행할 수 있다. 수직 방향으로 머리를 움직이게 하는 것은 더 어렵다.
2. 시추적 목 회전 검사(smooth pursuit neck torsion test)[25–27]. 시추적 검사는 목을 중립자세에서 45° 회전시킨 상태에서 수행한다. 검사자는 머리가 오른쪽 또는 왼쪽으로 회전된 상태일 때 시추적이 불규칙적으로 이루어지는지 관찰한다. 머리의 위치와 목 근육의 스트레칭은 시추적 시 영향을 미치는 변수이다.

1. 보행(Gait)

보행은 전정계에 의해 조절되는 가장 복잡한 기능 중 하나이다. 이때, 전정계는 주변 환경에 신체가 조화롭게 협응 움직임을 할 수 있도록 돕는다. 보행의 전제조건은 두 발에서 한 다리로 체중심을 이동하는 능력이다. 따라서 첫 번째 검사는 눈을 뜨고(SOLEO) 한 다리로 서고 눈을 감고(SOLEC)도 한 다리로 선다[28]. 검사자는 피험자가 한 다리로 서서(Uemura test) 균형을 유지하는 시간을 측정한다. 정상인은 눈 뜬 상태에서 30초 이상, 눈을 감고 20초 이상 유지할 수 있다.

보행 시 균형 조절 능력을 임상에서 확인하기 위해 치료사는 큰 방에서 환자가 눈을 뜨고 왔다 갔다 걸어 다니는 것을 관찰한다. 눈을 뜬 상태에서 보행은 보행의 신경학적 측면의 포괄적인 정보를 제공하고 눈을 감고 걷는 보행은 균형 조절에 관한 구체적인 정보, 즉 신체가 한쪽으로 치우치거나 보행의 질적 특성(지지면의 폭, 보행 중 팔의 위치, 비정상적인 연합운동, 머리의 안정성)을 제공하기 때문에 주목해야 한다.

균형 조절을 평가하는 간단하고 단순한 보행 검사는 제자리 걷기 검사(stepping test)[29]이다.

BSR 능력 확인을 위한 최소한의 검사
단단한 지지면에서 눈 감고 Romberg 검사, 폼 지지면에서 눈 감고 Romberg 검사, 머리가 뒤로 움직일 때 발목-고관절 전략
눈 뜨고 눈 감고 한 다리로 서기
제자리 걷기 검사(stepping test)
두부 추적 검사(head tracking test)

환자는 1분 동안 약 60~80회 제자리 걷기를 한다. 이때 환자는 눈을 감은 상태이며 치료사는 환자가 전방으로 진행하는 것을 관찰할 수 있다. 이때 주목해야 할 주요 특성은 다음과 같다.

- 회전(각도): 말초 전정 장애
- 거리이동(translation)(cm): 일반적으로 다리, 엉덩이, 골반 문제
- 시작 위치를 유지하거나 후방으로 이동, 허리 척추 장애

이 제자리 걷기 검사는 Unterberg 검사(Unterberg test) 또는 Fukuda 검사(Fukuda test)라고 불린다. Fukuda 검사는 환자의 회전을 촉진하기 위해 팔을 뻗고 실시하며 회전은 일반적으로 전정 손상 정도와 관련이 있다[30]. Unterberg 검사는 팔을 자연스러운 위치에 놓고 제자리 걷기를 한다. 이때 몸통 흔들림(body sway), 움직임 협응, 지지면의 폭, 머리-몸통 불안정성 등의 보행 특성이 나타낼 수 있다.

5 인지 기능(Cognitive Function)

VDU가 있는 환자를 위한 재활치료 시 3가지 인지적 측면을 고려해야 한다.

1. 신체 위치에 대한 인식
2. 환경 탐색을 위한 능력
3. 이중 작업 수행할 수 있는 능력, 운동 작업 중 인지 기능

신체 위치에 대한 인식(perception of the body geometry)

기본 소뇌 기능 검사에는 손가락-코(index-finger-to-nose) 검사, 손가락-무릎(index-finger-to-knee) 검사, 발뒤꿈치 무릎(heel-to-knee) 검사가 있다. 이 검사들은 소뇌 기능 검사이지만 이 간단한 검사들로 신체 분절의 상호 간 위치(reciprocal position)를 인식하는 능력인 신체 도식(body schema)을 확인할 수 있다. 신체 도식을 확인하는 또 다른 검사로는 재정렬 검사(realignment test)가 있다. 환자는 눈을 뜨고 바로 누운 자세에서 세로축을 따라 자세를 바르게 정렬하

고 눈을 감는다. 치료사는 머리를 좌우로 번갈아 여러 번 움직인다. 환자는 눈을 감은 상태로 가능한 한 정확하게 머리를 재정렬한다. 환자가 머리-몸통 정렬에 대해 올바른 감각을 갖고 있는지 여부와 부정렬 정도를 확인할 수 있다.

그 밖에도 주관적 수직(subjective vertical)과 주관적 수평(subjective horizontal) 검사가 있다. 환자는 의자에 앉고 눈을 감는다. 치료사는 환자에게 펜을 주고 펜을 코 높이만큼 들고 수직 또는 수평으로 놓으라고 말한다.

네비게이션(navigation)

네비게이션은 걷는 것보다 더 복잡한 기능이다. 피험자는 특정 환경에 있는 자신의 몸의 위치를 자동으로 인식하고 기준 표시, 문, 의자, 보행 등의 거리와 위치를 무의식적으로 계산하기 위해 기준 프레임을 구축한다. 이 프레임에 기초해 피험자는 특정 환경에서 특정한 움직임 과제를 수행할 수 있으며, 작업기억(working memory) 덕분에 환경과 환경과의 상호작용에 대한 자동 지도(automatic map)를 준비할 수 있다[31, 32].

재활치료를 위해 일반적으로 사용하는 네비게이션 검사는 다음과 같다.

- 환자는 눈을 감고 서고(눈을 가리면 더 좋음) 치료사는 환자에게 기본 치료와 최종 검사에 대한 사전 설명 없이 몇 가지 간단한 명령을 제시한다.
  1. 한 걸음 앞으로
  2. 한 걸음 더 앞으로
  3. 오른쪽으로 90° 회전
  4. 두 걸음 앞으로
  5. 오른쪽으로 90° 회전
  6. 한 걸음 앞으로
  7. 한 걸음 앞으로
  8. 이제 처음 위치로 돌아가세요.

실제 지남력 검사는 8번 항목이다. 환자는 병실, 기준점(reference mark), 경로 등을 염두에 두어야 자신의 새로운 위치를 인식하고 처음 위치로 돌아갈 수 있다. 검사 종료 시 환자는 종이에 자신의 경로를 그린다. 작업기억을 근거로 움직인 경로를 올바르게 그릴 수 있어야 한다. 이 검사는 다시 찾아가는 모든 과정에서 다음과 같은 내용을 평가할 수 있다. 그림 3.2는 정상과 비정상 패턴을 보여준다.

- 환경 안에서 신체 위치를 동적으로 인식하는 기술
- 움직임 경험을 재구성하고 재현하는 기술

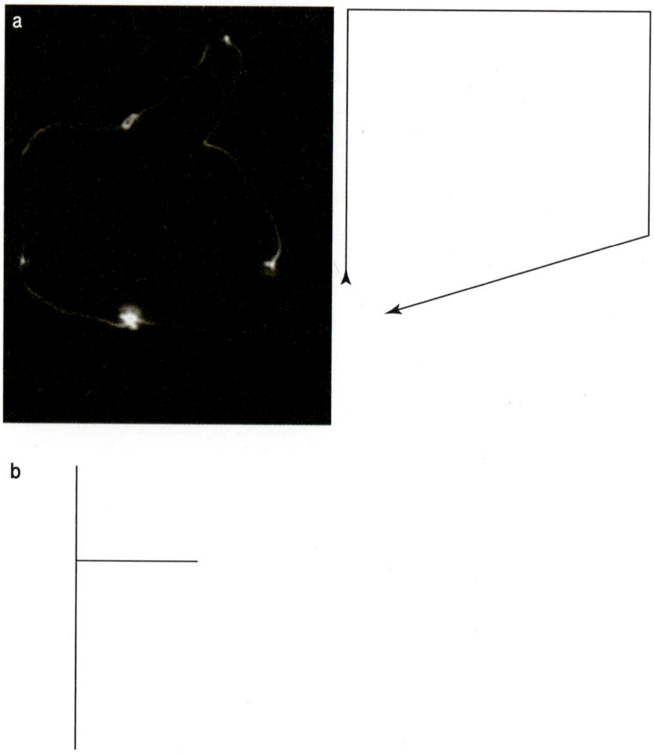

그림 3.2 **네비게이션 검사 동안 환자가 움직인 길 표시: (a)정상 (b)병적인 패턴** (Originally published in Cesarani and Alpini [35] published by Springer© 1999)

이중과제(dual tasking)

말할 때 걸음 멈추기 검사(stops walking when talking test, SWWT test)는 원래 Lundin-Olsson 등이 제안한[33] 낙상 예측지표이다. 이 검사는 사람이 서 있거나 걸을 때 이중과제를 실행할 수 있는 능력을 조사하는 기능적 검사이다. 이 검사를 수행하기 위해 검사자는 100~200m를 걸으면서 피험자와 일상적인 대화를 시작하고 피험자가 대화 중에 걸음을 완전히 멈추는지 그 여부를 기록한다. 걷기와 말하기를 동시에 할 수 없다면 인지 장애 노인에게 낙상 예측지표가 될 수 있다.

8m 보행 거리 SWWT 검사는 SWWT 검사의 요약 버전으로 de Hoon 등[34]에 의해 제안되었다: 환자는 자신의 속도로 8m 거리를 왕복해서 걷는다(필요한 경우 보행 보조 장치를 사용). 치료사 한 명은 옆에서 같은 속도로 걷는다. 치료사는 처음 8m 걷을 때는 질문 하지 않고 두 번째 걷기 시작하고 2m에서 간단한 질문(나이가 어떻게 되십니까?)을 한다. 이때 대개 피험자들은 멈추지 않고 대답할 수 있다. 그러나 일부 환자는 대답하기 전에 멈추는데, 이는 어지럼이나 불안정성이 움직임과 주의집중 둘 다 동시에 관리하는 능력을 감소시켰기 때문이다.

최소한 인지 검사
재정렬(realignment)검사
네비게이션 검사(그리기 검사)
SWWT 검사

제자리 걷기 검사를 사용해 SWWT를 간단하게 검사할 수도 있다. 검사자는 환자 뒤에 있고, 환자는 눈을 뜨고 조용히 제자리에서 걷는다. 검사자는 원-투, 원-투 등과 같이 리듬을 주고, 약 30 걸음 후 "나이가 어떻게 되세요?"라는 간단한 질문을 던진다. 일부 환자는 대답하기 전에 멈추고 돌게 된다.

참고문헌

1. Brandt T. Vertigo its multisensory syndromes. Springer. 2003.
2. Fife TD, Tusa RJ, Furman JM, Zee DS, Frohman E, Baloh RW, Hain T, Goebel J, Demer J, Eviatar L. Assessment: vestibular testing techniques in adults and children: report of the Therapeutics and Technology Assessment Subcommittee of the American Academy of Neurology. Neurology. 2000;55:1431-1441.
3. Strupp M, Brandt T. Peripheral vestibular disorders. Curr Opin Neurol. 2013;26:81-89.
4. Smouha E. Inner ear disorders. NeuroRehabilitation. 2013;32:455-462.
5. Bisdorff A, Von Brevern M, Lempert T, Newman-Toker DE. Classification of vestibular symptoms: towards an international classification of vestibular disorders. J Vestib Res. 2009;19:1-13.
6. Grill E, Bronstein A, Furman J, Zee DS, Müller M. International Classification of Functioning, Disability and Health (ICF) Core Set for patients with vertigo, dizziness and balance disorders. J Vestib Res. 2012;22:261-271.
7. Halmagyi GM, Curthoys IS. A clinical sign of canal paresis. Arch Neurol. 1988 ;45:737-739.
8. Halmagyi GM. Diagnosis and management of vertigo. Clin Med (Lond). 2005 ;5:159-165.
9. Ulmer E, Chays A. Curthoys and Halmagyi Head Impulse test: an analytical device. Ann Otolaryngol Chir Cervicofac. 2005;122:84-90.
10. Halmagyi GM, Weber KP, Aw ST, Todd MJ, Curthoys IS. Impulsive testing of semicircular canal function. Prog Brain Res. 2008;171:187-194.
11. Ramat S, Zee DS, Minor LB. Translational vestibulo-ocular reflex evoked by a "head heave" stimulus. Ann N Y Acad Sci. 2001;942:95-113.
12. Syed I, Ahmed W, Selvadurai D. Dix-Hallpike and Epley manoeuvres. Br J Hosp Med (Lond). 2012;73:149-151.
13. McClure JA. Horizontal canal BPV. J Otolaryngol. 1985;14:30-35.
14. Ulmer E, Chays A, Brémond G. Vibration-induced nystagmus: mechanism and clinical interest. Ann Otolaryngol Chir Cervicofac. 2004;121:95-103.
15. Maigne JY, Maigne R. Trigger point of the posterior iliac crest: painful iliolumbar ligament insertion or cutaneous dorsal ramus pain? An anatomic study. Arch Phys Med Rehabil. 1991;72:734-737.
16. Khasnis A, Gokula RM. Romberg's test. J Postgrad Med. 2003;49:169-172.
17. Lanska DJ, Goetz CG. Romberg's sign: development, adoption, and adaptation in the 19th century. Neurology. 2000;55:1201-1206.
18. Shumway-Cook A, Horak FB. Assessing the influence of sensory interaction of balance. Suggestion from the field. Phys Ther. 1986;66:1548-1550.
19. Park MK, Kim KM, Jung J, Lee N, Hwang SJ, Chae SW. Evaluation of uncompensated unilateral vestibulopathy using the modified clinical test for sensory interaction and balance. Otol Neurotol. 2013;34:292-296.
20. Fujimoto C, Murofushi T, Chihara Y, Ushio M, Sugasawa K, Yamaguchi T, Yamasoba T, Iwasaki S. Assessment of diagnostic accuracy of foam posturography for peripheral vestibular disorders: analysis of parameters related to visual and somatosensory dependence. Clin Neurophysiol. 2009 ;120:1408-1414.
21. Black FO, Wall C 3rd, Nashner LM. Effects of visual and support surface orientation references upon

참고문헌

postural control in vestibular deficient subjects. Acta Otolaryngol. 1983;95:199-201.

22. Nashner LM, Black FO, Wall C 3rd. Adaptation to altered support and visual conditions during stance: patients with vestibular deficits. J Neurosci. 1982 ;2:536-544.
23. Nashner LM. Analysis of movement control in man using the movable platform. Adv Neurol. 1983;39:607-619.
24. Magnusson M. Evaluation of brainstem-cerebellar posture control. In: Alpini D (eds) Equilibrium disorders. Brainstem and cerebellar pathology. Springer. 1994.
25. Tjell C, Rosenhall U. Smooth pursuit neck torsion test: a specific test for cervical dizziness. Am J Otol. 1998;19:76-81.
26. Treleaven J, Jull G, LowChoy N. Smooth pursuit neck torsion test in whiplash-associated disorders: relationship to self-reports of neck pain and disability, dizziness and anxiety. J Rehabil Med. 2005;37:219-223.
27. Yu LJ, Stokell R, Treleaven J. The effect of neck torsion on postural stability in subjects with persistent whiplash. Man Ther. 2011;16:339-343.
28. Kita I, Sakamoto M, Ryushi T, Aihara Y, Arita H. Dynamics of human cardiorespiratory responses to standing on one leg with eyes closed. Eur J Appl Physiol Occup Physiol. 1998;77:60-65.
29. Horak FB, Buchanan J, Creath R, Jeka J. Vestibulospinal control of posture. Adv Exp Med Biol. 2002;508:139-145
30. Petersen JA, Straumann D, Weber KP. Clinical diagnosis of bilateral vestibular loss: three simple bedside tests. Ther Adv Neurol Disord. 2013;6:41-45.
31. Maguire EA, Burgess N, Donnett JG, Frackowiak RS, Frith CD, O'Keefe J. Knowing where and getting there: a human navigation network. Science. 1998 ;280:921-924.
32. Maguire EA, Valentine ER, Wilding JM, Kapur N. Routes to remembering: the brains behind superior memory. Nat Neurosci. 2003;6:90-95.
33. Lundin-Olsson L, Nyberg L, Gustafson Y. "Stops walking when talking" as a predictor of falls in elderly people. Lancet. 1997;349:617.
34. de Hoon EW, Allum JH, Carpenter MG, Salis C, Bloem BR, Conzelmann M, Bischoff HA. Quantitative assessment of the stops walking while talking test in the elderly. Arch Phys Med Rehabil. 2003;84:838-842.
35. Cesarani A, Alpini D. Vertigo and Dizziness Rehabilitation: the MCS method. Springer. 1999.

CHAPTER 4

전정 재활: Cawthorne-Cooksey 현훈 학교
(Vestibular Rehab: From Cawthorne-Cooksey to Vertigo School)

1 서론(Introduction)

균형 시스템의 내구성과 가소성은 내재된 성장 프로그램과 신경에 의해 형성된다. 감각과 중추신경계 정보를 바탕으로 균형 프로그램은 뇌 안에서 공간 개념을 만들어낸다. 감각 입력뿐 아니라 중추의 균형 조절 실패는 현훈(vertigo), 메스꺼움(nausea), 구토(vomiting), 흐릿한 시각(blurred vision), 안진(nystagmus), 머리와 몸의 불안정성(instability), 심장 박동(cardiac rhythm) 변화, 대사(metabolic) 변화 등 다양한 증상을 초래할 수 있다. 균형 시스템은 내부 안정과 보상을 위해 선천적으로 내재된 기능이 있어 손상 후 균형 조절의 회복과 관련된 여러 신경생리학적 현상을 활성화시킨다[1].

초기 자발적 정적 보상은 중력 정보를 전달하는 시각, 체성감각, 내장 신호에서 잔여 전정 정보를 해석하기 위해 뇌에 공통의 협력 프레임을 제공해 정적 주시 안정성(static gaze stability)을 재설정한다. 머리와 눈의 지남력(자발 안진의 억제) 안정화는 정적 주시 안정화에 필수적이다[2].

전정 기능 손상(예: 신경염증)에 대한 두 가지 신경가소성(neural plasticity) 모델이 있다. 하나는 제한된 중추 보상(limited central compensation)이고 두 번째는 말초 전정 기능의 회복(restoration of peripheral vestibular function)이다[3].

현훈, 어지럼, 불안정성(vertigo, dizziness and unsteadiness, VDU)의 증상은 전정 감각-운동 반사들의 활동 변화로 발생하는 것으로 생각된다. 정적 보상과 조기 회복에 관련된 신경가소성이 완전히 밝혀지지는 않았지만, 전정 보상이 진행되려면 흥분성 시냅스 재조정이 반드시 필요하다[4].

2 전정 보상(Vestibular Compensation)

전정 보상(vestibular compensation)은 뇌의 다양한 부위에서 발생하는 여러 가소성 과정을 포함한다. 보상과 관련된 메커니즘은 다음과 같다. 억제성 신경전달물질인 GABA와 glycine의 환측 전정핵 민감성 적응 변화, 전정핵의 전기생리학적 흥분성 변화, 소뇌-뇌줄기(brainstem) 전정 네트워크의 억제성 조절 변화, 환측 전정핵에서 신경발생(neurogenesis)과 신경아교증(gliosis), 전정 관련 신경로의 시냅스 연결 활성 의존도 재구성[5]. 재활치료는 특히 하나 또는 그 이상 신경생리학적 현상을 활성화한다[6, 7]. 회복(restitution)은 병변으로 인한 일시적 제한 상태에서 완전한 회복으로 정의될 수 있다.

적응(adaptation)은 균형 시스템이 병리적으로 변화된 조건뿐만 아니라 생리적으로도 적응할 수 있다는 것을 의미한다. 중추 조절 시스템은 균형을 조절하는 데 사용되는 수용기, 망막, 전정의 민감도를 변화시킬 수 있다. 적응은 말초기능 장애가 있는 환자가 움직임이거나 쉴 때 공간 지남력과 관련된 균형능력을 정상 또는 거의 정상 상태 가깝게 유지할 수 있도록 보장하는 현상을 의미한다. 이로 인해 환자는 다시 바르게 서 있는 자세를 유지할 수 있고 현훈이나 어지럼처럼 이상한 느낌들도 사라진다. 이는 중추신경계 여러 부위에서 작용하는 많은 메커니즘에 의해 발생한다. 첫 번째는 생리학적 의미에서 적응이다. 예를 들면 지속적인 가속은 반응 감소를 유발한다. 피로(fatigue)는 서서히 나타나는 반응 감소의 특징이다. 이러한 적응은 처음에는 빠르게 나타나다가 점점 천천히 나타나고 결국에는 일정하거나 완전히 적응된 수준에 도달하는 반응 감소로 나타난다. 두 번째는 광범위한 적응 개념에 적합하다. 감각기관이 뇌줄기로 보내는 정보는 안정된 상태가 오래 지속될수록 점점 더 억제되고 더 높은 중추로 도달하지 못한다. 피험자는 외부환경에 노출된 조건에 스스로 적응한다. 그러나 안정 상태와 관련 없는 아주 작은 자극이 불안한 상태를 만들 수 있다.

습관화(habituation)는 주관적인 전정 반응의 강도와 지속시간의 감소로 정의된다. 습관화란 원하지 않는 효과는 없애고 원하는 효과가 장기적으로 나타날 수 있도록 중추 과정에 변화를 일으키는 "부조화된(mismatched)" 감각 상황의 반복된 노출을 의미하는 용어이다. 습관화는 특이한 움직임 환경에 노출시키고 시각-전정 충돌과 관련된 부적절한 반응과 반대되는 조건화된 보상 반응의 발달을 기본으로 한다. 안구 운동과 관련된 전정 습관화의 기본적인 특징은 다음과 같다.

- 습득(acquisition): 자극 기간 동안 전정안구반사(vestibule-ocular reflex, VOR) 반응의 점차적인 감소로 나타난다.
- 유지(retention): 휴식 후 수정된 VOR 반응의 지속성에 의해 나타나다. 누적성과 장기간 지속
- 특이성(specificity): 시운동(optokinetic) 자극과 같은 다른 감각 자극 또는 다른 전정 자극 패턴에 의해 유발된 반응을 수정하면서 나타난다.

습관화는 특이한 현상이다. 일측 습관화(unilateral habituation)는 단일 방향 전정 자극에 의해 나타날 수 있다. 이는 습관화가 이득(gain)뿐 아니라 VOR의 동적 특성을 수정하는 선택적 메커니즘이기 때문이다. 단계적 자극을 받는 일측 습관화는 고양이에서 관찰할 수 있다. 그러

나 VOR 습관화는 특이한 방향성을 갖고 있다. 오른쪽과 왼쪽 VOR 경로는 더 큰 적응성 시스템을 얻기 위해서 개별적으로 조절될 수 있다. 습관화는 순수한 비-전정 입력 노출이 전정 습관화로 이어지는 중추 메커니즘이기 때문에 전정 자극이 반드시 필요한 것은 아니다. 습관적인 자극에 의한 안진의 발생은 효과와 무관하다. 전정 안진을 습관화시키기 위해서는 실제로 신체가 움직인 것 같은 주관적 감각을 유발하는 습관화 자극이 필요하다. 습관화는 개인에게 의미 없는 자극은 제거되는 가장 단순한 형태의 부정적인 학습(negative learning)이다.

보상(compensation)은 전정 또는 균형 손상으로 나타난 기능 저하로 발생하며, 이는 중추신경계 역 조절(counter-regulation)의 다른 형태이다. 추가적으로 활성화된 기능들은 신경가소성에 의해 균형 손상을 보호한다. 보상은 일측 전정 기능 손상에서 사용되는 용어이다. 급성 일측 전정 장애는 VOR과 전정척수반사(vestibulospinal reflex, VSR)의 불균형을 나타낸다. 이때 전정 수준에서 보상 과정은 안구와 전정척수 반응의 비대칭(정적 및 동적)을 조절하고, 시각과 고유수용성 감각에 의한 대체 상호작용을 요구한다. 또한, 보상 과정이 충분히 적응된 단계에 도달하기 위해서는 VOR이나 VSR의 중추 재구성이 필요하다. 보상은 학습 과정으로 통합적인 중추신경계 활동을 포함하는 감각-운동 재학습 과정과 비슷하다. 활성화된 감각-운동 탐색은 오류를 감지하고 수정하기 위한 정보를 제공한다. 반복적인 학습은 운동 프로그램 재구조화를 촉진하고 보상은 나머지 구조를 재구성한다. 병변에 의해 나타난 변화가 반드시 기능적으로 적절한 적응을 유도하는 것은 아니다. 오히려 기능적 요구에 상관없이 무작위로 시냅스를 형성할 수 있다. 이러한 네트워크가 기능적으로 무의미한 결과를 초래하는 것이 아니라 오히려 정상 기능회복에 적합한 활동을 할 수 있도록 복잡하고 새로운 회로를 이끈다. 시스템에서 인지한 오류와 제거 지시는 목표지향적 과정을 유도한다. 따라서 보상은 오류 조절과 목표지향적 학습 과정으로 정의될 수 있다. 이러한 현상은 회복(recovery)을 다양한 단계로 이끈다. 여러 수준의 대체(substitution) 통합으로 회복이 나타난다.

- 감각적 대체(sensorial substitution): 환자는 손상 전과 움직임은 동일하지만, 움직임을 유발하고 조절하기 위해 여러 종류의 감각수용기 사용
- 기능적 대체(functional substitution): 움직임을 담당하는 신경 메커니즘이 변경되었지만, 여전히 환자가 사용하는 하위 시스템
- 행동학적 대체(behavioural substitution): 신경계가 정상적인 과정에 속하지 않는 새로운 움직임이 필요함.

균형 조절 장애(VDU) 후 회복 현상에 대한 지식은 올바른 치료 계획을 위한 바탕이 된다. 급성 전정 병변은 균형 기능 회복과 관련된 주요 신경생리학적 과정을 설명하는 좋은 모델이다. 다음은 동물을 대상으로 실험한 내용을 세분화한 것이다.

- 위급한 단계(critical stage): 병변 직후, 급속한 자발적 안진, 심한 머리 치우침, 손상된 쪽으

로 도는 등 심각한 불균형 증상이 나타난다.

- 급성기(acute stage): 비대칭적이고 부분적인 빠른 회복이 나타난다.
- 보상 단계(compensatory stage): 회복이 극대화된다.

각 단계의 기간은 종에 따라 회복 정도가 다르다.

일반적으로 병변 과정은 세 단계로 해석할 수 있다.

- 1차 손상: 증상 시작을 유발하는 병변
- 2차 손상: 보상 시스템의 병리학적 수정
- 3차 손상: 병리적 적응 현상의 만성화

재활치료는 1차 손상을 제한(약물치료)하고, 2차 손상을 감소시키며 3차 손상을 피하는 방향으로 제시된다.

본 저자들은 MCS 모델에 따라, 각 현상이 개별적으로 작용하지만, 결과적으로는 상호작용한다는 가설을 세워 질병의 진행 과정을 단순화하였다.

전정 손상 후 보상과정의 첫 번째 메커니즘은 정상적인 전정핵(vestibular nucleus) 활동을 감소시키는 핵간 억제(internuclear inhibition)[8]를 활성화시키는 적응이다. 전정 수준에서 고려되는 보상 과정에 교련 섬유(맞교차섬유, commissural fiber)는 동적 보상에 중요한 역할을 한다. 손상된 핵에 남아 있는 미로의 정보는 교련 섬유를 통해 전달된다. 또 다른 초기 메커니즘은 "첫 번째 방어선"이라고 불리는 소뇌 억제이다. 후속 재교정 과정에 대한 사전 요구사항으로 0으로 재설정된다. 이는 보상의 기계적(mechanic) 단계로 피드백 신호에 의해 활성화된다.

전정 억제는 감각적 대체(sensorial substitution)에 의해 첫 번째 보상작용이 나타난다. 특히 시각은 일측 전정 병변으로 비정상적으로 감소된 VOR 이득(gain) 회복에 중요한 역할을 한다. 고양이에게 일측미로절제술(hemilabyrinthectomy)을 실시한 후 어두운 곳에 들여보내면 머리를 대칭적으로 유지하지 못한다[7, 9]. 정적인 시각 입력은 안구와 자세 결함을 보상하기 위한 필수 조건이다. 시각은 손상된 전정감각 대신 감각 자극을 제공한다. 이것은 환경에서 빠른 변화를 위해 전정핵의 민감도를 증가시킨다. "중복성(redundancy)"의 법칙을 기반으로 감각 대체가 빠르게 나타난다. 균형 조절은 다중감각에 의해 유도되기 때문에 전정감각 손상 시 경추나 다른 고유수용성 감각 정보를 활성화시키거나, 전정핵에 대한 시각적 입력을 증가시켜 보상할 수 있다. 손실 입력을 대체 할 감각 입력의 선택은 개인의 선호도를 기반으로 한다.

두 번째는 하위 시스템의 교정을 수정해야 하는 재교정 단계이다. 습관화 현상을 동반하며 보상의 자동조절적(cybernetic) 단계로 고려할 수 있다[10].

보상의 마지막 단계는 균형 조절의 근본적인 재구성이다. 행동학적 대체(behavioural substitution), 즉 등결과성(equifinality) 단계이다. 감각 입력, 전정핵의 활동, 운동 출력, 감각 운동 패턴은 균형을 위해 재조직화된다. 구조적 재조직화(structural reorganization)란 신경 네트워크의 광범위한 기능적 재배열과 신경가소성의 구조적 변화를 말한다. 이는 전체적 또는 부분적 기능 회복으로 이어지며, 일반적으로 행동학적 적응(behavioural adaptations)의 주요 과정으로 고려된다. 이것이 협응적(synergetic) 단계이며, 치료의 궁극적인 목표이다.

3 전정 재활(Vestibular Rehabilitation)

전정 재활(vestibular rehabilitation, VR)은 움직임 불완전(intolerance)과 불균형 문제를 해결하는 특수 재활이다. VR은 적응과 대체를 촉진하기 위해 고안된 운동 기반 치료 프로그램이다. VR의 목표는 (1) 주시 안정화(gaze stability) 강화 (2) 자세 안정성(postural stability) 강화 (3) 현훈 피하기 (4) 일상생활 활동 개선이다. VR은 적응, 안구 움직임 시스템에 의한 대체, 시각, 체성 감각, 자세 전략, 습관화에 의한 대체와 같은 전정 회복 메커니즘을 촉진한다.

VR 운동의 핵심은 다양한 자세와 움직임 시 머리와 눈을 함께 움직이고 상지를 이용한 과제를 수행하는 동안 머리와 몸통의 방향 감각을 조절하면서 좁은 지지면에서 균형을 유지하게 유도한다. 또한 어지럼을 유발하는 움직임을 반복하고, 다양한 감각-운동환경에 점진적으로 노출시켜 균형을 유지시킨다. VR은 전정 손상 진행이 안정된 상태로 접어들고 보상작용이 이루어지지 않은 상태에서 실시하며, 환자의 연령, 원인, 증상 지속시간, 강도에 상관없이 적용할 수 있다.

전정 질환의 치료법으로 사용하는 머리-몸-눈의 협응 운동은 70년 이상 된 개념이다. 1940년대 중반 영국의 이비인후과의사인 Cawthorne[11]은 어지럼을 경험한 일부 환자들이 머리를 빠르게 움직일 때 더 좋거나 회복이 빠른 것을 관찰했다. 물리치료사 Cooksey[12]와 협력하여 오늘날에도 자주 사용되는 운동법을 개발했다. 초기 전정 재활은 머리 부상이나 수술로 인해 미로가 손상된 환자를 치료하기 위해 Cawthorne-Cooksey 운동법을 개발하면서 시작되었다. 이 치료법이 모든 형태의 말초 전정 질환을 관리하는 데 효과적이라는 것이 빠르게 증명되면서 현재는 이러한 질병을 치료하는 데 중요한 역할을 담당하고 있다. Cawthorne-Cooksey[13] 프로토콜은 표 4.1에 나와 있다.

4 현훈 학교(Vertigo School)

전정 재활 운동은 두 가지 유형으로 분류할 수 있다[14, 15]. (1) 전정 기능 저하를 위한 물리치료 (2) 양성돌발두위현훈(benign paroxysmal positional vertigo, BPPV)을 위한 이석정복술(canalith repositioning therapy).

표 4.1 Cawthorne-Cooksey 프로토콜

침대 또는 앉은 자세에서(In bed or sitting)

- 눈 운동 - 처음엔 천천히, 점점 빠르게
  위에서 아래로
  오른쪽에서 왼쪽으로
  얼굴에서 1피트에서 3피트 사이 거리에서 움직이는 손가락에 시선 고정하기
- 머리 운동 - 처음엔 천천히 점점 빠르게 나중에는 눈을 감고도 실행
  앞, 뒤로 숙이기
  오른쪽에서 왼쪽으로 돌기

앉은 자세(sitting)

- 위와 같이 눈 운동, 머리 운동 하기
- 어깨 으쓱하고 돌리기
- 앞으로 구부리면서 바닥에 있는 물건 집기

선 자세(standing)

- 위와 같이 눈 운동, 머리 운동, 어깨 운동 하기
- 눈을 뜨고 앉은 자세에서 서기. 눈을 감고도 실행
- 눈높이에서 손에서 손으로 작은 공 던지기
- 무릎 아래에서 손에서 손으로 공 던지기
- 앉은 자세에서 선 자세로 바꾸면서 몸 돌리기

움직이기(moving)

- 치료사는 중앙에 서고 환자는 주변을 돌면서 공 던지고 받기
- 눈을 뜨고 방 가로질러 걷기. 눈을 감고도 실행
- 눈을 뜨고 경사면 올라가고 내려가기. 눈을 감고도 실행
- 눈을 뜨고 계단 올라가고 내려가기. 눈을 감고도 실행
- 볼링이나 농구처럼 구부리고 스트레칭하면서 목표물 조준하는 게임 하기

고유수용성 감각 운동(균형 재훈련)과 결합된 Cawthorne–Cooksey 프로토콜의 눈–머리, 머리–몸 운동은 VDU를 유발하는 질병에서 중요한 부분을 차지하며, 동적 · 정적 균형 조절을 향상시키기 위해 사용한다.

재활의학의 관점에서 병변이 진행됨에도 기능적 회복을 촉진하는 물리치료에는 BPPV 경우처럼 손상(impairment)과 병변(lesion)을 모두 해결하는 이석정복술, 운동, 도수치료가 포함된다. BPPV의 경우는 물리치료 후 재교육(re–education)도 고려해야 한다. 재교육과 물리치료라는 이 두 용어가 동의어로 사용되고 있지만, 접근 방식, 목표, 결과 기대치는 완전히 다르다. 재교육의 목적은 완전한 회복(restitutio ad integrum)이며, 물리치료의 목적은 기능 회복(restitutio ad functionem)이다.

재활치료는 주로 뇌줄기과 소뇌에서 시작하는 교육 과정이다. 이 과정에서 환자는 자신의 질병과 증상을 이해하고 손상 회복과 장애를 피하는 법을 배운다. 이 과정은 대뇌피질과 피질하 감각–운동 패턴의 재조직화를 이끈다. 그러므로 본 저자들은 균형 조절 재활의 키워드는 학습

(learning)이라고 생각한다. 재활의학을 대표하는 키워드는 효능(efficacy)과 효율성(efficiency)이다. 따라서 본 저자들이 접근하는 재활치료 범위는 VDU를 호소하는 환자를 최대한 효과적이고 효율적으로 재활시키는 것이다.

각 병리학적 상태는 핵심 메커니즘을 통해 VDU를 유도하므로 재활치료는 핵심 포인트를 인식시키는 과정으로 진행하고 가능한 한 환자 맞춤식으로 적용해야 한다.

우리의 MCS 모델은 치료적 진단을 기본으로 질환별 프로그램을 제공한다. 그래서 본 저자들은 Cawthorne - Cooksey 프로토콜과 MCS 모델을 결합하여 현훈 학교(vertigo school) 접근법이라고 명명하였다(2장 참조). 일반적으로 사람들이 표현하는 어지럼을 본 책에서는 VDU란 단어를 사용하여 표현하였다.

현훈 학교 접근법은 요통 학교(Back School)와 목 통증 학교(Neck School)의 원칙을 보고 영감을 받았다. 요통 학교는 요통이 재발하는 것을 방지하고 예방하기 위한 목표로 1969년 Mariane Zachrisson Forssell이 개발한 것이다. 이 프로그램은 4개 세션으로, 약 45분으로 구성되어 있고, 각 세션은 해부학, 척추 생체역학, 역학, 주요 허리 장애 생리학, 자세, 인체공학, 전기치료, 운동치료(건강한 허리 유지관리를 위한 운동)를 포함한다[16].

목 통증 학교[17, 18]는 만성 비특이성 목 통증을 가진 환자에게 권장되는 홈 프로그램(home exercise)과 목 통증과 관련된 이론, 고유수용성 감각 운동을 강조하는 다각적인 치료법(multi-modal treatment)으로 구성되어 있다.

본 저자들의 VDU 재활 프로토콜은 교육과 훈련 접근법을 혼합하여 구성하였다. 현훈 학교는 다음과 같이 세 단계로 구성된다.

- 상담(Counselling)
- 교육(Training)
- 홈 트레이닝(Home training)

1. 상담(Counselling)

균형 조절 재활에서 관련 전문가의 역할은 다음과 같다.

1) 환자에게 주요 치료 지침을 제공하기 위해 치료적 진단 제시
2) 환자의 증상을 유발하는 전정 장애의 원인과 증상(VDU)을 치료하기 위한 약물 처방
3) 치료적 결과를 안정적으로 유지하고 장애(disability)를 피하기 위해 필요한 경우 생활습관 교정

환자에게 재활 프로그램이 제안되면, 간단하게라도 다음 내용을 환자에게 설명할 필요가 있다[19].

- 인체 균형 조절에서 전정계의 역할은 무엇인가?

표 4.2 일반적인 건강과 균형 조절 능력을 향상시킬 수 있는 제안사항

- 체질량 지수(BMI, body mass index) 조절하기
  BMI는 체지방과 상관관계가 있으며 체중(kg)을 자신의 키(m)의 제곱으로 나눈 값으로 계산한다. 예: 체중이 70kg이고 키가 1.74m인 대상자의 BMI는 70/(1.74×1.74)=23.1이다. 정상값은 18.5~24.9(세계보건기구, World Health Organization, WHO)이다.
- 규칙적이고 지속적인 유산소 신체 활동 수행[예: 빠르게 걷기(뛰지 않음), 주 3회, 하루 30분]
- 칼로리 섭취 제한(특히 청량음료)
- 붉은 육류 섭취 제한(주당 500g 미만) 및 가공육류 섭취 피하기
- 과일과 야채가 풍부한 식단 유지(하루에 5번)
- 패스트푸드 피하기
- 충분한 수분 섭취 유지(여성 1.5L 이상, 남성 2L)
- 알코올 섭취 제한(여성 120mL 이하, 남성 240mL 이하)
- 45세 이상 남성과 50세 이상 여성에서 소금 섭취 제한(5g/일 미만) (저혈압 환자가 아닌 경우)
- 흡연 및 약물 남용 방지하기

- 현훈과 어지럼이란?
- 전정 장애가 회복되는 징후에는 어떤 것들이 있는가?
- 자연 회복되는 과정(질병의 시간 경과와 자연 회복)이란?
- 전정 재활이란 무엇이며 자연 회복과 기능 회복을 개선하는 데 어떤 역할을 하는가?
- VDU 회복을 방해하는 일반적인 건강 문제에는 어떤 것이 있는가?
- 치료 효과를 안정시키고 향상시키며, 질병의 재발을 막기 위해 수정해야 하는 생활습관에는 어떤 것이 있는가?

전정 장애를 가진 환자를 위한 라이프 스타일에 대해 각 장(chapter)에서 구체적인 지침을 제공할 것이다. 그리고 표 4.2에 일반적이지만 중요한 몇 가지 제안을 제공할 것이다.

2. 훈련(Training)

재활은 일반적으로 운동치료 센터에서 실시하고, 단일 환자 또는 소규모 그룹(3~4명 환자)으로 계획해서 치료할 수 있다.

프로토콜은 VDU를 유발한 장애를 기준으로 제공하지만, 치료적 운동은 2장에서 설명한 것처럼 치료 진단에 기초하여 재구성할 수 있는 맞춤식으로 구성되어야 한다.

재활치료는 3~4주(10~12회) 동안 일주일에 2~3회, 45분 정도 계획한다. 운동은 MCS 모델에 근거해 구성한다.

회복 정도에 따라 치료는 다음 3가지 단계로 계획한다.

1) 기계적(Mechanic) 단계: 신전 근육(extensor muscle) 강화, 주요 관절(발목, 고관절 등)의 관절가동술(mobilization). 이 단계에서 환자는 환경에 따라 행동하는 것을 학습한다.
2) 자동조절적(Cybernetic) 단계: 안구와 척추 사이의 상호작용. 이 단계에서 환자는 환경과 함께 상호작용한다.

3) 협응적(Synergetic) 단계: 인지와 움직임 수행의 통합. 이 단계에서 환자는 환경에서 배우게 된다.

기계적 단계(일반적으로 주당 3회)는 경추성 현훈(cervical vertigo)(9장 참조)처럼 근골격 손상으로 발생한 경우라면 일차 병변을 직접적으로 해결한다. 양성돌발두위현훈(8장 참조)도 이석정복술이나 경추부 치료 같은 기계적 단계의 조합으로 직접 해결할 수 있다.

전정 병리에서 근골격계 손상은 종종 이차적 원인이 되기도 하고 경추, 때로는 흉요추부의 근긴장도 증가, 피로, 통증으로 인해 발생한다. 중력에 대한 환자의 내부 지각 능력 변화는 지지면에 따라 비정상적인 신체 정렬을 초래할 수 있다. 비정상적인 정렬은 환자를 안정성 한계(limits of stability)에 가깝게 배치할 것이고 무게중심을 이동하는 데 필요한 움직임 전략을 변경할 것이다.

기계적 운동은 자동조절적 운동과 협응적 운동을 위해 환자의 근육, 척추, 관절을 준비시켜 1 · 2차적 원인이 되는 근골격 문제를 해결하는 데 목적이 있다. 이 단계에서 수행하는 운동은 균형 조절 재구성을 준비시킨다. 첫 번째 단계는 움직임, 사고, 학습을 포함하는 복잡한 프로그램을 할 수 있도록 준비시키는 단계이다. 병변 후 근골격계 손상이 종종 유발되거나 긴장과 불안이 나타날 수 있다. 따라서 간단한 이완 운동으로 치료를 시작하는 것이 매우 중요하다. 그 후 골반, 경추, 흉요추의 관절가동술을 적용할 수 있는 간단한 운동을 계획해야 한다. 어떤 경우는 마사지가 환자를 이완시키거나 관절을 움직이게 하는 데 유용할 수 있다.

자동조절적 단계(주당 3회)는 균형 조절을 재구성하고 기능 손상을 회복시키는 자세적 협응(postural synergies) 능력의 교정을 목표로 한다. 균형 유지를 위한 공간에서 신체 위치 조절은 협응된 움직임 전략에 근육을 조직화시키는 운동 조절 과정이 필요하다. 정상적인 자세 조절은 변화하는 과제와 환경적 요구사항에 맞게 운동 전략을 적응시킬 수 있는 능력을 요구한다. 변화하는 과제 요구에 움직임을 적응시킬 수 없는 것이 전정장애가 있는 환자의 특징이다. 전정 시스템 내의 병리는 움직임 자체의 공간적 · 시간적 특징이나 시작의 지연보다는 움직임 전략 선택에 영향을 미칠 수 있다. 전정 민감도가 상실된 환자는 균형 조절을 위한 고관절, 몸통 움직임 사용 능력을 상실하게 되고, 자극성(irritative) 병변이 있는 전정계 손상 환자는 자세 흔들림에 과도한 고관절과 몸통 움직임을 사용할 것이다. 운동은 세 가지 다른 과제 조건을 제공한다. (1) 스스로 시작된 자세 흔들림, (2) 외부적으로 유도된 자세 반응 (3) 불안정한 사지 움직임을 통한 선행적 자세 조절(anticipatory postural adjustment). 균형 조절의 재구성은 노인성 어지럼(11장 참조)과 공포성체위현훈(phobic postural vertigo)에서 접근하는 가장 중요한 목표이다.

협응적 단계(주당 3회)는 새로운 움직임 전략과 올바른 방향을 학습함으로써 운동실조와 방향 감각 상실, 의식을 줄이는 것을 목표로 한다. 균형장애는 공간적 지남력을 제공하는 개별

감각 시스템 손상이나 중추 감각 구조에 영향을 미치는 병리로 인해 발생할 수 있고 협응과 방향 지각에 영향을 미칠 수 있다. 균형장애는 여러 가지 방식으로 장애와 특정 핸디캡(specific handicap)으로 이어질 수 있다.

1. 중력과 환경에 대해 신체의 방향을 정확하게 결정하는 능력 손상
2. 과제와 환경적 요구에 변화하기 위해 감각 입력을 적응시키는 능력 손상
3. 이전 경험을 기반으로 불안정성을 예측하는 능력 손상

일반적으로 훈련 기간의 마지막 세션은 치료 결과를 조기에 확인하고(15장 참조) 홈 트레이닝을 계획하기 위해 사용된다(다음 단락 참조).

3. 홈 트레이닝(Home Training)

치료사와 함께 하는 재활치료 기간이 비교적 짧기 때문에 환자는 자신의 집에서 운동을 계속해야 한다. 연습은 Cawthorne–Cooksey 프로토콜과 유사하게 바로 누운 자세에서 서서 움직이는 단계까지 각 균형 조절 단계에 따라 세분화되어 있다. 각 단계마다 기계적(M) 운동에서 협

표 4.3 홈 프로토콜

바로 누운 자세(supine)

- 오른쪽 무릎을 가슴에 대고 다리를 펴고 왼쪽 무릎을 가슴에 댄다. 손으로 무릎을 가슴에 대는 경우, 굽혀진 다리를 가볍게 당긴다.
- 손을 이용해 가슴 쪽으로 양 무릎을 위치시킨다.
- 왼쪽 팔을 머리 위로 들어 올리고 오른쪽 다리는 가슴쪽으로 구부린다. 이 자세를 10초간 유지하고 반대편 팔과 다리도 반복한다.
- 왼쪽 무릎을 편 채 들어 올린다.
- 오른쪽 무릎을 편 채 들어 올린다.
- 발끝을 바깥쪽으로 향하게 하고 반복한다.
- 발끝을 안쪽으로 향하게 하고 반복한다.
- 다리 밑에 베개를 놓는다. 무릎을 굽힌 채 발목에 2kg의 무게 추를 묶고 오른쪽과 왼쪽 무릎을 번갈아 가며 편다.
- 침대에 누워 무릎을 구부리고 골반을 오른쪽, 왼쪽 돌린다.
- 골반을 들어 올리면서 동시에 팔을 머리 위로 들어 올린다. 그런 다음 골반과 팔을 원래대로 위치시킨다.
- 막대기를 잡고 팔을 머리 위로 들어 올리고 다시 원래대로 위치시킨다.
- 천장에 있는 목표물에 시선을 고정하고 천천히 머리를 오른쪽, 왼쪽으로 움직인다.
- 천장에 두 개의 목표물 두고 처음에는 눈만 움직이고 그다음에는 머리를 움직인다.
- 머리를 오른쪽으로 회전시키고 측면 벽에 있는 목표물에 시선을 고정한다. 시선은 고정하면서 머리를 바르게 유지시킨다. 10을 세고 머리를 회전시킨다.
- 머리를 왼쪽으로 회전시키고 측면 벽에 있는 목표물에 시선을 고정한다. 시선은 고정하면서 머리를 바르게 유지시킨다. 10을 세고 머리를 회전시킨다.
- 네발 기기 자세에서 허리를 활처럼 둥글게 말고(hyperkyphotic position) 팔 사이에 머리를 위치시킨 다음 머리를 젖히고 골반을 회전시켜 요추전만(hyperlordotic position)자세를 만든다.
- 바로 누운 자세에서 앉으면서 앞에 있는 목표물에 시선을 고정한다.
- 바로 누운 자세에서 오른쪽에 있는 목표물에 시선을 고정하면서 앉는다.
- 바로 누운 자세에서 왼쪽에 있는 목표물에 시선을 고정하면서 앉는다.
- 네발 기기 자세에서 오른쪽 팔과 왼쪽 다리를 동시에 펴고 그다음 왼쪽 팔과 오른쪽 다리를 편다.
- 엎드린 자세에서 왼쪽 팔과 오른쪽 다리를 들어 올리고 머리도 침대에서 들어 올리고 오른쪽 팔과 왼쪽 다리도 들어 올린다.
- 위 운동을 반복하고 동시에 머리를 들어 올린다.

(계속)

앉은 자세(sitting)

- 양팔을 들어 올리고 엄지손가락을 편다. 양팔은 수평면에서 50cm 정도에 위치시키고 한쪽 엄지손가락에 시선을 고정하고 반대쪽 엄지손가락에도 시선을 고정한다. 처음에는 천천히 시작하여 속도를 점차 증가시킨다.
- 양팔을 들어 올리고 엄지손가락을 편다. 양팔은 수직면에서 50cm 정도에 위치시키고 한쪽 엄지손가락에 시선을 고정하고 반대쪽 엄지손가락에도 시선을 고정한다. 처음에는 천천히 시작하여 속도를 점차 증가시킨다.
- 오른쪽 팔을 편 상태로 들어 올리고 엄지손가락을 편다. 천천히 팔을 수평 방향으로 앞뒤로 움직이고 수직 방향으로도 움직인다. 눈으로 엄지손가락을 잘 따라가면서 본다. 처음에는 천천히 나중에는 빠르게 움직인다.
- 위 운동을 반복하면서 눈은 엄지손가락을 보고 동시에 머리를 움직인다.
- 시선을 고정한 채 처음에는 머리를 천천히 움직이고 나중에는 모든 방향으로 빠르게 움직인다.
- 앞, 왼쪽, 오른쪽 각각에 세 개의 목표물을 두고 정면 목표물에 시선을 고정한 다음 머리를 빠르게 오른쪽으로 움직이면서 오른쪽 목표물에 시선을 고정한다. 오른쪽 목표물에 시선을 고정하면서 머리를 정면으로 돌리고 정면 목표물에 시선을 고정한다. 다시 빠르게 머리를 왼쪽으로 돌리고 왼쪽 목표물에 시선을 고정하고 왼쪽 목표물에 시선을 고정하면서 머리를 정면으로 돌린다.
- 숨을 들이마신다. 숨을 내쉬면서 앞으로 구부리고 머리를 오른쪽 무릎에 위치시키고 10초 유지한다. 숨을 들이마시면서 다시 앉은 자세로 돌아간다. 숨을 내쉬면서 앞으로 구부리고 왼쪽 무릎에 머리를 대고 10초 유지한 후 숨을 들이마시며 앉은 자세로 돌아간다.
- 숨을 들이마시고 내쉬면서 앞으로 구부려 바닥에 있는 물건을 잡는다. 숨을 들이마시면서 물건을 머리 위로 들어 올린 다음 10초 동안 시선을 고정한다. 다시 숨을 들이마시고 내쉬면서 앞으로 구부려 물건을 바닥에 놓는다.
- 책을 펴고 책을 읽으면서 동시에 몸을 좌우, 앞뒤로 움직인다.
- 책을 펴서 잡고 팔을 뻗은 상태에서 책을 읽는다. 천천히 앞으로 뒤로 이동시킨다. 여러 번 반복한다.

선 자세(standing)

- 테이블에 손을 대고 발끝으로 서서 30초 동안 자세를 유지한다.
- 테이블에 손을 대고 발뒤꿈치로 서서 30초 동안 자세를 유지한다.
- 거울에 비친 자신을 보면서 자세를 바르게 정렬한다. 1분 동안 균형을 유지한 다음 눈을 감고 마음속으로 자신의 자세를 시각화하고 최소 1분 동안 그 자세를 유지한다.
- 푹신한 매트 위에 서서 반복한다.
- 거울을 보고 고관절은 움직이지 말고 발목만 이용해 몸을 오른쪽, 왼쪽 앞, 뒤로 움직인다.
- 눈을 감고 반복한다.
- 푹신한 매트 위에 서서 반복한다.
- 작은 물건을 집어 머리 위로 들어 올리고 시선을 고정한다. 팔은 뻗은 채로 물건에 시선을 고정하면서 원을 반복적으로 그린다.
- 눈을 감고 반복한다.
- 푹신한 매트 위에 서서 반복한다.
- 작은 물건를 집어 머리 위로 들어 올리고 시선을 고정한다. 숨을 들이마시고 내쉬면서 몸을 앞으로 구부려 물건을 바닥에 내려놓는다. 10초 유지 후 숨을 들이마시면서 다시 물건을 들어 머리 위로 올린다.
- 눈을 감고 반복한다.
- 푹신한 매트 위에 서서 반복한다.
- 작은 물건을 골라 머리 위로 들어 올리고 시선을 고정한다. 팔은 편 채로 물건를 잡고 원을 반복적으로 그리며 몸통과 무릎을 동시에 구부려 바닥에 내려놓는다.
- 푹신한 매트 위에 서서 반복한다.
- 책을 펴고 동시에 몸을 앞뒤, 좌우로 움직이면서 읽는다.
- 푹신한 매트 위에 서서 반복한다.
- 팔을 편 상태로 책을 펴서 잡고 읽는다. 책을 앞으로 천천히 가까이 이동시키고 다시 멀리 이동시킨다. 여러 번 반복한다.
- 푹신한 매트 위에서 반복한다.

(계속)

움직이기(moving)

- 눈을 뜨고 바닥에서 제자리 걷기를 한다.
- 의자에 몸을 지지하면서 발끝으로 제자리 걷기를 한다.
- 의자에 몸을 지지하면서 발뒤꿈치로 제자리 걷기를 한다.
- 앞에 있는 목표물에 시선을 고정하면서 제자리 걷기를 한다.
- 눈을 감고 제자리 걷기를 한다.
- 머리를 앞뒤로 움직이면서 제자리 걷기를 한다.
- 책을 읽으면서 제자리 걷기를 한다.
- 푹신한 매트 위에서 제자리 걷기를 한다.
- 다음 순서에 따라 시선을 고정한 채로 계단을 오르고 내려간다.
  - 오른쪽 발 올리기, 왼쪽 발 올리기, 오른쪽 발 내리기, 왼쪽 발 내리기, 왼쪽 발 올리기, 오른쪽 발 올리기, 왼쪽 발 내리기 오른쪽 발 내리기.
- 눈을 감고 반복한다.
- 다음 순서에 따라 머리를 앞뒤로 움직이면서 계단 오르고 내려간다.
  - 오른쪽 발 올리기, 왼쪽 발 올리기, 오른쪽 발 내리기, 왼쪽 발 내리기, 왼쪽 발 올리기, 오른쪽 발 올리기, 왼쪽 발 내리기 오른쪽 발 내리기.
- 눈을 감고 반복한다.
- 목표물에 시선 고정하고 복도를 따라 앞뒤로 5걸음 걷는다.
- 어떤 목표물 없이 앞을 보면서 복도를 따라 앞뒤로 5걸음 걷는다.
- 전정 기능이 저하된 쪽을 벽쪽으로 향하게 하고 벽에서 20cm 정도 떨어져서 눈을 감고 복도를 따라 앞뒤로 5걸음 걷는다.
- 머리를 앞뒤로 움직이면서 복도를 따라 앞뒤로 5걸음 걷는다.
- 책을 읽으면서 복도를 따라 앞뒤로 5걸음 걷는다.

응적(S) 운동으로 점차 발전시킨다. 모든 운동이 수행되어야 하는 것은 아니다. 치료사는 환자가 할 수 있는 정도를 판단하고 치료적 진단에 기초해 가장 적합한 운동을 선택한다. 치료 기간 후 치료 결과를 유지하기 위해 짧은 프로토콜이 환자에게 제안될 것이다. 환자는 하루에 두 번 20~30분 정도 각 운동을 수행한다. 홈 트레이닝은 치료사와 함께 수행한 훈련으로 대체할 수 없다. 표 4.3은 일반적인 홈 트레이닝 프로토콜이다.

5 재활 도구의 역할(The Role of Instrumental Rehab)

급성 전정 소실(5장 참조)에서 재활치료는 주로 감각 대체의 향상을 목표로 한다. MCS 모델에 따르면 재활치료는 균형 조절의 기본 요소(반사) 회복을 목표로 하기 때문에 이는 기계적 단계에 해당한다.

감각 대체를 자극하기 위해 경피신경전기자극(transcutaneous electrical nerve stimulation, TENS)이 유용하다[20]. 이 치료는 심혈관 자율신경 반응[21]을 바꾸고 시공간(visuospatial) 능력[22]과 인지 기능[23]을 향상시키며, 전정척수반사[24]를 개선한다. TENS는 표면 전극을 이용하여 신경 또는 근육을 자극하는 비침습적 기법이다. 전극의 특성, 크기, 적용 부위, 전파의 특성에 따라 신경생리학적 효과에 변화를 줄 수 있다. 말초 운동 신경의 흥분과 관련된 근육의 활성화는 운동점(motor point)에 전류를 가하면 발생한다. 이러한 자극은 운동 신경 자체 탈분극을 유도하거나 구심성 감각과 연결해 운동 신경 탈분극을 유도하며, 피부의 감각 신경도 활성화시킨다. 따라서 TENS의 효과를 운동적 효과, 감각적 효과로 나눌 수 없다. 선택된 자극 모드는 통증 완화를 위해 사용된다. 변조 프로그램은 무작위로 TENS 파형의 지속시간을 변동시킨다. 평균 지속시간은 100㎲이고 주파수는 80Hz이다. 작은 크기(2cm²)의 전극은 1cm 간격으로 위치시킨다. 하나의 전극은 두 번째 경추 높이의 척추주위근(paravertebral muscle)에 놓고 다른 하나의 전극은 반대측 상부 승모근(등세모근, trapezius)에 위치시킨다. 자극 강도는 절대로 근수축이 일어나지 않게 하고 주파수는 진동으로 근방추(muscle spindle)를 활성화시킬 수 있는 정도의 범위(80Hz)로 적용한다.

인기 있는 비디오 게임 시스템인 닌텐도 Wii를 물리치료 보조[25]용과 가정용[26]으로 사용할 수 있다. 닌텐도 Wii 밸런스 보드는 비용 효율적이고 사용자 친화적[27]이며 고령 환자[28]에게도 대안으로 제시된다. 그러나 다양한 기능 수준을 요구하는 개인 맞춤식에는 한계가 있다.

양쪽 전정 상실(bilateral vestibular loss)로 인한 전정 실조증(vestibular ataxia)(7장 참조)에서 가상 현실(virtual reality, VR)이 행동 적응(behavioral adaption)을 개선하는 데 효과적일 수 있다[29]. 일부 환자에게 3단계 협응적 훈련 시 VR을 추가할 수 있다. 인위적인 자극인 VR은 환경에 대한 인식을 수정시키고, 감각 충돌(sensory conflict)을 유발하며, VOR의 이득을 변화시킨다[30]. 시각적 자극을 조절하기 위해 설계된 VR은 망막에 반복적인 이미지 자극을 전달해 전정 반응 적응을 유도할 수 있으며[31], 자세조절과 신체 균형 전략에 관련된 VOR과 VSR을 조정한다[32]. VR 기술을 통해 치료사는 안전한 환경에서 다양한 수준의 복잡성을 지닌 감각 충돌과 광범위한 특정 자극을 환자에게 제공할 수 있다[33, 34].

참고문헌

1. Bronstein AM, Brandt T, Woollacott MH. Clinical disorders of balance posture and gait. Arnold Education. 1996.
2. Balaban CD, Hoffer ME, Gottshall KR. Top-down approach to vestibular compensation: translational lessons from vestibular rehabilitation. Brain Res. 2012;1482:101-111.
3. Allum JH. Recovery of vestibular ocular reflex function and balance control after a unilateral peripheral vestibular deficit. Front Neurol. 2012;3:83.
4. Peusner KD, Shao M, Reddaway R, Hirsch JC. Basic Concepts in Understanding Recovery of Function in Vestibular Reflex Networks during Vestibular Compensation. Front Neurol. 2012;3:17.
5. Dutia MB. Mechanisms of vestibular compensation: recent advances. Curr Opin Otolaryngol Head Neck Surg. 2010;18:420-424.
6. Claussen CF. Vestibular compensation. Acta Otolaryngol Suppl. 1994;513:33-36.
7. Lacour M, Tighilet B. Plastic events in the vestibular nuclei during vestibular compensation: the brain orchestration of a "deafferentation" code. Restor Neurol Neurosci. 2010;28:19-35.
8. Lewis RF, Nicoucar K, Gong W, Haburcakova C, Merfeld DM. Adaptation of vestibular tone studied with electrical stimulation of semicircular canal afferents. J Assoc Res Otolaryngol. 2013;14:331-340.
9. Zennou-Azogui Y, Borel L, Lacour M, Ez-Zaher L, Ouaknine M. Recovery of head postural control following unilateral vestibular neurectomy in the cat. Neck muscle activity and neuronal correlates in Deiters' nuclei. Acta Otolaryngol Suppl. 1993;509:1-19.
10. Cousins S, Kaski D, Cutfield N, Seemungal B, Golding JF, Gresty M, Glasauer S, Bronstein AM. Vestibular perception following acute unilateral vestibular lesions. PLoS One. 2013;8:e61862.
11. Cawthorne T. The physiological basis of head exercises. J Char Soc Physiother. 1944;3:106 - 107.
12. Cooksey FS. Rehabilitation in Vestibular Injuries. Proc R Soc Med. 1946 ;39:273-278.
13. Dix MR. Treatment of vertigo. Physiotherapy. 1974;60:380-384.
14. Han BI, Song HS, Kim JS. Vestibular rehabilitation therapy: review of indications, mechanisms, and key exercises. J Clin Neurol. 2011;7:184-196.
15. Herdman SJ. Vestibular rehabilitation. Curr Opin Neurol. 2013;26:96-101.
16. Poquet N, Lin CW, Heymans MW, van Tulder MW, Esmail R, Koes BW, Maher CG. Back schools for acute and subacute non-specific low-back pain. Cochrane Database Syst Rev. 2016;4:CD008325.
17. Sweeney T. Neck school: cervicothoracic stabilization training. Occup Med. 1992 ;7:43-54.
18. Taimela S, Takala EP, Asklöf T, Seppälä K, Parviainen S. Active treatment of chronic neck pain: a prospective randomized intervention. Spine (Phila Pa 1976). 2000;25:1021-1027.
19. Bronstein AM, Lempert T. Management of the patient with chronic dizziness. Restor Neurol Neurosci. 2010;28:83-90.
20. Cesarani A, Alpini D, Barozzi S. Neck electrical stimulation in the treatment of labyrinth acute vertigo. Riv Ital EEG Neurof Clin. 1990;13:55 - 61.
21. Sanderson JE, Tomlinson B, Lau MS, So KW, Cheung AH, Critchley JA, Woo KS. The effect of transcutaneous electrical nerve stimulation (TENS) on autonomic cardiovascular reflexes. Clin Auton Res. 1995;5:81-84.

참고문헌

22. Vallar G, Rusconi ML, Barozzi S, Bernardini B, Ovadia D, Papagno C, Cesarani A. Improvement of left visuo-spatial hemineglect by left-sided transcutaneous electrical stimulation. Neuropsychologia. 1995;33:73-82.

23. van Dijk KR, Scherder EJ, Scheltens P, Sergeant JA. Effects of transcutaneous electrical nerve stimulation (TENS) on non-pain related cognitive and behavioural functioning. Rev Neurosci. 2002;13:257-270.

24. Osio M, Dezuanni E, Alpini D, Cesarini A, Mangoni A. Low intensity electrical stimulation of neck muscles modifies motor neuron excitability of the soleus muscles in man. Electroencephalogr Clin Neurophysiol. 1995;3:68-69.

25. Levac DE, Miller PA. Integrating virtual reality video games into practice: clinicians' experiences. Physiother Theory Pract. 2013;29:504-512.

26. Prosperini L, Fortuna D, Giannì C, Leonardi L, Marchetti MR, Pozzilli C. Home-based balance training using the Wii balance board: a randomized, crossover pilot study in multiple sclerosis. Neurorehabil Neural Repair. 2013 ;27:516-525.

27. Sparrer I, Duong Dinh TA, Ilgner J, Westhofen M. Vestibular rehabilitation using the Nintendo□ Wii Balance Board -- a user-friendly alternative for central nervous compensation. Acta Otolaryngol. 2013;133:239-245.

28. Taylor MJ, Shawis T, Impson R, Ewins K, McCormick D, Griffin M. Nintendo Wii as a training tool in falls prevention rehabilitation: case studies. J Am Geriatr Soc. 2012;60:1781-1783.

29. Riva G, Rizzo A, Alpini D, Attree EA, Barbieri E, Bertella L, Buckwalter JG, Davies RC, Gamberini L, Johansson G, Katz N, Marchi S, Mendozzi L, Molinari E, Pugnetti L, Rose FD, Weiss PL. Virtual environments in the diagnosis, prevention, and intervention of age-related diseases: a review of VR scenarios proposed in the EC VETERAN Project. Cyberpsychol Behav. 1999;2:577-591.

30. Viirre E, Sitarz R. Vestibular rehabilitation using visual displays: preliminary study. Laryngoscope. 2002;112:500-503.

31. Kramer PD, Roberts DC, Shelhamer M, Zee DS. A versatile stereoscopic visual display system for vestibular and oculomotor research. J Vestib Res. 1998 ;8:363-379.

32. Suarez H, Arocena M, Suarez A, De Artagaveytia TA, Muse P, Gil J. Changes in postural control parameters after vestibular rehabilitation in patients with central vestibular disorders. Acta Otolaryngol. 2003;123:143-147.

33. Akizuki H, Uno A, Arai K, Morioka S, Ohyama S, Nishiike S, Tamura K, Takeda N. Effects of immersion in virtual reality on postural control. Neurosci Lett. 2005;379:23-26.

34. Sparto PJ, Furman JM, Whitney SL, Hodges LF, Redfern MS. Vestibular rehabilitation using a wide field of view virtual environment. Conf Proc IEEE Eng Med Biol Soc. 2004;2004:4836-4839.

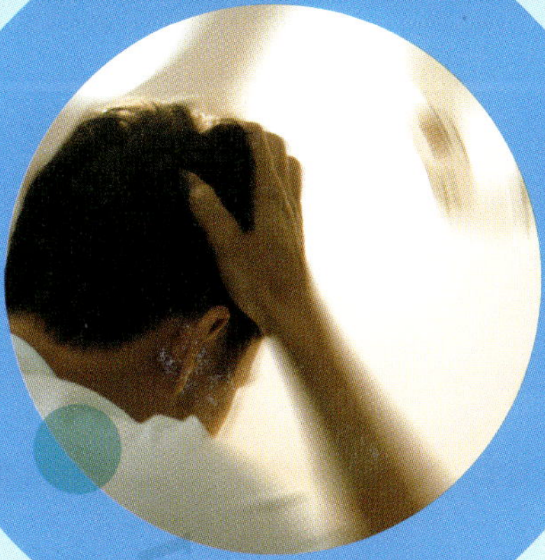

Vertigo Rehabilitation Protocols

PART
II

전정재활 치료와 홈 트레이닝을 위한 프로토콜

(Training and Home Training Vestibular Rehab Protocols)

CHAPTER 5

급성 일측 전정 기능 소실 (Sudden Unilateral Vestibular Loss)

일측 전정 기능 소실(unilateral vestibular hypofunction)은 비대칭적 전정 기능, 즉 한쪽의 감각 입력이 다른 한쪽의 감각 입력에 비해 감소한 상태를 의미한다. 전정 기능이 갑자기 소실되거나 손상되면 현훈(vertigo), 어지럼(dizziness), 자세 기능 저하가 나타난다. 환자가 현훈(vertigo)이나 불안정성을 호소하지 않아도 임상의는 비대칭 말초 전정 기능을 확인할 수 있다. 이러한 상태는 병변의 후유증이 남아 있거나 그 병이 현재 안정된 상태에 있음을 나타낸다. 예를 들어 메니에르병의 경우 재발 발작이 나타날 수 있어 변동적(fluctuant)인 상태일 수 있고, 일측 전정 기능 저하의 경우는 보상(compensation) 기전에 의해 회복이 시작되는 단계로 간주한다.

미로절제술(labyrinthectomy) 후 발생하는 징후과 증상이 같은 급성 일측 전정 기능 소실(sudden unilateral vestibular loss)[1]은 다음 4단계로 진행된다.

1. 자극 단계(stage of irritation): 어떤 경우에는 이 질병의 시작이 다소 불분명한 어지러운 증상으로 시작될 수 있다. 자발 안진(spontaneous nystagmus)이 환측으로 나타나고 칼로리 검사(caloric test) 시 정상으로 나타날 수 있다.
2. 갑작스러운 기능 소실 또는 마비 단계(stage of sudden loss of function or paralysis of the system): 환자는 전형적인 회전성 현훈(rotary vertigo)을 호소한다. 자발 안진은 건측으로 나타나고 칼로리 검사 시 환측에서 반응이 감소하거나 완전소실된다. 이 단계에서 환자는 일반적으로 응급실을 가고 입원하는 것이 일반적이다.
3. 중추 보상(central compensation) 단계: 현훈 뿐 아니라 자발 안진[2]의 점진적인 감소가 나타난다. 칼로리 검사 시 환측 약화 또는 무반사가 지속적으로 나타난다[3, 4]. 안진 유발 검사, 특히 두진 후 안진(head-shaking nystagmus) 검사 시 현훈과 안진이 나타난다.
4. 회복 단계(stage of recovery): 환측 기능이 회복될 때 자발 안진의 방향이 환측으로 바뀔 수 있다.

급성 일측 전정 기능 소실을 유발하는 가장 흔한 원인은 다음과 같다.

- 전정신경염, 세균성 미로염(염증성 병변)[5]
- 내이 혈관 손상[6]
- 측두골(temporal bone) 골절 또는 미로 진탕(concussion of the labyrinth)을 동반한 두부 외상

전정신경염(vestibular neuritis)은 양성돌발두위현훈(benign paroxysmal positioning vertigo) 다음

으로 흔한 말초성 전정 질환이다. 이는 어지럼 전문 병원에 내원하는 환자의 7%를 차지하며 인구 10만 명당 3.5명의 발병률을 보인다[7]. 전정신경이나 미로 병변의 경우 감염을 치료하는 것이 핵심이다. 문헌에 따르면 전정신경염은 비활성화 상태인 단순 헤르페스 유형-1(herpes simplex virus type-1, HSV-1)의 재활성에 의해 발생 된다고 알려져 있다[8 - 10].

척추기저동맥(척추바닥동맥, vertebrobasilar artery)의 부족한 혈액공급으로 인한 내이 혈관 손상은 정맥 배출(venous drainage) 또는 동맥 혈액공급 회복이 치료의 핵심이다.

이 모든 경우 주요 장애는 급성 현훈, 자세 불안정성이다. 특히 자세 불안정성은 걸을 때나 자세 변경 시 또는 몸을 돌릴 때 시야 불안정과 함께 나타난다.

다음은 급성 전정 기능 소실 환자를 위한 재활 프로토콜이다.

1 병원치료(Hospital Treatment)

급성 일측 전정 기능 소실 시 급성 현훈 초기 증상과 메스꺼움, 구토 증상이 나타나고 회전성 현훈은 모든 자세에서 나타난다. 건측으로 누우면 증상이 약간 감소하고 안진 때문에 진동시(oscillopsia)가 생긴다. 일반적으로 서 있는 자세가 불안정해지고 환측으로 기울어지는 보행이 나타난다. 첫 번째 회복 메커니즘은 양쪽 전정 반응의 감소를 유발할 수 있는 핵간 억제(internuclear inhibition)와 감각 대체(sensory substitution)에 의해 나타난다.

재활치료의 핵심 목표는 다음과 같다.

1. 환측의 항중력 기능 소실 감소
2. 안진으로 인한 진동시 감소
3. 감각 대체 현상 활성화
4. 핵간 억제 감소
5. 협응(coordination) 활성화
6. 공간 지남력 장애 감소

급성기에는 메토클로프라마이드(metoclopramide)처럼 자율신경계 증상을 감소시키는 약과 벤조디아제핀(benzodiazepine), 아만타딘(amantadine)과 같은 신경화학적(neurochemical) 보상 경로를 잠재적으로 활성화시킬 수 있는 약물이 필요하다[11,12].

급성 현기증의 재활치료 첫 단계는 경피신경전기자극(transcutaneous electrical nerve stimulation, TENS) 치료이다(제4장 [13 - 15](그림 5.1 참조). 한 쌍의 전극은 건측(자발 안진 방향)의 척주주위근육(paravertebral muscle)에 배치를 하고 한 쌍은 환측의 승모근에 배치한다. 치료시간은 하루에 두 번 45~50분 정도 실시한다[16]. 처음 30분 동안 환자는 누워 있는다. 만약 환

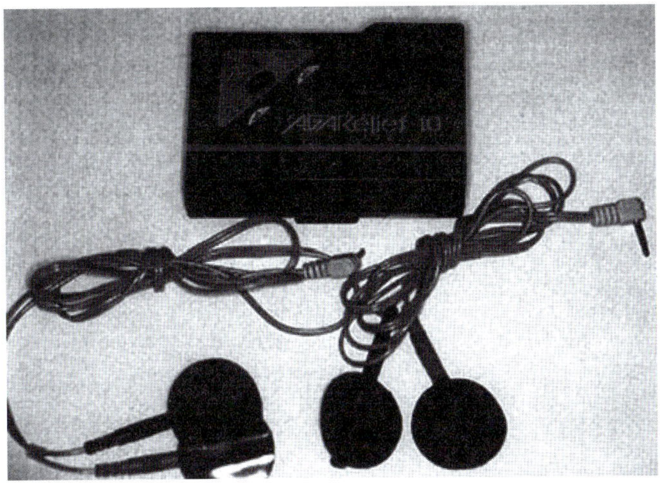

그림 5.1 **전기자극치료기** (Originally published in Alpini et al. [20] published by Springer© 1999)

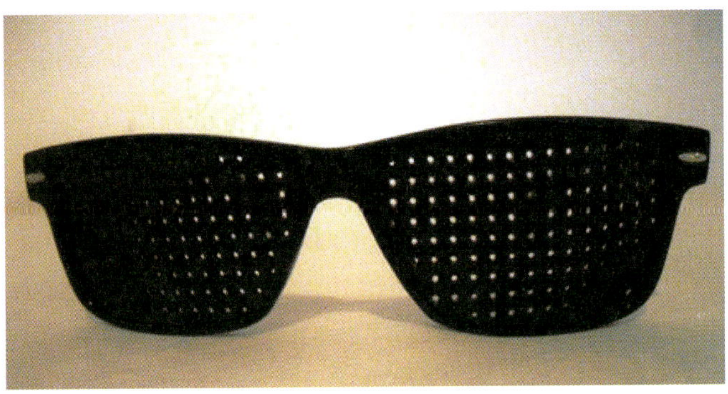

그림 5.2 **핀홀 안경: 렌즈 대신 작은 크기의 구멍들이 있는 불투명한 플라스틱 안경**

자가 움직임이 가능하다면 밝은 방에서 눈을 뜨고 건측 방향으로 가장 편안한 자세로 눕고 환측 방향에 위치한 목표물에 시선을 고정한다.

핀홀(pinhole) 안경은 렌즈 대신 작은 구멍이 있는 불투명한 플라스틱 안경(그림 5.2)이다. 핀홀 안경을 사용하면 자발 안진을 감소시켜 시야를 안정시킬 수 있다[17]. 핀홀 안경은 카메라 작동과 유사해 좁은 구멍을 통해 들어온 빛 자극이 눈으로 들어가 망막에 상이 맺히는 혼동의 크기를 줄이고 시야 깊이를 증가시킨다. 두 번째 효과는 인접한 두 구멍 사이 공통 다리에서 나타날 수 있는데, 각각 다른 구멍을 통과하는 두 개의 빛 광선은 눈을 통해 망막의 다른 부분으로 회절(diffraction)된다. 핀홀 안경의 이러한 효과들로 인해 환자의 시선 고정 기능이 향상된다. 하지만 근시가 6 디옵터(diopters) 이상인 사람들에게는 권장되지 않는다.

환자는 앉은 자세에서 약 30분 동안 TENS를 이용한 경추 자극 치료를 받으면서 핀홀 안경을 착용하고 한 점에 시선을 고정한다. 또한 환자는 처방된 약을 복용한다. 치료사는 똑바로 선 자세, 걷기 등의 기능 회복을 도우며 환자 보행 훈련 시 TENS를 적용하고 핀홀 안경을 착용하지 않은 상태에서 목표물에 시선을 고정할 수 있도록 교육한다. 환자는 주변을 돌고 원위치하는 운동을 한다. 회전 감각은 일상적인 감각이 아니라 건강한 미로 자극 시 발생하는 감각이다. 치료사는 환자가 목표물에 재고정할 수 있도록 여러 지침을 제공한다.

치료 첫날 이후, 환자는 하루 2회 운동을 실시하고 1회 치료 시 최소 20~30분 동안 바로 누운 자세에서 간단한 침상 운동을 수행한다.

1. 천장에 있는 목표물에 시선을 고정하고 머리를 좌우로 천천히 움직인다.
2. 천장에 2개의 목표물을 두고 눈으로만 교대로 시선을 고정하고 그 후 머리를 움직이면서 목표물에 시선을 고정한다.
3. 환측으로 머리를 회전시켜 측면 벽에 있는 목표물에 시선을 고정한다. 그런 다음 목표물에 시선을 고정한 상태에서 머리는 정면을 향하게 한다. 10까지 세고 나서 다시 고개를 돌린다.
4. 환자는 환측 다리를 들어 올린다(그림 5.3).
5. 발끝을 바깥쪽으로 향하게 하면서 4번 운동을 반복한다.
6. 발끝을 안쪽으로 향하게 하면서 4번 운동을 반복한다.
7. 환자는 환측 발목에 2kg의 무게추를 달고 무릎 아래 베개를 놓고 무릎을 구부린다. 그 상태에서 무릎을 편다(그림 5.4).

환자가 앉는 자세를 유지할 수 있는 경우, 치료사는 환자의 경추에 TENS를 적용시키고 하루 한 번, 약 30분간 운동을 돕는다.

1. 환자는 양팔을 90°로 들어 올리고 엄지손가락을 편다. 이때 양손의 거리는 수평면에서 약 50cm 정도 떨어지게 유지한다. 환자는 천천히 양쪽 엄지손가락을 번갈아 보며 시선을 고정하다가 점차적으로 속도를 증가시킨다.
2. 환자는 양팔을 90°로 들어 올리고 엄지손가락을 편다. 이때 양손의 거리는 수직면에서 약 50cm 정도 떨어지게 유지한다. 환자는 천천히 양쪽 엄지손가락을 번갈아 보며 시선을 고정하다가 속도를 점차 증가시킨다.
3. 환자는 오른쪽 팔을 90° 들어 올린 후 엄지손가락을 편다. 팔을 수평 방향으로 움직인다. 처음에는 천천히, 점차 팔을 움직이는 속도를 증가시킨다. 이때 눈은 엄지손가락에 시선을 고정하고 따라간다. 수평 방향 운동이 끝나면 수직 방향 운동을 실시한다.
4. 위와 같은 상태에서 머리도 동시에 움직인다. 이때 시선이 목표물에서 떨어지지 않도록 유지한다.
5. 환자는 머리를 천천히 움직인 다음 전방의 목표물에 시선을 고정하고 점차 모든 방향으로 빨리 움직인다(그림 5.5).

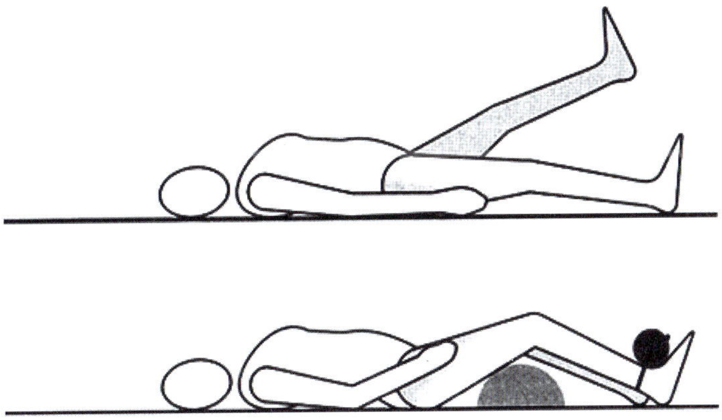

그림 5.3 환측 다리 들어 올리기 (Originally published in Alpini et al. [20] published by Springer© 1999)

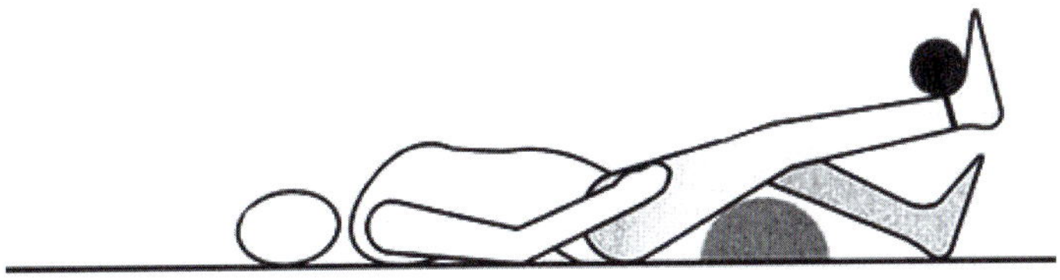

그림 5.4 환측 발목에 무게추를 달고 무릎 펴기 (Originally published in Alpini et al. [20] published by Springer© 1999)

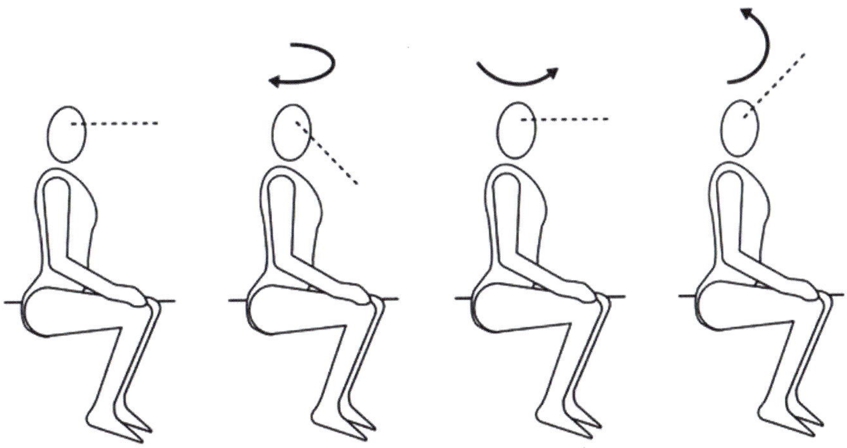

그림 5.5 목표물에 시선을 고정하고 모든 방향에서 머리 움직이기 (Originally published in Alpini et al. [20] published by Springer© 1999)

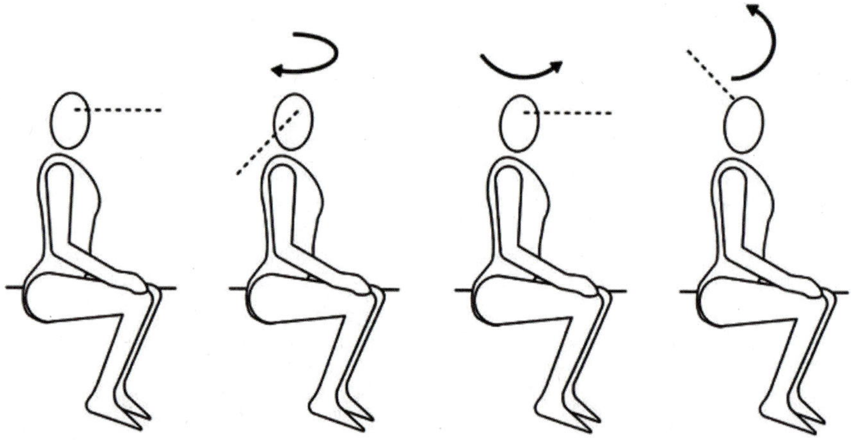

그림 5.6 세 개의 목표물에 교대로 시선 고정하기

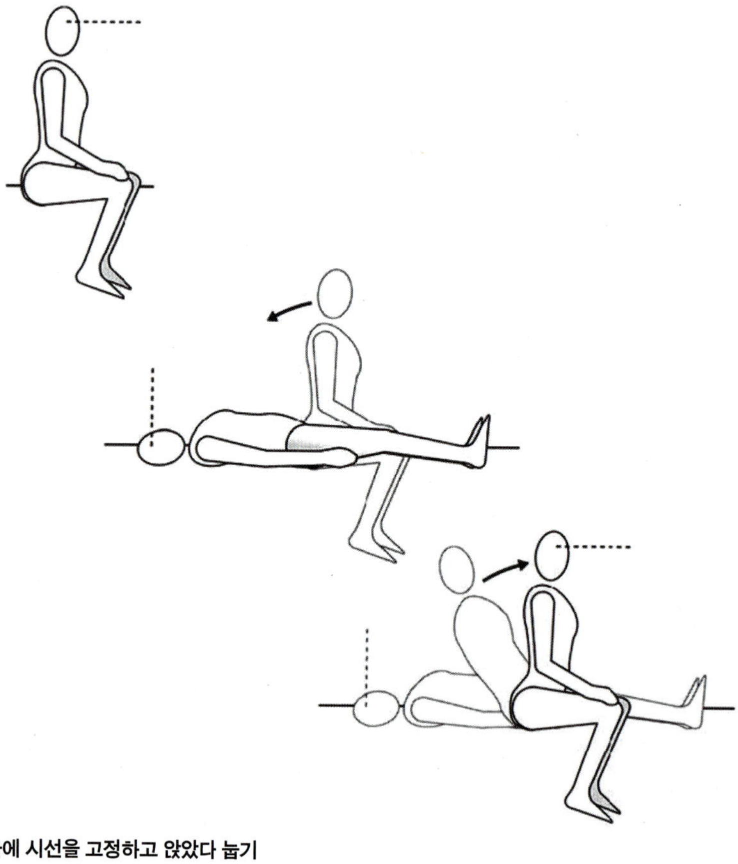

그림 5.7 목표물에 시선을 고정하고 앉았다 눕기

6. 치료사는 환자의 정면, 왼쪽, 오른쪽에 각각 세 개의 목표물을 둔다. 환자는 정면 목표물에 시선을 고정한다. 그다음 환자는 오른쪽으로 머리를 돌리면서 오른쪽 목표물에 시선을 고정한다. 그다음 환자는 오른쪽 목표물에 시선을 고정한 채 머리를 정면으로 돌리고 정면의 목표물을 주시한다. 그다음 환자는 왼쪽으로 머리를 돌리면서 왼쪽 목표물에 시선을 고정한다. 그다음 환자는 왼쪽 목표물에 시선을 고정한 채 머리를 정면으로 돌린다(그림 5.6).
7. 환자는 앉아 있는 상태에서 목표물에 시선을 고정한다. 누우면서 천장의 목표물에 시선을 고정한다. 다시 앉아 정면의 목표물에 시선을 고정한다(그림 5.7).
8. 환자는 핀홀 안경을 쓰고 침대에 걸터앉고 치료사는 협응-균형반응(coordinated-equilibrium reaction)을 자극하기 위해 환자를 민다(그림 5.8과 5.9).
9. 환자는 밸런스 보드 위에 바로 눕고 치료사는 밸런스 보드를 움직여가며 균형 반응을 자극한다(그림 5.10).

환자가 서 있는 자세를 유지하는 것이 가능할 때, 치료사는 환자의 경추에 TENS를 적용시키고 다음 운동을 돕는다(하루 1회, 약 45분).

1. 치료사는 환자의 균형 반응을 자극하기 위해 환자 뒤에 서서 민다(그림 5.11).
2. 치료사는 환자의 균형 반응을 자극하기 위해 앞에서 환자를 민다(그림 5.12).
3. 환자는 의자에 앉아 한측 방향으로 체중을 이동시키면서 균형을 유지하도록 한다. 치료사는 낙상을 방지하기 위해 환자의 움직임을 주시해야 한다(그림 5.13).

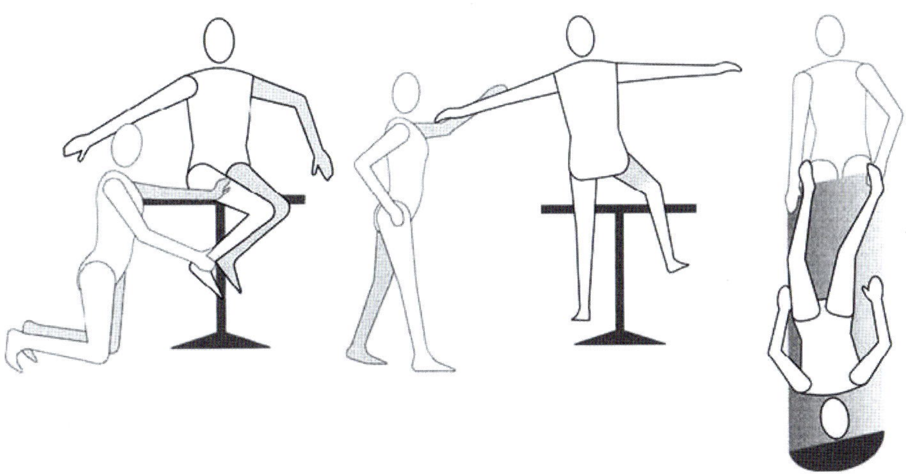

그림 5.8, 5.9, 5.10 **균형 반응을 자극하기 위한 밀기** (Originally published in Alpini et al. [20] published by Springer© 1999)

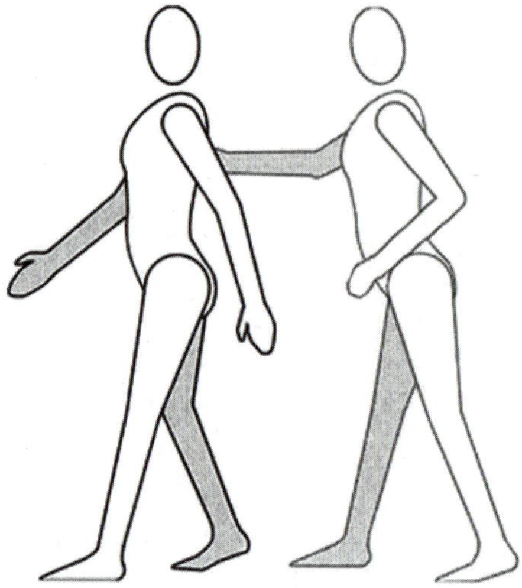

그림 5.11 밀기 자극으로 유도하는 균형 반응 (Originally published in Alpini et al. [20] published by Springer© 1999)

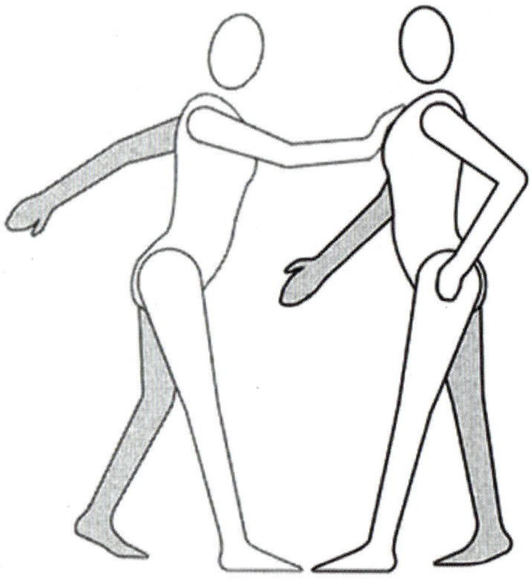

그림 5.12 밀기 자극에 대한 균형 반응 유도하기 (Originally published in Alpini et al. [20] published by Springer© 1999)

2 홈 프로토콜(Home Protocol)

치료사는 환자가 혼자서 충분히 걸을 수 있을 때 보상 과정에 도달하고 회복 상태를 유지하기 위한 홈 프로토콜을 제시할 수 있다. 운동은 균형 유지 정도에 따라 바로 선 자세부터 움직이는 동작까지 세분화되어 있다. 각 자세별로 기계적 운동(mechanic exercise)에서 협동적 운동(synergetic exercise)까지 포함되어 있다. 이는 환자가 운동치료를 통해 2차 피해를 줄이고 3차

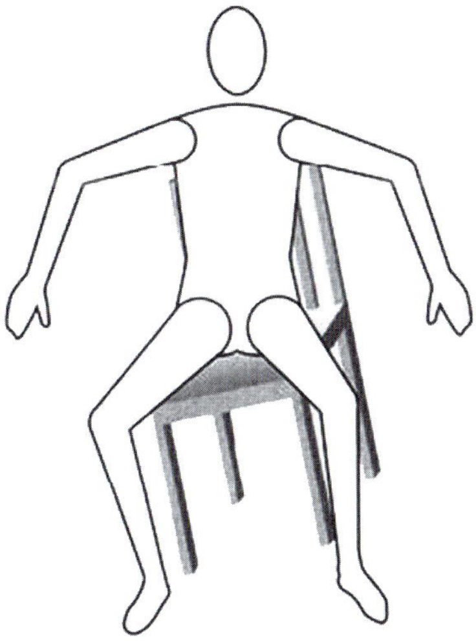

그림 5.13 **불안정한 의자에서 균형 유지하기** (Originally published in Alpini et al. [20] published by Springer© 1999)

피해를 피하도록 하는 것을 목표로 한다. 전체 프로토콜은 처음에는 하루 두 번 10일 동안 실시하고, 이 기간이 지나면 운동 종류를 줄이고 최소 1개월 동안 하루 두 번 실시한다.

바로 누운 자세(Supine)

1. 건측 방향의 무릎을 가슴에 댄 후 다리를 뻗는다. 무릎을 가슴에 댈 때 손으로 구부러진 다리를 부드럽게 잡아당긴다(그림 5.14).
2. 환측 방향 쪽의 팔을 머리 위로 뻗고 동시에 반대편 손은 구부리고 있는 다리를 잡아당긴다. 이 자세를 10초간 유지한다(그림 5.15).
3. 무릎을 편 상태에서 환측 방향의 다리를 들어 올린다(그림 5.16).
4. 발끝이 바깥쪽으로 향하도록 하면서 3번 운동을 반복한다.
5. 발끝이 안쪽으로 향하도록 하면서 3번 운동을 반복한다.
6. 환측 방향의 무릎 밑에 베개를 놓고 무릎을 구부린다. 이때 환측 방향의 발목에 2kg 무게추를 묶는다. 이 상태에서 무릎을 편다.

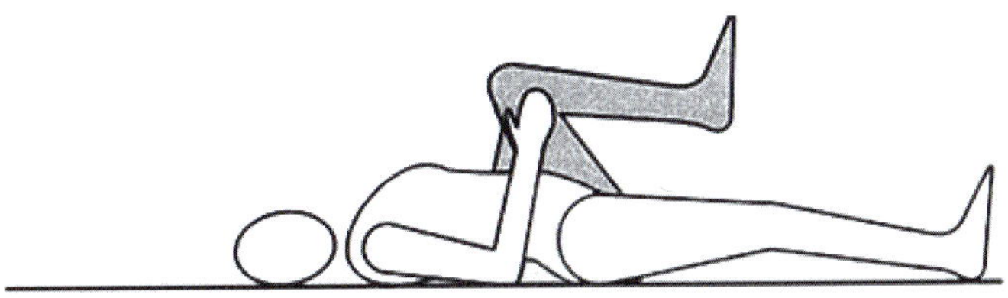

그림 5.14 **몸통 쪽으로 무릎 당기기** (Originally published in Alpini et al. [20] published by Springer© 1999)

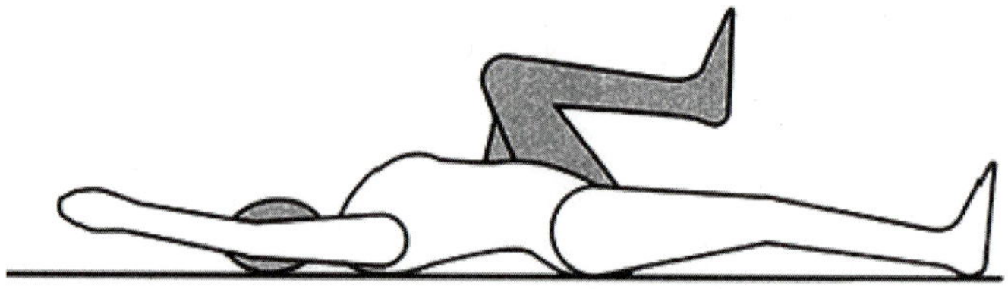

그림 5.15 바로 누운 자세에서 환측 방향의 팔은 위로 올리고 건측 방향의 팔은 다리 잡고 구부리기 (Originally published in Alpini et al. [20] published by Springer© 1999)

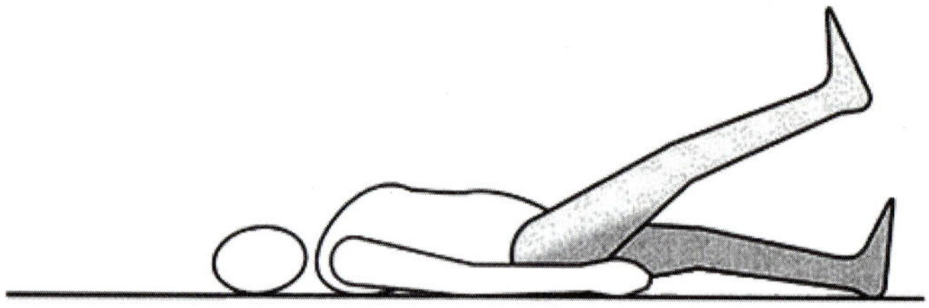

그림 5.16 무릎 편 채로 환측 방향 다리 들어 올리기 (Originally published in Alpini et al. [20] published by Springer© 1999)

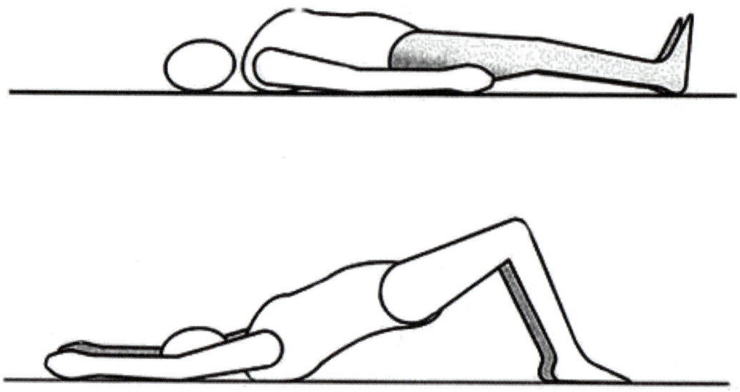

그림 5.17 팔 머리 위로 올리고 골반 들어 올리기 (Originally published in Alpini et al. [20] published by Springer© 1999)

7. 골반을 들어 올리면서 팔을 머리 위로 뻗는다. 그런 다음 팔을 내리면서 골반을 원래대로 위치시킨다(그림 5.17).
8. 환측으로 고개를 돌려 측면 벽에 있는 목표물에 시선을 고정한다. 그리고 시선을 고정한 채 머리를 정면으로 돌리고 10까지 센 후 다시 고개를 환측으로 돌린다.
9. 바로 누운 자세에서 앉으면서 정면의 목표물에 시선을 고정한다.
10. 엎드린 자세에서 머리를 움직이지 말고 왼쪽 팔과 오른쪽 다리를 들어 올린다. 그런 다음 오른쪽 팔과 왼쪽 다리를 들어 올린다. 이 동작을 반복한다(그림 5.18).
11. 위와 같이 반복하되 동시에 머리도 들어 올린다.

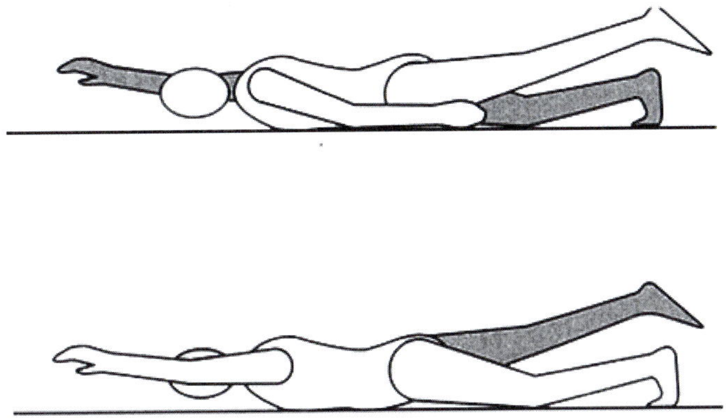

그림 5.18 **엎드린 자세에서 오른쪽 팔과 왼쪽 다리 들어올리기. 반대편도 실시한다.** (Originally published in Alpini et al. [20] published by Springer© 1999)

앉은 자세(Sitting)

12. 환자는 오른쪽 팔을 90° 들어 올린 후 엄지손가락을 편다. 팔을 수평 방향에서 앞뒤로 움직인다. 처음에는 천천히, 점차 팔을 움직이는 속도를 증가시킨다. 이때 눈은 엄지손가락에 시선을 고정하고 따라간다. 수직 방향에서도 운동을 실시한다.
13. 위와 같이 하면서 시선은 고정하고 동시에 머리를 움직인다.
14. 책을 펴고 책을 좌우, 앞뒤로 움직이면서 동시에 읽는다.

선 자세(Standing)

15. 손을 테이블에 올리고 환측 방향의 다리에 체중을 실은 채 발끝으로 선다. 이 자세를 30초간 유지한다(그림 5.19).

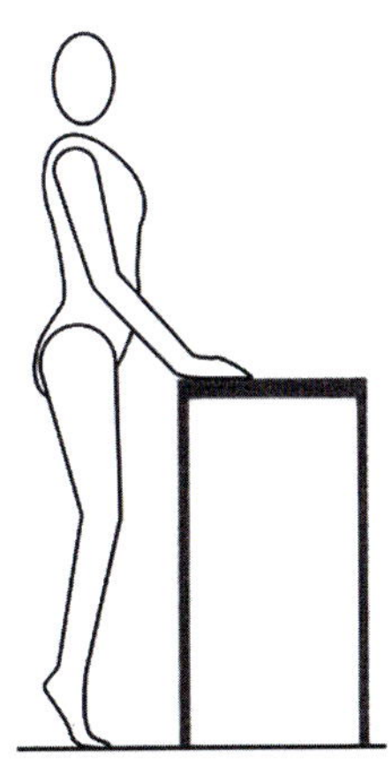

그림 5.19 **발끝으로 서기** (Originally published in Alpini et al. [20] published by Springer© 1999)

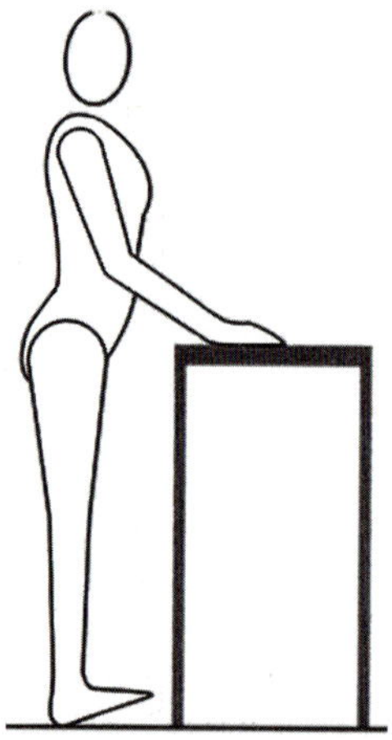

그림 5.20 **발 뒤꿈치로 서기** (Originally published in Alpini et al. [20] published by Springer© 1999)

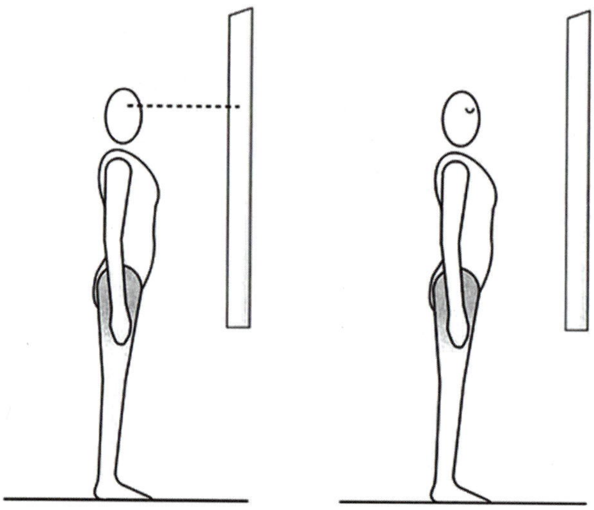

그림 5.21 **거울 보면서 바른 자세 유지하기, 눈을 감고 바른 자세 유지하기** (Originally published in Alpini et al. [20] published by Springer© 1999)

16. 손을 테이블에 올리고 환측 방향의 다리에 체중을 실은 채 발뒤꿈치로 선다. 이 자세를 30초간 유지한다(그림 5.20).
17. 거울을 보면서 자세를 바르게 정렬시킨다. 1분 동안 균형을 유지하고 눈을 감고 바른 자세를 상상하면서 최소 1분 동안 이 자세를 유지한다(그림 5.21).
18. 푹신한 매트리스 위에 서서 같은 운동을 반복한다.
19. 작은 물건을 머리 위로 들어 올리고 목표물에 시선을 고정한다. 팔을 뻗은 상태에서 팔

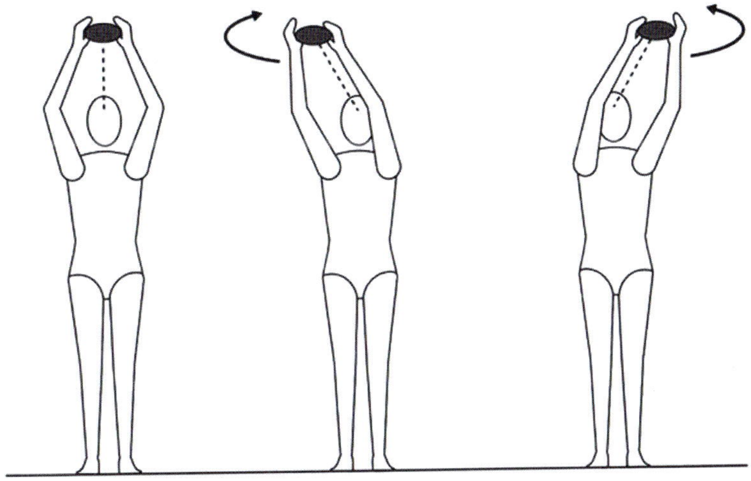

그림 5.22 목표물에서 눈을 떼지 않고 원 그리기

을 크게 움직이면서 원을 그리고 움직이는 동안 물건에 시선을 고정한다(그림 5.22).

20. 눈을 감고 반복한다.
21. 푹신한 매트리스 위에 서서 운동을 다시 반복한다.
22. 책을 펴고 앞뒤로 몸을 움직이면서 읽는다.
23. 푹신한 매트리스에서 같은 운동을 반복한다.

움직이기(Moving)

24. 눈을 뜨고 바닥에서 제자리 걷기를 한다.
25. 앞에 있는 목표물에 시선을 고정하면서 제자리 걷기를 한다. 가능하다면 핀홀 안경을 착용할 수 있다.
26. 눈을 감고 제자리 걷기를 한다.
27. 머리를 앞뒤로 움직이면서 제자리 걷기를 한다.
28. 책을 읽으면서 제자리 걷기를 한다.
29. 목표물에 시선을 고정하고 복도에서 앞으로 5걸음, 뒤로 5걸음 걷는다. 가능하다면 핀홀 안경 착용을 착용한다. 주시하는 목표물 없이 앞으로 5걸음, 뒤로 5걸음 걷는다. 이때는 핀홀 안경을 착용하지 않는다.
30. 환측을 벽 쪽으로 향하게 하고 두고 눈을 감고 선다. 이때 벽에서 20cm 거리를 둔다. 앞으로 5걸음, 뒤로 5걸음 걷는다.
31. 복도에서 머리를 앞뒤로 움직이면서 앞으로 5걸음, 뒤로 5걸음 걷는다.
32. 복도에서 책을 읽으면서 앞으로 5걸음, 뒤로 5걸음 걷는다.

3 상담(Counselling)

급성 전정 기능 소실의 가장 빈번한 원인은 바이러스 감염이기 때문에 생활습관, 특히 스트레스 조절에 주의를 기울이는 것이 중요하다. 주요 제안사항은 다음과 같다.

- 규칙적이고 지속적인 유산소 신체 활동 수행[예; 빠르게 걷기(뛰지 않음), 주 3회, 하루 30분]
- 특히 가을과 봄 과일 및 야채가 풍부한 식단 유지(하루 5번/일)
- 패스트푸드 피하기
- 캡사이신이 함유된 매운 음식 피하기[18]
- 충분한 수분 섭취 유지(여성 1.5L 이상, 남성 2L)
- 알코올 섭취 제한(여성 120mL 이하, 남성 240mL 이하)
- 흡연 및 약물 남용 방지
- 적절한 생체리듬(낮, 밤)과 최소 6~8시간의 수면 유지하기(잠잘 때 멜라토닌 5mg이 유용할 수 있음)
- 머리를 20° 정도 굽히게 하는 베개 이용해서 취침하기
- 비타민 D, C, B(특히 B9) 섭취를 통한 계절적 재발 방지
- 항헤르페스제 예방적 조치(anti-herpetic prophylaxis): 바이러스성 전정신경염에서 청신경종으로 진화할 수 있는 가능성 피하기[19]

Note. The contents of this chapter are partially based on: MCS Protocols (A. Cesarani, D. Alpini) in: A. Cesarani, D. Alpini (1999) Vertigo and Dizziness Rehabilitation – The MCS Method. Springer, p 128.

참고문헌

1. Smouha E. Inner ear disorders. NeuroRehabilitation. 2013;32:455-462.
2. Frenzel H. Tonndorf EE. Nystagmus mobilization with closed eyes and in the darkness and elimination of fixation by spectacles with a lighting device. Pract Otorhinolaryngol (Basel). 1957;19:507-517.
3. Frenzel H. Present stand of vestibular function tests. II. Modern development. Dtsch Med Wochenschr. 1957;82:372-378.
4. Frenzel H. Current status of vestibular function tests. Dtsch Med Wochenschr. 1957;82:337-341.
5. Brandt T. Dieterich M. Strupp M. Vertigo and dizziness-common complaints. Springer. London. 2005.
6. Hemenway WG. Lindsay JR. Postural vertigo due to unilateral sudden partial loss of vestibular function. Ann Otol Rhinol Laryngol. 1956;65:692-706.
7. Sekitani T. Imate Y. Noguchi T. Inokuma T. Vestibular neuronitis: epidemiological survey by questionnaire in Japan. Acta Otolaryngol Suppl. 1993;503:9-12.
8. AArbusow V. Schulz P. Strupp M. Dieterich M. von Reinhardstoettner A. Rauch E. Brandt T. Distribution of herpes simplex virus type 1 in human geniculate and vestibular ganglia: implications for vestibular neuritis. Ann Neurol. 1999 ;46:416-419.
9. Arbusow V. Theil D. Strupp M. Mascolo A. Brandt T. HSV-1 not only in human vestibular ganglia but also in the vestibular labyrinth. Audiol Neurootol. 2001 ;6:259-262.
10. Theil D. Derfuss T. Paripovic I. Herberger S. Meinl E. Schueler O. Strupp M. Arbusow V. Brandt T. Latent herpesvirus infection in human trigeminal ganglia causes chronic immune response. Am J Pathol. 2003;163:2179-2184.
11. Cesarani A. Alpini D. Monti B. Raponi G: ENT Department. University of Milan. Milan. Italy. The treatment of acute vertigo. Neurol Sci. 2004;25:26-30.
12. Ossola B. Schendzielorz N. Chen SH. Bird GS. Tuominen RK. Männistö PT. Hong JS. Amantadine protects dopamine neurons by a dual action: reducing activation of microglia and inducing expression of GDNF in astroglia. Neuropharmacology. 2011;61:574-582.
13. Alpini D. Cesarani A. Barozzi S. Non pharmacological treatment of acute vertigo. In Diagnostic procedures and imaging techniques used in neurotology. Proceedings of The XVI NES Congress. Dr. Werner Rudat and Co. Nachf. ed. M+P. Hamburg. 1992.
14. Cesarani A. Alpini D. Barozzi S. Electrical stimulation in the treatment of acute vertigo. In Otorhinolaryngology. head and neck surgery: Proceedings of the XIV World Congress of Otorhinolaryngology. Madrid. 1989.
15. Cesarani A. Alpini D. Barozzi S. Neck electrical stimulation in the treatment of labyrinth acute vertigo. Riv Ital EEG Neurof Clin. 1990;13:55 - 61.
16. Hu S. Stern RM. Koch KL. Electrical acustimulation relieves vection-induced motion sickness. Gastroenterology. 1992;102:1854-1858.
17. Misslisch H. Tweed D. Vilis T. Neural constraints on eye motion in human eye-head saccades. J Neurophysiol. 1998;79:859-869.
18. Vass Z. Dai CF. Steyger PS. Jancsó G. Trune DR. Nuttall AL. Co-localization of the vanilloid capsaicin

참고문헌

receptor and substance P in sensory nerve fibers innervating cochlear and vertebro-basilar arteries. Neuroscience. 2004;124:919-927.

19. Burkhart CG. Herpes and acoustic neuromas: is there a cause and effect to observe? Med Hypotheses. 2010;74:1013-1014.

20. Cesarani A, Alpini D. Vertigo and dizziness rehabilitation: the MCS method. Springer. 1999.

CHAPTER 6

보상되지 않은 일측 전정 기능 저하 (uncompensated unilateral vestibular hypofunction)

일측 전정 기능 저하는 전정 구조 1차 손상의 결과이며, 부정확하거나 불완전한 보상은 2차, 3차 손상을 초래할 수 있다. 자연적인 보상(compensatory phenomena)은 치료 없이 기능 회복에 이르기까지 6~8개월의 기간이 필요하다. 이러한 회복은 일상생활에서 어지럼을 의식하지 않고 정상적인 생활을 하는 데 불편감을 줄 수 있다. 머리를 빠르게 돌리거나 몸의 위치를 바꾸는 일부 움직임은 여전히 어려울 수 있으며, 일시적인 어지럼 발작과 불안정이 종종 나타나기도 한다. 급성 어지럼이 발생한 후 몇 년이 지난 후에도 일시적으로 보상과정에 문제가 생길 수 있으며, 이는 현훈, 어지럼, 불안정(vertigo or dizziness or unsteadiness, VDU)을 유발할 수 있다.

전정계 손상에 대한 불완전한 전정 보상은 가장 기본이 되는 일상생활 활동에 장애를 일으킨다. 일부 환자에서 만성 VDU는 특정 기능 장애(disability)와 사회적 핸디캡(handicap)으로 이어질 수 있다. 일반적으로 만성 VDU는 전정 지각(vestibulo-perceptual, VP) 시스템에 문제가 발생함으로써 일상생활 활동에 영향을 미친다. 대뇌피질의 전정 네트워크는 전신 움직임 인식을 중재한다. "어느 방향으로 움직일 것인가?"에 대한 결정은 활동하는 주변 환경, 소음, 반고리관 구심성 정보와 같은 신호(자극)의 감지를 기반으로 한다. VP 시스템은 상대적인 노이즈 수준을 신호로 인식하고 역치로 정한다[1, 2]. 인간은 전정계를 위해 VOR 역치보다 더 높은 지각 역치를 가지고 있고[3], 높은 지각 역치값은 전정 신호가 대뇌피질에 처리되는 것을 반영해 방향을 인식하고 의사결정을 처리하도록 돕는다[4]. 이러한 과정을 급[illegible] 전정 손상 환자의 피질 변화를 통해 관찰하였다[5, 6].

Schilder는 전정 기능과 비현실 감각 사이 관계를 이인증(자아감[illegible]실, depersonalization)과 연결해 강조하였다[7]. 비현실적인 감각을 유발하는 비정상적인 전정 자[illegible]은 칼로리 검사(caloric test)를 받는 건강한 피험자에서도 관찰된다[8, 9]; 방향에 대한 잘못된 지[illegible]은 전정 장애의 결과일 수 있다[10]. Cousins 등은[11] 궁극적으로 대뇌피질(cerebral cortex)을 포[illegible]하는 고차원 기전이 전정 보상 및 어지럼 억제에 조기에 관여한다는 기능적 증거를 보고하면[illegible] VP 기능이 전정 신경염(vestibular neuritis)에 영향을 미친다고 하였다.

재활치료는 일측 전정 기능 저하(unilateral vestibular hypofunction)가 있는 환자를 위한 특별한 치료법이다. 신경종(neuroma), 전정신경염, 바이러스 또는 혈관 문제처럼 전정 기능 저하 원인을 알 수 있는 경우는 이를 해결하기 위해 원인을 제거하거나 약물투여를 하지만 어지럼이 완전히 해결되는 것은 아니다. 일측 전정 기능 저하가 있는 경우 중추 조절의 보상 과정은 환자를 증상으로부터 해방시키고 장애를 관리할 수 있게 한다. 주요 장애로는 어지럼 발작에 대한 두려움, 머리 동적 불안정(dynamic unsteadiness), 자세 불안정(postural instability), 동적 불균형(dynamic disequilibrium)이 있다.

치료 시 다음 사항에 중점을 둔다.

1. 환측의 신전근(extensor) 긴장도 증가
2. 항중력 척추 주변 근긴장도 증가
3. 정확한 발목-고관절 전략(ankle – hip strategy) 동적 회복
4. 움직이는 동안 머리 안정화(head stabilization) 조절 회복
5. 눈-머리 협응 능력(coordination) 회복
6. 방향 감각상실(disorientation)과 공포성체위현훈(phobic postural vertigo)으로 전환되는 상황 피하기

1 운동치료

1. 첫 번째 주(First Week)

1. 바로 누운 자세에서 환자는 복부 또는 흉부 호흡을 의식하면서 호흡 조절을 통한 간단한 이완 운동을 실시한다. 먼저 숨을 깊이 들이마신 후 몇 초 후에 "원(one)"이라는 단어를 발음하면서 강제로 숨을 내쉰다. 이 운동은 8~10회 반복한다.
2. 바로 누운 자세에서 오른쪽 무릎을 가슴에 대고 왼쪽 다리는 뻗는다. 반대 방향도 실시한다. 무릎을 가슴 쪽으로 구부릴 때 손으로 다리를 부드럽게 잡아당긴다(그림 6.1a, b).
3. 바로 누운 자세에서 양쪽 무릎을 가슴 쪽으로 구부리고 손으로 다리를 부드럽게 잡는다(그림 6.1c).
4. 바로 누운 자세에서 환자는 발을 바닥에 고정하고 무릎을 구부린다. 양다리는 모으고 골반을 좌우로 회전시킨다(그림 6.2).
5. 바로 누운 자세에서 발을 바닥에 고정하고 무릎을 구부린다. 양팔을 머리 위로 뻗으면서 골반을 들어 올린다. 그리고 골반을 내리면서 팔을 원래대로 위치시킨다(그림 6.3).
6. 네발 기기 자세에서 숨을 들이마시면서 등을 활처럼 둥글게 구부리고 머리는 팔 사이에 위치시킨다. 다시 숨을 내쉬면서 머리를 뒤로 젖히고 허리를 과전만(과다앞굽음, hyper-lordosis)시키며 골반을 회전시킨다(그림 6.4).
7. 바로 누운 자세에서 앉으면서 전방의 목표물에 시선을 고정한다(그림 6.5).

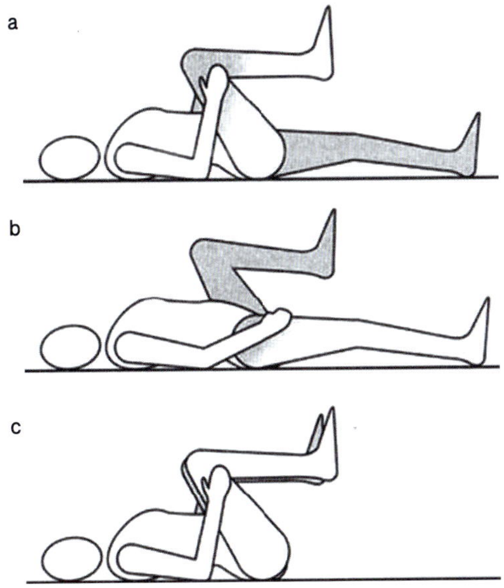

그림 6.1 (a-c) 무릎-가슴 운동 (Originally published in Cesarani and Alpini [15] published by Springer© 1999)

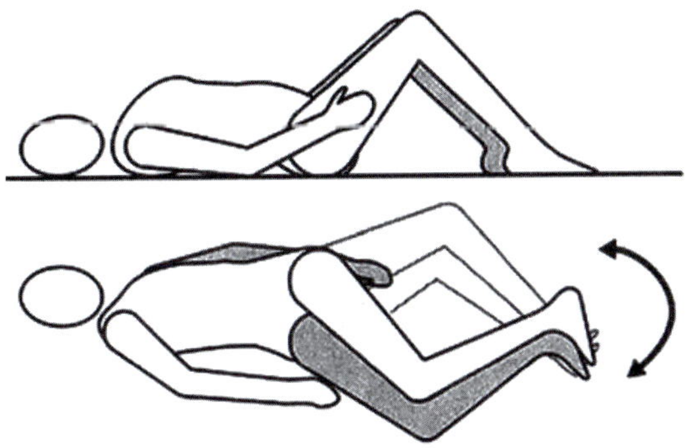

그림 6.2 골반 회전 (Originally published in Cesarani and Alpini [15] published by Springer© 1999)

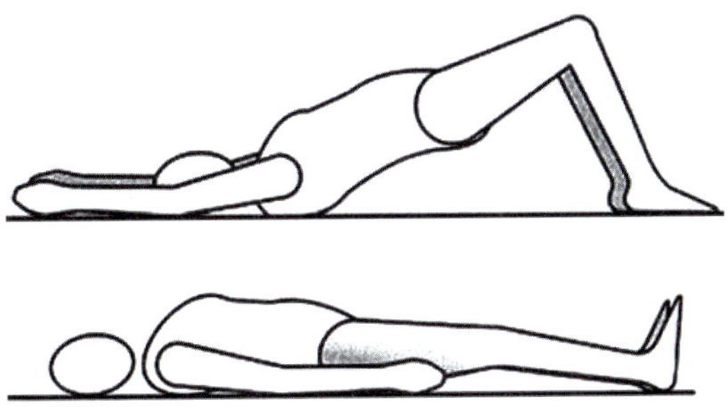

그림 6.3 골반 들어 올리고 내리기 (Originally published in Cesarani and Alpini [15] published by Springer© 1999)

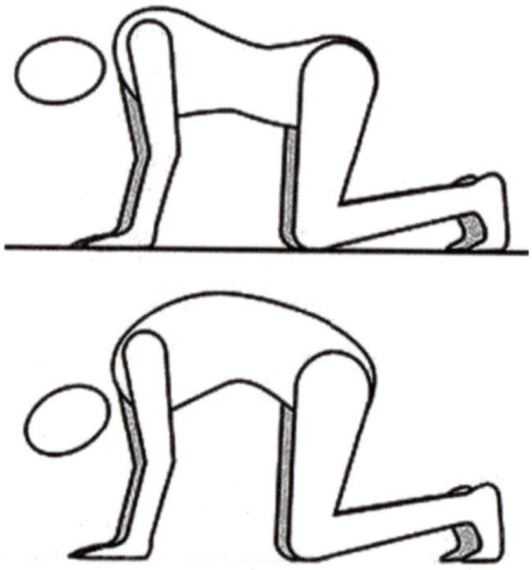

그림 6.4 등 둥글게 구부리기 (Originally published in Cesarani and Alpini [15] published by Springer© 1999)

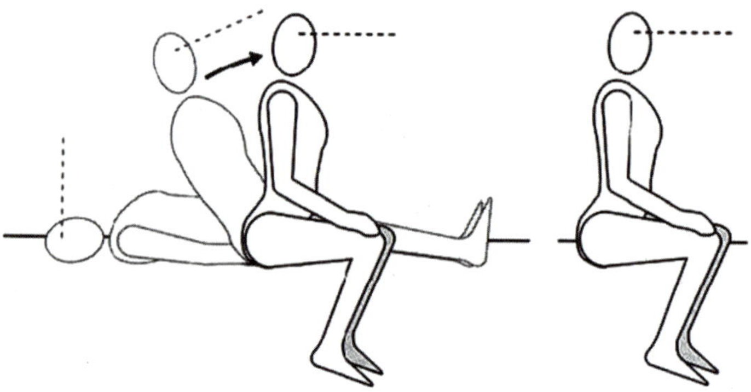

그림 6.5 바로 누운 자세에서 목표물 주시하면서 바로 앉기 (Originally published in Cesarani and Alpini [15] published by Springer© 1999)

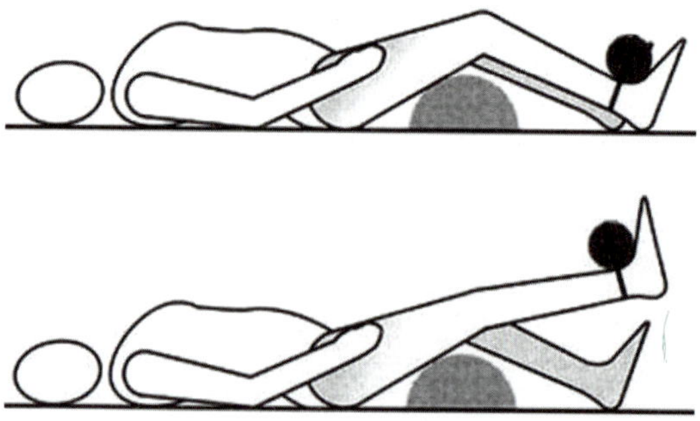

그림 6.6 발목에 무게추를 달고 다리 들어 올리기 (Originally published in Cesarani and Alpini [15] published by Springer© 1999)

8. 무릎 밑에 베개를 두고 환측 발목에 2kg 무게추를 발목에 묶는다. 바로 누운 자세에서 무릎을 편 상태로 다리를 들어 올린다(그림 6.6).
9. 앉은 자세에서 환자는 양손으로 막대기를 잡고 어깨 뒤쪽 경추–흉추접합부(cervico–dorsal junction) 높이에 막대기를 위치시킨다. 이 자세에서 환자는 막대기를 등에 대고 밀면서 숨을 리드미컬하게 천천히 내쉬고 들이마신다. 그런 다음 흉쇄관절(빗장복장관절, sternoclavear joint) 높이에서 양손으로 막대기를 잡고 흉골(복장뼈, sternum) 앞쪽으로 움직인다. 이 운동을 반복한다.

2. 두 번째 주(Second Week)

TENS 패드를 환측 승모근(등세모근, trapezius), 건측 척추주위근(paravertebral muscle)에 두고 자극하면서 다음 운동을 실시한다.

매트리스 위에 서서 운동하기(standing on a foam mattress)

1. (핀홀 안경을 착용할 수 있는 경우) 거울에 비친 자신의 모습에 시선을 고정한다. 치료사는 환자가 자세를 바르게 정렬하도록 도와준다. 눈을 뜨고 1분 동안 균형을 유지한 다음 눈을 감고 1분 이상 균형을 유지한다. 이때 올바른 자세를 상상하면서 자세를 유지한다.
2. 거울에 비친 자신의 모습에 시선을 고정하고(그림 6.7a) 골반을 좌우로 흔든다(그림 6.7b). 치료사는 환자를 밀어 불안정성을 유도하고 환자는 균형을 유지하기 위해 노력(그림 6.7c)하거나 다리를 교차시켜 균형을 유지한다(그림 6.7d).
3. 거울을 보면서 체중을 앞뒤로 이동시켜 발목의 움직임을 이끌어 낸다(그림 6.8).
4. 작은 물건을 잡고 머리 위로 들어 올리고 그 물건에 시선을 고정한다. 팔을 뻗은 상태에서 물건에 시선 고정하면서 원을 크게 그리면서 움직인다(그림 6.9). 거울을 보면서 밸런스 보드에 선다.
5. 거울로 반사된 자신의 모습을 보면서 바른 자세에 집중하고 균형을 유지하려고 노력한다(1분 이하).
6. 체중을 한 발에서 다른 발로 부드럽게 옮긴다.
7. 치료사는 환자를 부드럽게 밀어 불안정하게 만들고 환자는 올바른 자세를 유지하려고 노력한다.

3. 세 번째 주(Third Week)

TENS 패드를 환측 승모근, 건측 척추주위근에 두고 자극하면서 다음 운동을 실시한다.

매트리스 위에 서서 운동하기(standing on a foam mattress)

1. 양손으로 책을 들고 읽으면서 팔을 펴고 다시 구부린다. 모든 동작은 천천히 한다.

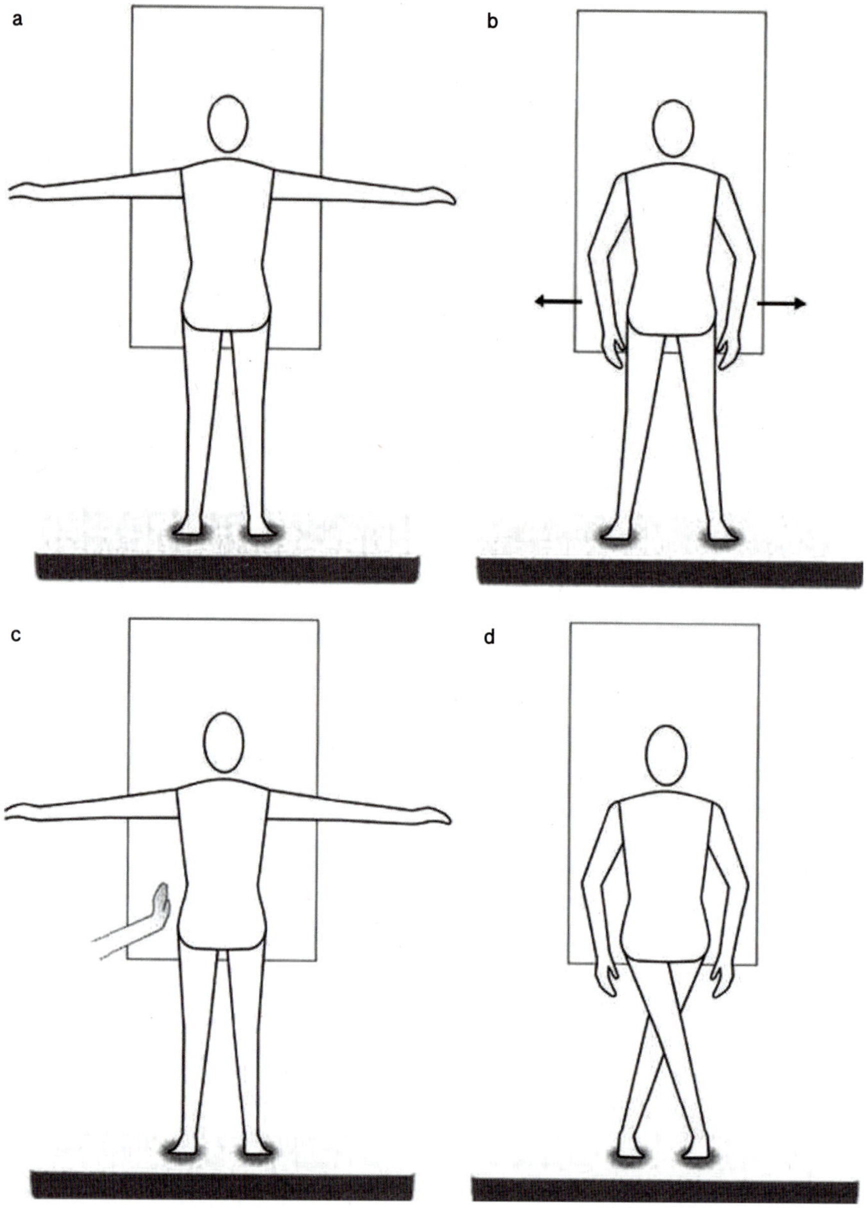

그림 6.7 (a) 거울 보고서기 (b) 골반 오른쪽 왼쪽으로 흔들기 (c) 치료사는 환자를 밀고 환자는 균형 유지하기 (d) 다리 교차시켜 서기 (Originally published in Cesarani and Alpini [15] published by Springer© 1999)

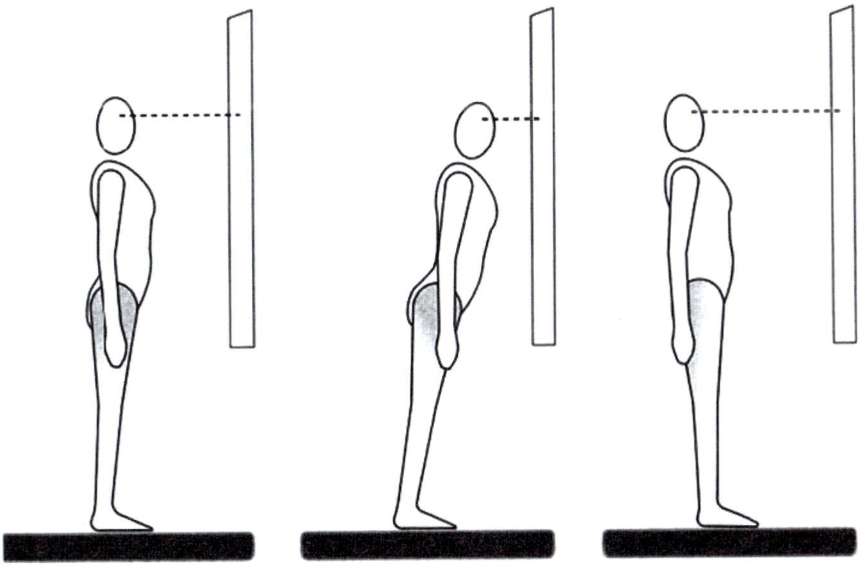

그림 6.8 **골반 움직이지 않고 발목 앞뒤로 체중 이동하기** (Originally published in Cesarani and Alpini [15] published by Springer© 1999)

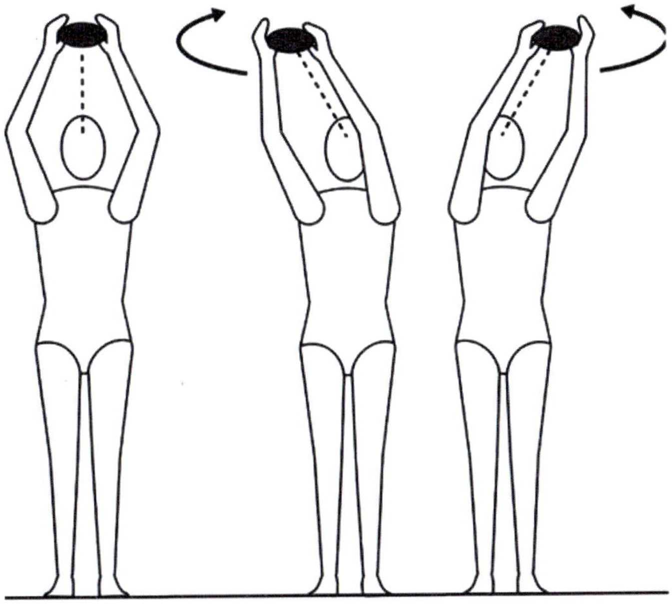

그림 6.9 **매트리스 위에 서서 작은 물건 주시하면서 원 그리기** (Originally published in Cesarani and Alpini [15] published by Springer© 1999)

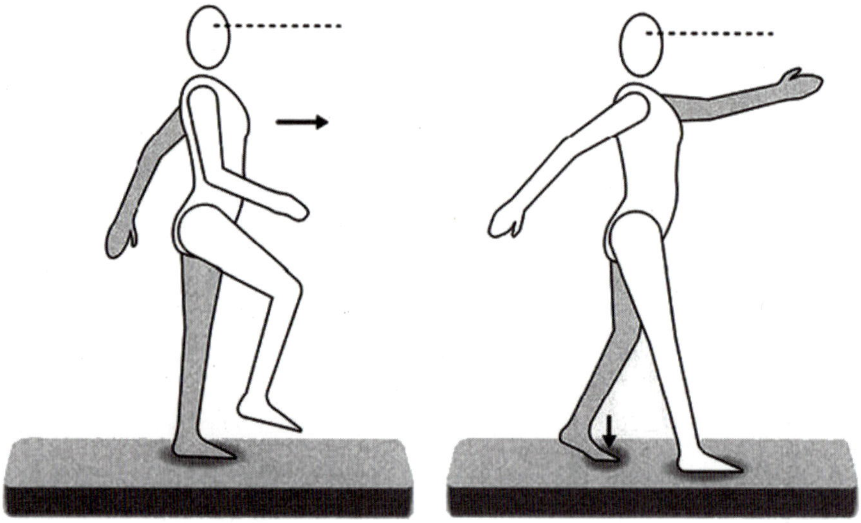

그림 6.10 **목표물을 주시하면서 팔을 흔들거나 흔들지 않고 매트리스 위에서 제자리 걷기** (Originally published in Cesarani and Alpini [15] published by Springer© 1999)

2. 핀홀 안경을 착용하고 앞에 있는 목표물에 시선을 고정하고 제자리 걷기를 한다(그림 6.10).
3. 책을 읽으면서 제자리 걷기를 한다.

거울 보면서 밸런스 보드 위에 서기(standing on an balance board looking a mirror)

4. 거울에 부착된 목표물(다양한 색깔의 포스트잇)에 팔을 뻗어 손을 댄다.
5. 한 다리로 균형을 유지한다. 한번은 건측으로 그다음은 환측으로 서고 가능한 오랫동안 유지하려고 노력한다.

6-7. 핀홀 안경을 쓰고 4와 5를 연습한다.

시각적 피드백 장치 사용하기(by visual feedback devices)

8. 맨발로 밸런스 보드 위에 중심을 잡고 선다. 시각 목표물의 위치는 환측에 위치시킨다. 그림 6.11과 6.12는 오른쪽 전정 기능 저하 환자를 위한 예시이다.
9. 신발을 신고 환측 발의 뒤꿈치를 들고 발판 위에 선다. 목표물의 위치는 환측에 위치시킨다.

움직이기(moving)

10. 핀홀 안경을 쓰고 목표물에 시선을 고정하고 앞으로 5걸음, 뒤로 5걸음을 걷는다.
11. 환측을 벽 쪽으로 향하게 하고 두고 눈을 감고 선다. 이때 벽에서 20cm 거리를 둔다. 앞으로 5걸음, 뒤로 5걸음을 걷는다.

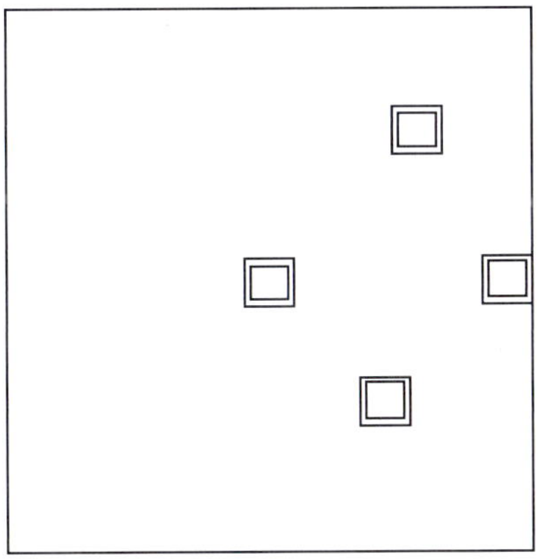

그림 6.11 **오른쪽 전정 기능 저하 환자를 위한 훈련** (Balance Master, reproduced with courtesy of NeuroCom International, Inc, Clackamas, Oregon, USA. Originally published in Cesarani and Alpini [15] published by Springer© 1999)

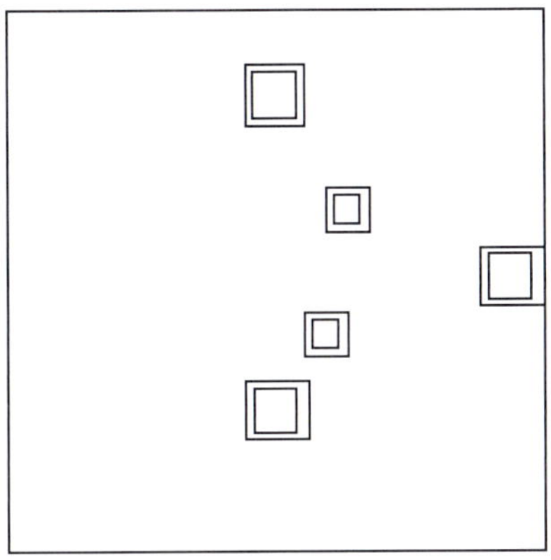

그림 6.12 **오른쪽 전정 기능 저하 환자를 위한 발목관절 전략, 엉덩관절 전략 증가를 위한 훈련** (Balance Master, reproduced with courtesy of NeuroCom International, Inc, Clackamas, Oregon, USA. Originally published in Cesarani and Alpini [15] published by Springer© 1999)

12. 머리를 앞뒤로 움직이면서 앞으로 5걸음, 뒤로 5걸음을 걷는다.
13. 핀홀 안경을 쓰고 머리를 앞뒤로 움직이며 앞으로 5걸음, 뒤로 5걸음을 걷는다.

2 홈 프로토콜(Home Protocol)

홈 프로토콜의 목적은 치료사와 함께 실시한 향상된 기능 상태를 유지하기 위한 것이다. 운동은 자세별로 세분화하였다(표 6.1). 다음 제시된 홈 프로토콜은 환자가 하루에 두 번 또는 세 번 반복하기 때문에 가장 효과적인 운동들로 구성하였다.

표 6.1 홈 프로토콜(Home Protocol)

바로 누운 자세(supine)
1. 무릎을 편 상태로 환측 다리를 들어 올린다.
2. 발끝이 바깥쪽으로 향한 상태에서 1번 운동 반복한다.
3. 발끝이 안쪽으로 향한 상태에서 1번 운동 반복한다.
4. 다리 밑에 베개를 놓고 환측 발목에 2kg의 무게추를 묶는다. 오른쪽과 왼쪽 다리를 번갈아 가며 들어 올린다.
5. 골반을 들어 올리면서 동시에 팔을 머리 위로 뻗는다. 다시 팔과 골반을 원위치시킨다.
6. 바로 누운 자세에서 앉으면서 정면 목표물을 주시한다.
앉은 자세(sitting)
7. 오른쪽 팔을 어깨 높이만큼 들어 올리고 엄지손가락을 편다. 팔을 수평 방향에서 천천히 앞뒤로 움직이고 그다음 수직 방향으로도 움직인다. 눈으로만 엄지손가락의 움직임을 따라간다. 처음에는 엄지손가락을 천천히 움직이고 속도를 점차 증가시킨다.
8. 위와 같이 하면서 머리를 움직이고 눈은 목표물에 시선을 고정한다.
9. 치료사는 환자의 정면, 왼쪽, 오른쪽에 각각 세 개의 목표물을 둔다. 환자는 정면 목표물에 시선을 고정한다. 그다음 환자는 오른쪽으로 머리를 돌리면서 오른쪽 목표물에 시선을 고정한다. 그다음 환자는 오른쪽 목표물에 시선을 고정한 채 머리를 정면으로 돌리고 정면의 목표물을 주시한다. 그다음 환자는 왼쪽으로 머리를 돌리면서 왼쪽 목표물에 시선을 고정한다. 그다음 환자는 왼쪽 목표물에 시선을 고정한 채 머리를 정면으로 돌린다.
10. 오른쪽 팔을 어깨 높이만큼 들어 올리고 엄지손가락을 편다. 팔을 수평 방향에서 천천히 앞뒤로 움직이고 그다음 수직 방향으로도 움직인다. 눈으로만 엄지손가락의 움직임을 따라간다. 처음에는 엄지손가락을 천천히 움직이고 속도를 점차 증가시킨다.
11. 위와 같이 하면서 머리를 움직이고 눈은 목표물에 시선을 고정한다.
선 자세(standing)
12. 푹신한 매트리스 위에 서서 거울에 비친 자신의 모습에 시선을 고정한다. 자세를 바르게 정렬한다. 1분 동안 균형을 유지하고, 눈을 감고 바른 자세를 상상하며 시각화한다. 이 자세를 1분 이상 유지한다.
13. 작은 물건을 잡고 머리 위로 들어 올리고 시선을 고정한다. 팔을 뻗은 상태에서 물건에 시선을 고정하고 원을 그리듯 크게 움직인다. 그런 다음 눈을 감고 원을 그리듯 크게 움직인다.
14. 푹신한 매트리스 위에 서서 책을 펴고, 천천히 앞뒤로 움직이면서 읽는다.
움직이기(moving)
15. 눈을 감고 제자리 걷기를 한다.
16. 제자리 걷기를 하면서 머리를 앞뒤로 움직인다.
17. 복도에서 환측을 벽 쪽으로 향하게 하고 눈을 감고 선다. 이때 벽에서 20cm 거리를 둔다. 앞으로 5걸음, 뒤로 5걸음을 걷는다.

3 상담(Counselling)

일반적으로 생활습관에 주의를 기울이고 특히 스트레스를 조절하는 것이 중요하다. 주요 제안사항은 다음과 같다.

- 체질량지수(body mass index, BMI) 조절하기
  [BMI는 체지방과 상관관계가 있으며 체중(kg)을 자신의 키(m)의 제곱으로 나눈 값으로 계산한다. 예: 체중이 70kg이고 키가 1.74m인 대상자의 BMI는 70/(1.74×1.74)=23.1이다. 정상값은 18.5~24.9(세계보건기구, World Health Organization, WHO)이다.]
- 규칙적이고 지속적인 유산소 신체 활동 수행[예; 빠르게 걷기(뛰지 않음), 주 3회, 하루 30분]

- 특히 가을과 봄 과일 및 야채가 풍부한 식단 유지(하루 5번/일)
- 패스트푸드 피하기
- 캡사이신 함유된 매운 음식 피하기(5장 참조).
- 충분한 수분 섭취 유지(여성 1.5L 이상, 남성 2L)
- 알코올 섭취 제한(여성 120mL 이하, 남성 240mL 이하)
- 흡연 및 약물 남용 방지하기
- 머리를 20° 정도 굽히게 하는 베개 이용해서 취침하기

Note The contents of this chapter are partially based on: Uncompensated Unilateral Vestibular Hypofunction (A. Cesarani, D. Alpini) in: A. Cesarani, D. Alpini (1999) Vertigo and Dizziness Rehabilitation – The MCS Method. Springer, p 141.

참고문헌

1. Green DM, Swets JA. Signal detection theory and psychophysics. John Wiley. 1966.
2. Merfeld DM. Signal detection theory and vestibular thresholds: I. Basic theory and practical considerations. Exp Brain Res. 2011;210:389-405.
3. Seemungal BM, Gunaratne IA, Fleming IO, Gresty MA, Bronstein AM. Perceptual and nystagmic thresholds of vestibular function in yaw. J Vestib Res. 2004;14:461-466.
4. HHaburcakova C, Lewis RF, Merfeld DM. Frequency dependence of vestibuloocular reflex thresholds. J Neurophysiol. 2012;107:973-983.
5. Helmchen C, Klinkenstein J, Machner B, Rambold H, Mohr C, Sander T. Structural changes in the human brain following vestibular neuritis indicate central vestibular compensation. Ann N Y Acad Sci. 2009;1164:104-115.
6. Dieterich M, Brandt T. Functional brain imaging of peripheral and central vestibular disorders. Brain. 2008;131:2538-2552.
7. Schilder P. The image and appearance of the human body. Studies in the constructive energies of the psyche. John Wiley. 1964.
8. Cappon D, Banks R. Orientational perception. A review and preliminary study of distortion in orientational perception. Arch Gen Psychiatry. 1961;5:380-392.
9. Cappon D, Banks R. Orientational perception. II. Body perception in depersonalization. Arch Gen Psychiatry. 1965;13:375-379.
10. Cappon D. Orientational perception: 3. Orientational percept distortions in depersonalization. Am J Psychiatry. 1969;125:1048-1056.
11. Cousins S, Kaski D, Cutfield N, Seemungal B, Golding JF, Gresty M, Glasauer S, Bronstein AM. Vestibular perception following acute unilateral vestibular lesions. PLoS One. 2013;8:e61862.
12. Brandt T. Phobic postural vertigo. Neurology. 1996;46:1515-1519.
13. Sang FY, Jáuregui-Renaud K, Green DA, Bronstein AM, Gresty MA. Depersonalisation/derealisation symptoms in vestibular disease. J Neurol Neurosurg Psychiatry. 2006;77:760-766.
14. Brandt T, Strupp M, Novozhilov S, Krafczyk S. Artificial neural network posturography detects the transition of vestibular neuritis to phobic postural vertigo. J Neurol. 2012;259:182-184.
15. Cesarani A, Alpini D. Vertigo and dizziness rehabilitation: The MCS method. Springer. 1999.

CHAPTER 7

전정 실조: 양측 전정 기능 저하
(Vestibular Ataxia: Bilateral Vestibular Hypofunctionpathy)

전정 기능의 양측 손실은 일측 전정 기능 손상만큼 흔하게 발병하는 질병이 아니다[1]. 양측 전정 기능 저하(bilateral vestibular hypofunction, BVH)는 균형 조절 능력의 상실, 자세 변화 시 불안정적인 혈압, 시각 표적화 어려움, 공간 기억과 탐색 능력의 장애 등 다양한 문제가 나타난다. 주요 증상으로는 어두운 곳이나 울퉁불퉁한 지면에서 불안정한 보행, 움직임-의존적인 자세성 어지럼(motion-dependent postural vertigo; 전정 척수 기능 장애), 걷거나 머리를 움직일 때 시야가 흐려지거나 진동시(oscillopsia; 전정 안구 반사 장애)가 있다. BVH 환자는 일반적으로 앉거나 누워 있을 때는 증상이 없다. BVH는 공간 기억 및 탐색 장애와 함께 해마(hippocampus)의 위축을 유발하고, 노인 환자에서 나타나는 움직임-의존적인 자세성 어지럼의 가장 흔한 원인이다.

BVH의 원인은 여러 가지가 있으나 주요 3가지 원인은 다음과 같다.

- 이독성 아미노글리고시드(aminoglycosides) 약물
- 양측 메니에르 병[2]
- 수막염(meningitis)

아미노글리코시드(aminoglycosides)를 사용한 항생제 치료는 양측 전정 병증을 유발하는 가장 빈번한 원인이다. 이러한 종류의 약물은 이독성(ototoxic) 효과를 나타낼 수 있기 때문에 주의해서 처방해야 한다.

퇴행성 소뇌 질환(degenerative cerebellar diseases) 중 신경병증 동반한 소뇌 실조와 전정 무반사 증후군(cerebellar ataxia with neuropathy vestibular areflexia syndrome, CANVAS)이 있다[3]. CANVAS는 감각 축삭 다발 신경병증(sensory axonal polyneuropathy), 소뇌 실조(cerebellar ataxia), 안구 운동 장애를 동반하는 BVH를 포함하는 증후군으로 이전에는 약 30% 정도 특발성(idiopathic)으로 분류하였다[4].

환자는 자신의 병명을 알기 위해 많은 의사를 찾지만 뒤늦게 BHV로 진단받는 경우가 많고 그동안 환자의 증상은 더 악화된다. BHV 환자는 주로 진동시로 인한 머리의 동적 불안정, 불안정한 자세, 인지(탐색)의 장애를 나타낸다.

회복은 보상(compensation) 정도에 따라 다르게 나타날 수 있으므로 재활치료는 치료 계획에서 중요한 역할을 한다. 동물 실험에서 BVH의 발병 후 전정핵에 비전정계(시각, 체성감각 등)

의 입력이 빠르게 증폭되는 것을 확인하였는데, 이러한 결과가 BVH 환자가 10일 이내에 자세 안정성과 기립성 내성(orthostatic tolerance)이 회복되는 이유이다. 그러나 전정 안구 반사와 공간 인식능력은 영구적으로 손상되는 것으로 나타났다. BVH 환자의 보상 메커니즘에 대한 현재의 개념은 추론적이다. 따라서 동물 연구를 통해 BVH에 대한 보상 기전을 밝히는 것에서 치료적 전략을 밝히는 것으로 변환하고 임상에서 후속 적용하는 것이 환자 치료를 향상시킬 수 있는 가장 좋은 방법이다[5].

BVH 환자에게 물리치료 외에 보조기가 제안되기도 하지만 보조기 적용의 치료적 효과와 효율성은 아직 입증되지 않았다[6]. 그러나 보행과 균형 훈련은 시각, 체성감각을 통한 보상의 잠재력을 극대화시키고 환자가 기능적 결핍에 적응하도록 도움을 준다.

보행과 균형 훈련의 치료목표는 다음과 같다.

1. 동적 머리 안정화 증가시키기
2. 항중력근 척추주위근 긴장도 증가시키기
3. 정확한 발목-고관절 전략(ankle-hip strategy) 회복시키기
4. 눈-머리 협응 회복시키기
5. 진동시 감소 시키기
6. 방향감각상실(disorientation) 피하기

1 운동치료

1. 첫 번째 주(First Week)

1. 바로 누운 자세에서 환자는 복부 또는 흉부 호흡을 의식하면서 호흡 조절을 통한 간단한 이완 운동을 실시한다. 먼저 숨을 깊이 들이마신 후 몇 초 후에 "원(one)"이라는 단어를 발음하면서 강제로 숨을 내쉰다. 이 운동은 8-10회 반복한다.
2. 네발 기기 자세에서 환자는 숨을 들이마시면서 등을 활처럼 구부리고(hyperkyphosis) 숨을 내쉬면서 골반을 회전시켜 전만증(과다앞굽음, hyperlordosis)을 만든다. 치료사는 환자의 머리에 레이저 포인터(그림 7.1)를 고정하고 환자는 레이저 포인터 불빛이 벽에 놓인 목표물에 고정되도록 머리를 똑바로 유지한다.
3. 치료사는 작은 레이저 포인터를 환자 머리에 고정한다. 환자는 바로 누운 자세에서 앉으면서 레이저 포인터 불빛을 앞에 있는 목표물에 맞춘다(그림 7.2).
4. 앉은 자세에서 환자는 양손으로 막대기를 잡고 어깨 뒤쪽 경추-흉추접합부(cervico-dorsal junction) 높이에 막대기를 위치시킨다. 이 자세에서 환자는 막대기를 등에 대고 밀면서 숨

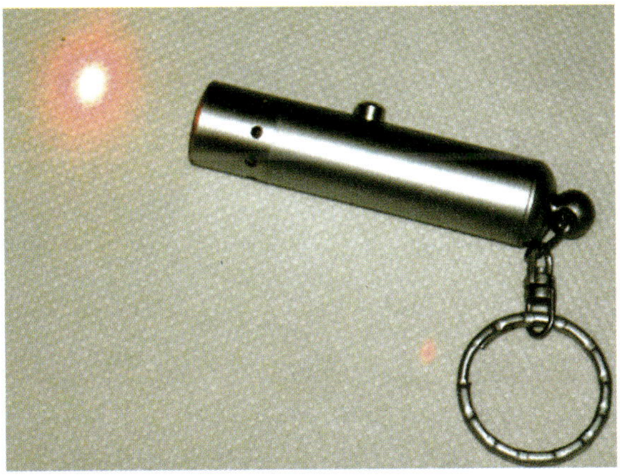

그림 7.1 **밴드를 이용한 레이저 포인터 고정**

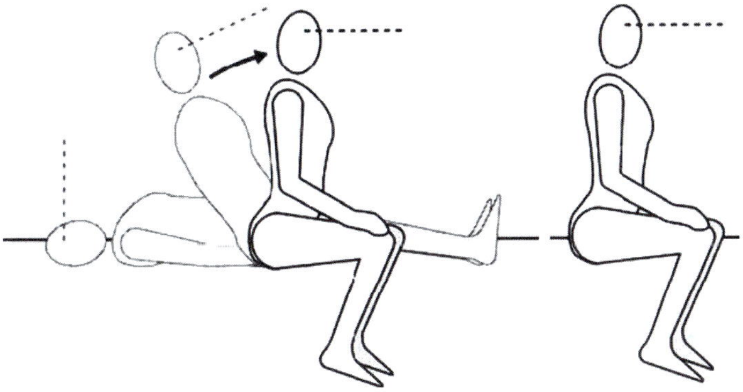

그림 7.2 **바로 누운 자세에서 앉으면서 목표물 주시하기** (Originally published in Cesarani and Alpini [15] published by Springer© 1999)

을 리드미컬하게 천천히 내쉬고 들이마신다. 그런 다음 흉쇄관절(복장빗장관절, sterno-clavear joint) 높이에서 양손으로 막대기를 잡고 흉골(복장뼈, sternum) 앞쪽으로 움직인다. 이 운동을 반복한다. 환자는 핀홀 안경을 쓰고 벽에 놓인 목표물에 시선을 고정한다.

5. 환자는 핀홀 안경을 쓰고 거울 앞에 선다. 거울에 비친 자신의 모습에 시선을 고정한다. 치료사는 환자가 자세를 바르게 정렬하도록 도와준다. 눈을 뜨고 1분 동안 균형을 유지한 다음 눈을 감고 1분 이상 균형을 유지한다. 이때 올바른 자세를 상상하면서 시각화한다.
6. 환자는 핀홀 안경을 쓰고 거울 앞에 한 다리로 선다. 거울에 비친 자신의 모습에 시선을 고정한다. 치료사는 환자가 자세를 바르게 정렬하도록 도와준다. 최소 10초 이상 균형을 유지한다. 5~7회 반복한 후 반대쪽 다리로 서서 운동을 수행한다.

2. 두 번째 주(Second Week)

다음 운동 수행 시 경피신경전기자극(transcutaneous electrical nerve stimulation, TENS)의 경추 자극이 동시에 수행되어야 한다. 전극은 양쪽 척추주위근에 놓는다. 시각적 이미지 확대를 위해 돋보기(그림 7.3)를 착용한다[6].

1. 푹신한 매트리스 위에 서서 거울에 비친 자신의 모습에 시선을 고정한다. 치료사는 환자가 자세를 바르게 정렬하도록 도와준다. 눈을 뜨고 1분 동안 균형을 유지한 다음 눈을 감고 1분 이상 균형을 유지한다. 이때 올바른 자세를 상상하면서 시각화한다.
2. 거울에 비친 자신의 모습에 시선을 고정하고(그림 7.4a) 골반을 좌우로 움직인다(그림 7.4b). 치료사는 환자를 밀어 불안정성을 유도하고 환자는 균형을 유지하기 위해 노력(그림 7.4c)하거나 다리를 교차시켜 균형을 유지한다(그림 7.4d).
3. 거울에 비친 자신의 모습에 시선을 고정하면서 발목만 이용해 몸통을 앞뒤로 움직인다(그림 7.5).
4. 푹신한 매트리스 위에 서서 운동 2와 3을 반복한다.
5. 작은 물건을 잡고 머리 위로 들어 올리고 그 물건에 시선을 고정한다. 팔을 뻗은 상태에서 물건에 시선 고정하고 원을 크게 그리면서 움직인다(그림 7.6).
6. 푹신한 매트리스 위에 서서 거울에 비친 자신의 모습에 시선을 고정한다. 바른 자세에 집중하면서 가능한 머리는 움직이지 않고 부드럽게 체중을 한쪽 발에서 다른 발로 옮긴다.
7. 바른 자세를 유지하려고 노력하고 치료사는 부드럽게 밀면서 환자의 불안정성을 유도한다.

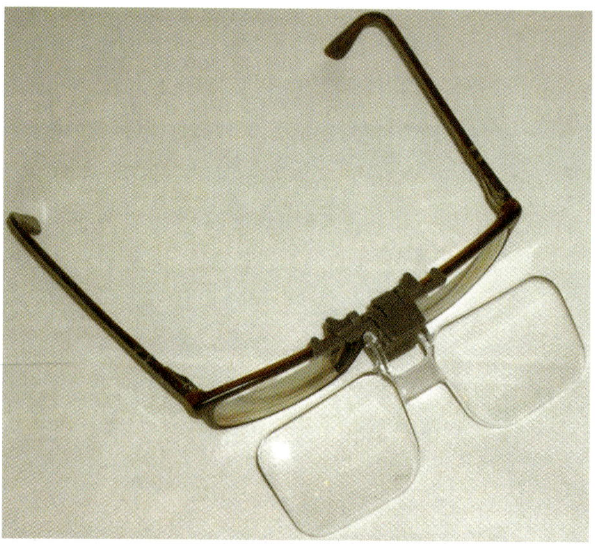

그림 7.3 일반 안경과 돋보기안경

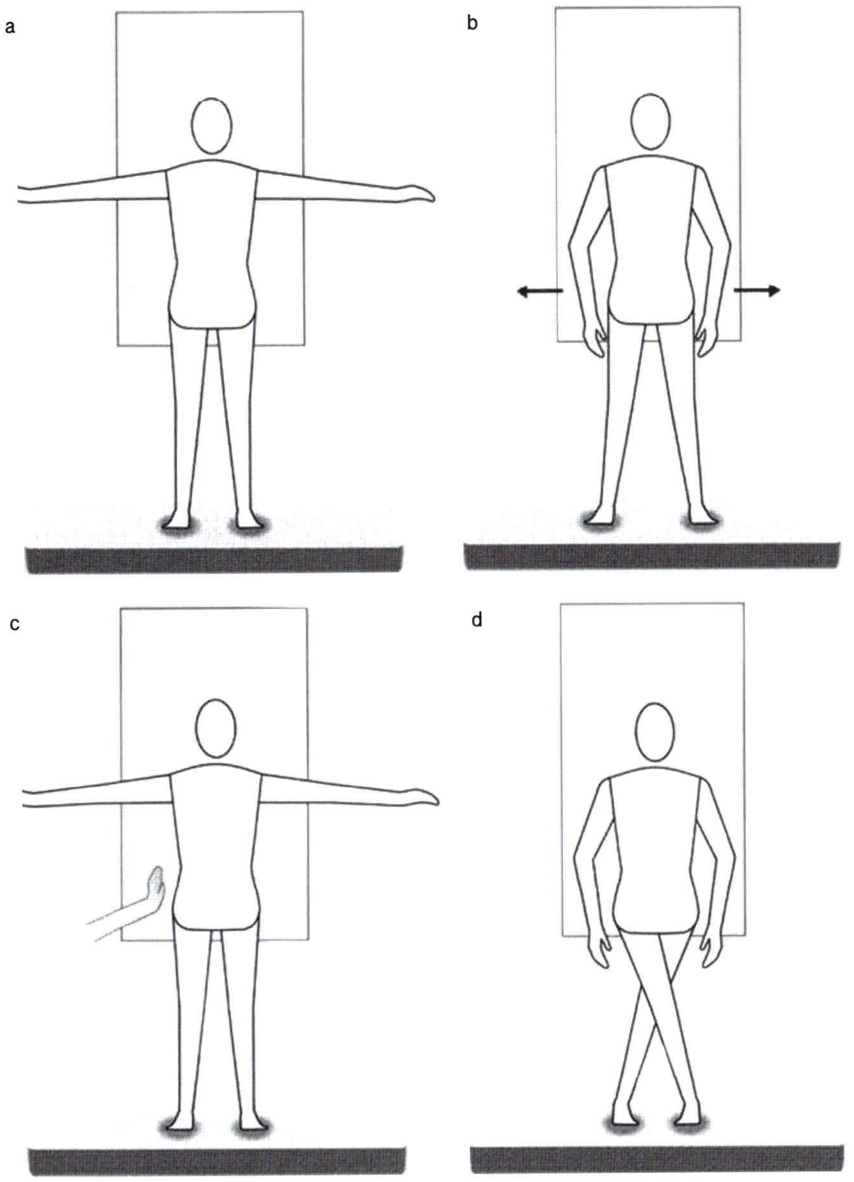

그림 7.4 **거울 보고 서기(a), 몸통 흔들기(b), 치료사가 환자의 불안정성 유도할 때 버티기(c), 다리를 교차시켜 균형 유지하기** (Originally published in Cesarani and Alpini [15] published by Springer© 1999)

8. 푹신한 매트리스 위에 서서 책을 펴고 읽는다. 이때, 팔을 뻗어 책을 멀어지게 하고 다시 책을 천천히 환자 앞으로 이동시킨다. 이 동작을 반복한다.
9. 앞에 있는 벽의 목표물에 시선을 고정하면서 걷는다(그림 7.7).
10. 책을 읽으면서 걷는다.

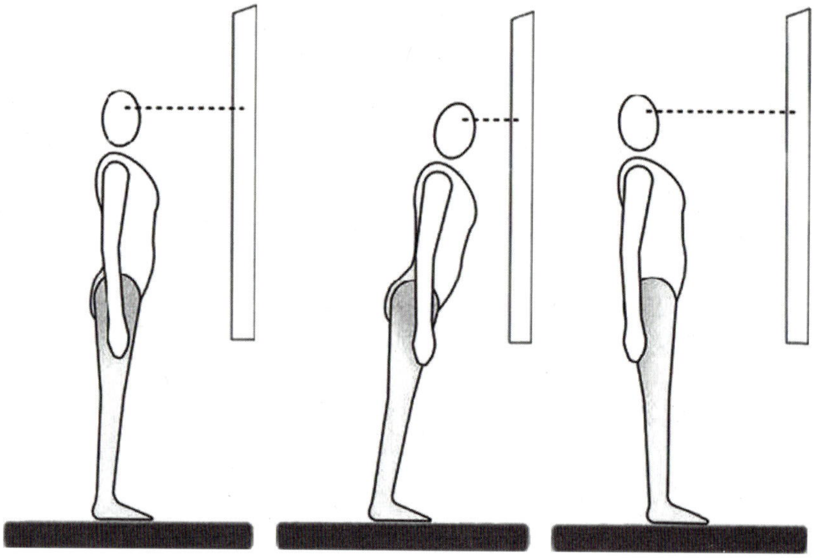

그림 7.5 골반의 움직임 없이 발목을 이용해 앞뒤로 움직이기 (Originally published in Cesarani and Alpini [15] published by Springer© 1999)

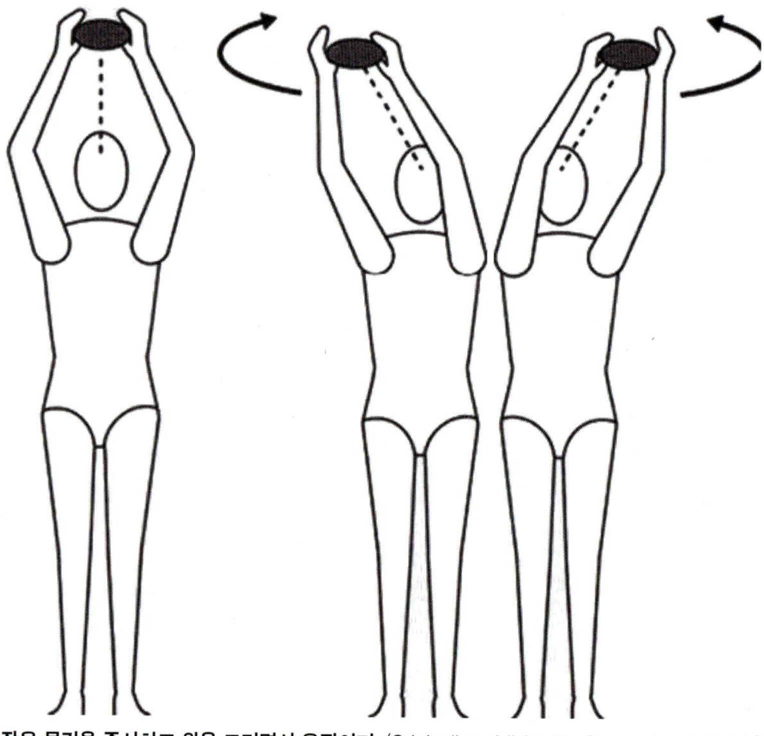

그림 7.6 서서 작은 물건을 주시하고 원을 그리면서 움직이기 (Originally published in Cesarani and Alpini [15] published by Springer© 1999)

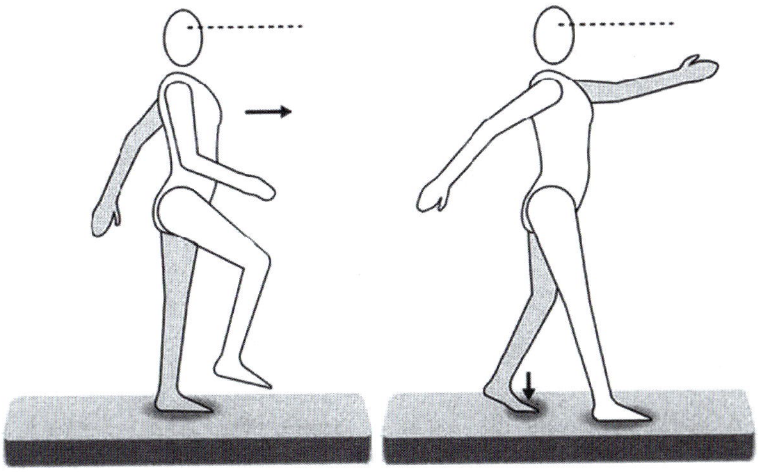

그림 7.7 **푹신한 매트리스 위에서 목표물에 시선을 고정하고 팔을 동시에 흔들거나 흔들지 않고 제자리 걷기** (Originally published in Cesarani and Alpini [15] published by Springer© 1999)

3. 세 번째 주(Third Week)

환자는 TENS로 양쪽 경추를 자극하는 동안 밸런스 보드 위에 선다. 벽에 놓인 목표물에 레이저 포인터 불빛을 맞추면서 머리 안정화에 집중한다.

1. 가능한 한 오랫동안 균형을 유지하려고 노력한다(1분 미만).
2. 체중을 한쪽 다리에서 반대편 다리로 부드럽게 옮긴다.
3. 치료사는 환자를 부드럽게 밀어서 불안정한 상태를 만들고 환자는 적절한 자세를 유지하려고 한다.

이 단계에서 양쪽 경추부에 TENS 자극을 유지하면서 델로스 장비와 같은 시각적 피드백 프로그램이 있는 밸런스 보드(4장 참조)를 사용하면 운동이 더 효과적이다.

2 가상현실(Virtual Reality)

시운동 회로(optokinetic circuits)의 활성화를 통한 반복적인 시각적 자극이 전정 보상(vestibular compensation)을 향상시킬 수 있다는 것은 잘 알려져 있다[7]. 가상 현실(virtual reality, VR)과 증강 현실(augmented reality, AR)은 기술적으로 진보된 시운동(optokinetic) 전정 자극이다[8, 9].

최근 VR 기술의 발전으로 임상에서 사용할 수 있게 되었다. VR은 일반적 치료에서 수행할 수 없는 목표를 달성할 수 있는 환경을 만들어 준다. 병원에서 VR을 통해 일상적인 업무를 훈련할 수 있고 복잡한 과제를 수행할 수도 있다. 현실 세계의 위험 없이 VR을 사용한 운동은 환자가 움직이도록 동기를 부여하고, 더 어려운 상황도 적응하도록 돕는다. 이러한 목적으로 저렴한 상업용 비디오 게임들이 제안되었다[10, 11].

VR를 이용해 지속적인 결과를 얻기 위해서는 높은 현실감과 몰입감이 필요하다[12, 13]. 상업용 비디오 게임은 사용자 친화적이지만 몰입감과 현실감이 낮다. 이러한 이유로 본 저자들은 피겨스케이팅 선수에게 자기-경험 가상 현실(self-experienced virtual reality)[14] 훈련을 적용하였다. 이런 방식은 BVH 환자에게도 적용할 수 있다. 먼저 환자에게 단순한 동작을 훈련시키고 그 동작을 녹화한다. 시각, 청각 자극이 포함된 녹화된 영상을 관찰하면서 정적 및 동적 균형을 유지할 수 있도록 훈련한다. 환자의 동작은 '객관적 시점'과 '주관적 시점' 모두 녹화한다. 객관적 시점이란 치료사가 환자를 디지털 카메라로 촬영하는 것이고 주관적 시점이란 환자의 머리에 고정된 실외 액션 카메라나 디지털 카메라를 통해 녹화하는 것을 말한다(그림 7.8)[8].

치료사는 환자의 다음 동작을 녹화한다.

(a) 눈을 뜨고 앞뒤로 5걸음 걷기
(b) 눈을 감고 앞뒤로 5걸음 걷기
(c) 앞으로 5걸음 걷고 왼쪽으로 돌아 뒤로 5걸음 걷고 오른쪽으로 돌아 5걸음 앞으로 걷기
(d) 시계 방향으로 걷다가 반 시계 방향으로 걷기
(e) 8자 모양의 길을 따라 걷기

노트북 또는 TV 화면(최소 15 인치 화면 필요)을 사용하여 녹화된 영상을 환자에게 제공한다. 화면은 환자 눈의 수평선 높이에 위치시키고 몰입감을 높이기 위해 방을 어둡게 한다. 녹화된 영상은 객관적 시점과 주관적 시점을 번갈아 제시한다. 비디오 영상은 정적 및 동적 균형을 모두 향상 시킬 수 있다.

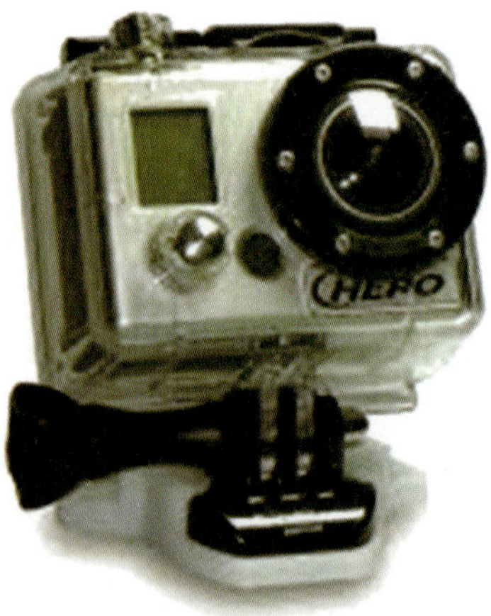

그림 7.8 머리에 고정된 실외 액션 카메라

1. 정적 균형(Static Balance)

레이저 포인터를 머리에 고정한 환자는 스크린 앞에 선다. 스크린 상단에 배치된 목표물에 레이저 포인터 불빛을 맞춘다.

1. 30초 이상 서서 레이저 포인터 불빛을 일정하게 유지한다.
2. 환자는 한 다리로 서서 10초 이상 균형을 유지하면서 레이저 포인터 불빛을 일정하게 유지한다. 그런 다음 반대편 다리로 서서 운동을 반복한다.
3. 푹신한 매트리스 위에 서서 위 운동을 실시한다.

2. 동적 균형(Dynamic Balance)

레이저 포인터를 머리에 고정한 환자는 스크린 앞 밸런스 보드 위에 똑바로 선다.

1. 균형을 유지하고 치료사는 환자가 넘어지지 않도록 도와준다.
2. 영상이 나오는 동안 30초 이상 균형을 유지하고 레이저 포인터 불빛이 스크린 상단에 배치된 목표물에 고정할 수 있도록 한다.

3 홈 프로토콜(Home Protocol)

홈 프로토콜의 목적은 치료사와 함께 실시한 향상된 기능 상태를 유지하기 위한 것이다. 환자는 하루에 두 번 이상 이 운동을 반복한다. 운동 시 소형 레이저 포인터, 돋보기(확대 렌즈) 및 DVD 플레이어가 필요하다.

1. 레이저 포인터를 머리에 고정한다. 네발 기기 자세에서 숨을 들이마시면서 등을 활처럼 구부리고 숨을 내쉬면서 골반을 회전시켜 전만증을 만든다. 환자는 레이저 포인터 불빛이 벽에 있는 목표물에 고정되도록 머리를 똑바로 유지한다.
2. 레이저 포인터를 머리에 고정한다. 바로 누운 자세에서 앉으면서 바로 앞에 있는 목표물에 레이저 포인터 불빛을 맞춘다.

돋보기 렌즈를 착용하고 앉기

3. 오른쪽 팔을 어깨 높이만큼 들어 올리고 엄지손가락을 편다. 팔을 수평 방향에서 천천히 앞뒤로 움직이고 그다음 수직 방향으로도 움직인다. 눈으로만 엄지손가락의 움직임을 따라간다. 처음에는 엄지손가락을 천천히 움직이고 속도를 점차 증가시킨다.
4. 위와 같이 반복하되 목표물에 시선을 고정하고 동시에 머리를 움직인다.
5. 치료사는 환자의 정면, 왼쪽, 오른쪽에 각각 세 개의 목표물을 둔다. 환자는 정면 목표물에 시선을 고정한다. 그다음 환자는 오른쪽으로 머리를 돌리면서 오른쪽 목표물에 시선을

고정한다. 그다음 환자는 오른쪽 목표물에 시선을 고정한 채 머리를 정면으로 돌리고 정면의 목표물을 주시한다. 그다음 환자는 왼쪽으로 머리를 돌리면서 왼쪽 목표물에 시선을 고정한다. 그다음 환자는 왼쪽 목표물에 시선을 고정한 채 머리를 정면으로 돌린다.

6. 오른쪽 팔을 어깨 높이만큼 들어 올리고 엄지손가락을 편다. 팔을 수평 방향에서 천천히 앞뒤로 움직이고 그다음 수직 방향으로도 움직인다. 눈으로만 엄지손가락의 움직임을 따라간다. 처음에는 엄지손가락을 천천히 움직이고 속도를 점차 증가시킨다.
7. 위와 같이 반복하되 목표물에 시선을 고정하고 동시에 머리를 움직인다.

돋보기 렌즈 착용하고 서기

8. 푹신한 매트리스 위에 서서 거울에 비친 자신의 모습에 시선을 고정한다. 자세를 바르게 정렬한다. 1분 동안 균형을 유지하고, 눈을 감고 바른 자세를 상상하며 시각화한다. 이 자세를 1분 이상 유지한다.
9. 작은 물건을 잡고 머리 위로 들어 올린다. 팔을 뻗은 상태에서 물건에 시선을 고정하고 원을 그리듯 크게 움직인다. 그런 다음 눈을 감고 원을 그리듯 크게 움직인다.
10. 푹신한 매트리스 위에 서서 책을 펴고, 천천히 앞뒤로 움직이면서 읽는다.
11. 머리를 앞뒤로 움직이면서 걷는다.
12. 복도에서 눈을 뜨고 앞뒤로 5걸음 걷는다.

객관적 시점 동영상 시청

13. 바닥에 서서 스크린 앞에 서서 균형을 유지하고, 푹신한 매트리스 위에 서서 균형을 유지한다.
14. 바닥에서 제자리 걷기를 하면서 균형을 유지하고, 푹신한 매트리스 위에서 제자리 걷기를 하면서 균형을 유지한다.

4 상담(Counselling)

생활 방식에 주의를 기울이는 것이 중요하다. 주요 제안사항은 다음과 같다.

- 체질량지수(body mass index, BMI) 조절하기

  [BMI는 체지방과 상관관계가 있으며 체중(kg)을 자신의 키(m)의 제곱으로 나눈 값으로 계산한다. 예: 체중이 70kg이고 키가 1.74m인 대상자의 BMI는 70/(1.74×1.74)=23.1이다. 정상값은 18.5~24.9 (세계보건기구, World Health Organization, WHO)이다.]

- 규칙적이고 지속적인 유산소 신체 활동 수행[예; 빠르게 걷기(뛰지 않음), 주 3회, 하루 30분]
- 특히 가을과 봄 과일 및 야채가 풍부한 식단 유지(하루 5번/일)
- 패스트푸드 피하기
- 캡사이신 함유된 매운 음식 피하기[18]
- 충분한 수분 섭취 유지(여성 1.5L 이상, 남성 2L)
- 알코올 섭취 제한(여성 120mL 이하, 남성 240mL 이하)
- 흡연 및 약물 남용 방지하기

참고문헌

1. Strupp M, Brandt T. Peripheral vestibular disorders. Curr Opin Neurol. 2013 ;26:81-89.
2. Requena T, Espinosa-Sanchez JM, Lopez-Escamez JA. Genetics of dizziness: cerebellar and vestibular disorders. Curr Opin Neurol. 2014;27:98-104.
3. Petersen JA, Wichmann WW, Weber KP. The pivotal sign of CANVAS. Neurology. 2013;81:1642-1643.
4. Benítez del Rosario JJ, Santandreu Jiménez ME, Lousa Gayoso M. Cerebellar ataxia with neuropathy and bilateral vestibular areflexia syndrome (CANVAS) in an imbalance patient. Acta Otorrinolaringol Esp. 2014;65:258-260.
5. McCall AA, Yates BJ. Compensation following bilateral vestibular damage. Front Neurol. 2011;2:88.
6. Cushman JD, Aharoni DB, Willers B, Ravassard P, Kees A, Vuong C, Popeney B, Arisaka K, Mehta MR. Multisensory control of multimodal behavior: do the legs know what the tongue is doing? PLoS One. 2013;8:e80465.
7. Viirre E, Draper M, Gailey C, Miller D, Furness T. Adaptation of the VOR in patients with low VOR gains. J Vestib Res. 1998;8:331-334.
8. Vitte E, Sémont A, Berthoz A. Repeated optokinetic stimulation in conditions of active standing facilitates recovery from vestibular deficits. Exp Brain Res. 1994;102:141-148.
9. Gottshall KR, Sessoms PH, Bartlett JL. Vestibular physical therapy intervention: utilizing a computer assisted rehabilitation environment in lieu of traditional physical therapy. Annu Int Conf IEEE Eng Med Biol Soc. 2012;2012:6141-6144.
10. Meldrum D, Glennon A, Herdman S, Murray D, McConn-Walsh R. Virtual reality rehabilitation of balance: assessment of the usability of the Nintendo Wii(®) Fit Plus. Disabil Rehabil Assist Technol. 2012;7:205-210.
11. Sparrer I, Duong Dinh TA, Ilgner J, Westhofen M. Vestibular rehabilitation using the Nintendo® Wii Balance Board -- a user-friendly alternative for central nervous compensation. Acta Otolaryngol. 2013;133:239-245.
12. Riva G, Rizzo A, Alpini D, Attree EA, Barbieri E, Bertella L, Buckwalter JG, Davies RC, Gamberini L, Johansson G, Katz N, Marchi S, Mendozzi L, Molinari E, Pugnetti L, Rose FD, Weiss PL. Virtual environments in the diagnosis, prevention, and intervention of age-related diseases: a review of VR scenarios proposed in the EC VETERAN Project. Cyberpsychol Behav. 1999;2:577-591.
13. Akizuki H, Uno A, Arai K, Morioka S, Ohyama S, Nishiike S, Tamura K, Takeda N. Effects of immersion in virtual reality on postural control. Neurosci Lett. 2005;379:23-26.
14. Tornese D, Botta M, Mattei V, Alpini DC. Self-experienced virtual reality to improve vestibulo-oculomotor performances in ice dancers. A pilot study. Sport Sci Health. 2011;6:45 - 50.
15. Cesarani A, Alpini D. Vertigo and dizziness rehabilitation: The MCS method. Springer. 1999.

CHAPTER 8

양성돌발두위현훈
(Benign Paroxysmal Positional Vertigo)

양성돌발두위현훈(benign paroxysmal positional vertigo, BPPV)은 현훈의 가장 흔한 원인이다[1]. BPPV의 평생 유병률은 2.4%이고 1년 발병률은 0.6%[2]이다. 대부분 BPPV의 원인은 불분명하다. BPPV 재발이 흔하지는 않지만, 머리 외상, 수술, 감염, 척추뇌기저동맥 부전(척추뇌바닥동맥 부전, vertebrobasilar insufficiency) 또는 내이 질환과 같은 여러 병적 질환에 의해 발생할 수 있다[3, 4].

BPPV는 일반적으로 머리의 움직임이나 침대에서 몸의 위치 변화로 유발되는 짧지만 심한 회전성 어지럼을 초래하는 질병으로, 순수한 내이 문제로 인식된다. Barany[5]가 기술하였고 Dix와 Hallpike[6]의 연구를 통해 명확한 임상 결과가 보고되었다.

이 환자들의 주요 호소 내용은 특정 머리 위치에서 유발되는 갑작스러운 현훈 발작 발생이다. 갑작스러운 현훈은 다음과 같은 움직임 시 발생한다. 침대 한쪽으로 돌아눕거나 일정 방향으로 돌아누울 때; 머리를 갑자기 움직일 때; 목을 뒤로 젖힐 때; 위를 쳐다볼 때; 선반 위 물체를 꺼낼 때; 머리를 감기 위해 머리를 구부릴 때; 차 밑을 확인할 때; 천장을 페인트칠하기 위해 머리를 뒤로 젖힐 때. 환자는 때로 현훈의 발병이 자세와 연관되어 있다는 것을 인식하고 현훈을 피하려고 한다.

초기 발생은 보통 아침에 일어날 때, 또는 밤에 나타난다. 환자는 강렬한 현훈에 겁을 먹고 눈을 감아 감각을 멈추려고 한다. 불안, 심지어 구토까지 동반되는 메스꺼움이 나타날 수 있다. 드문 경우이긴 하지만 메스꺼움이 몇 시간 동안 지속되기도 한다. 대개 현훈은 짧은 지속시간(1분 미만)을 나타내지만 현훈의 강도로 인해 긴 지속시간의 현훈이 나타날 수 있다.

일반적으로 다음과 두 가지 방법으로 BPPV를 확인할 수 있다.

1. 환자의 머리를 회전시키고 젖힌 상태로 눕히는 Dix-Hallpike 방법[6]으로 어지럼을 검사하면 전형적인 수평 회전 지향성 안진(typical horizontal-rotary geotropic nystagmus)이 나타난다. 안진은 검사 직후 즉시 또는 잠깐의 잠복기(latency)를 거친 후 1분 미만으로 나타난다. 이 검사를 반복하면 안진이 감소한다(습관화 현상으로 인한 피로감). 어떤 경우는 안진이 관찰되지 않지만 환자는 양성돌발두위현훈과 같은 증상을 호소하기도 한다.
2. 바로 누운 환자의 머리를 한쪽에서 반대편으로 돌릴 때 현훈과 순수한 수평 안진(horizontal nystagmus)이 유발된다. 이 검사를 Pagnini - McClure[7, 8] 방법이라고 하며, 지향성 안진

(geotropic nystagmus)과 향지성 안진(ageotropic nystagmus), 두 종류의 안진(nystagmus)이 관찰된다. 일반적으로 이런 BPPV는 오래 지속되며 잠복기 없이 나타날 수도 있다.

이 질병의 특징은 관련된 반고리관의 평면에서 머리를 움직임일 때 일시적 회전성 현훈이 반복해서 유발되는 것이다. 팽대부결석증(cupulolithiasis)과 반고리관결석증(canalolithiasis)[9]은 BPPV의 기초가 되는 병리학적 바이오메카닉 모델로 제안되었다. Schuckneht[10]에 따르면 팽대부결석증은 내림프액보다 비중이 큰 이석이 중력 방향의 변화로 후반고리관(Dix-Hallpike 방법으로 현훈을 유발할 수 있음)이나 측반고리관(Pagnini-McClure 방법으로 현훈을 유발할 수 있음)의 팽대부릉정(cupula)에 부착될 수 있고 머리의 움직임 시 미로의 위치 변화는 팽대부릉정의 움직임을 유발한다는 것이다. 또한, 반고리관결석증은 머리 움직임 시 부유한(free-floating) 이석들이 움직이면서 반고리관 내에 팽대부릉정을 자극한다는 것이다.

어지럼 유발 검사 중에 나타나는 징후(안진)와 증상(메스꺼림, 현훈 등)은 두 가지 주요 범주, 즉 긴장성(tonic)과 위상성(phasic)으로 나뉜다. 긴장성 반응은 중력과 비례한 머리 방향 변화가 안진을 즉시 유발한다. 일반적으로 팽대부에 부착된 이석으로 인해 발생하는 병변과 관련이 있다[9]. 반면, 위상성 반응은 안진이 잠복기를 갖고 나타나며 시간이 지남에 따라 증상이 가라앉는다. 이러한 반응은 일반적으로 반고리관결석증과 관련 있다[9].

이러한 모델에 기초하여, 팽대부에 부착된 이석 또는 반고리관에 떠다니는 이석(일반적으로 이석 대사작용의 잔류물)을 치료하는 방법이 제안되었다. 대부분의 BPPV 경우 물리치료로 치료할 수 있다. 팽대부결석증의 경우는 Semont 결석 유리술(liberatory maneuver)[11], 반고리관결석증의 경우는 Epley 이석정복술(canalith-repositioning procedure, CRP)과 Lempert barbecue 방법(barbecue maneuver)으로[13] 치료할 수 있다. 이 세 가지 기본 치료법에서 수정된 다양한 치료법이 제안되고 있지만, 이 책에서는 3가지 치료법을 소개하고자 한다.

1 Semont 방법(Semont's Maneuver)

치료사는 환자를 환측이 아래로 내려가게 옆으로 눕히고(그림 8.1a 왼쪽 BPPV cupolithiasis) 머리를 약 105° 위쪽으로 회전시킨다. 이 자세를 3분 이상 유지한다. 이때 이석이 이동하면서 후반고리관의 팽대부릉정이 아래 방향으로 구부러진다. 그런 다음 환자를 잡고(그림 8.1b), 반대편으로 눕히면서 환자 머리를 약 195° 아래로 회전시킨다(그림 8.1c). 보통 이 자세에서 몇 초 후, 환측으로 안진이 나타난다. 안진과 현훈이 사라지면 환자를 천천히 앉힌다.

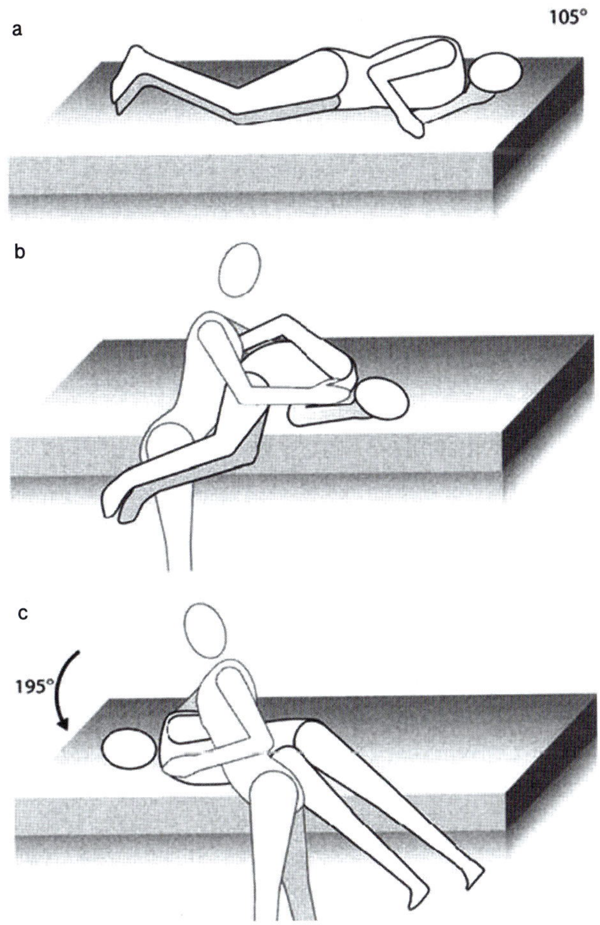

그림 8.1 (a-c) Semont 방법 (Originally published in Cesarani and Alpini [36] published by Springer© 1999)

2 Epley 방법(Epley's Maneuver)

이 치료법의 원래 설명에 따르면, 환자는 전날 밤 스코폴아민(scopolamine)을 처방받거나, 디아제팜(diazepam) 5mg을 처방받는다. 오늘날에는 사전 약물치료가 필요하지 않지만, 매우 불안해하는 환자를 위해 치료 2~3시간 전에 디아제팜 5mg을 처방할 수 있다.

환자는 진찰대(그림 8.2a)에 앉는다. 치료사는 환자 바로 뒤에 위치하고 보조자는 환자 옆에 선다. 이 기법의 원래 설명에 따르면, 치료 적용 시 두개골에 진동을 선택적으로 적용할 수 있다. 환측 유양돌기(꼭지돌기, mastoid process)에 치료사의 손을 대고 그 위에 약 80Hz의 진동기

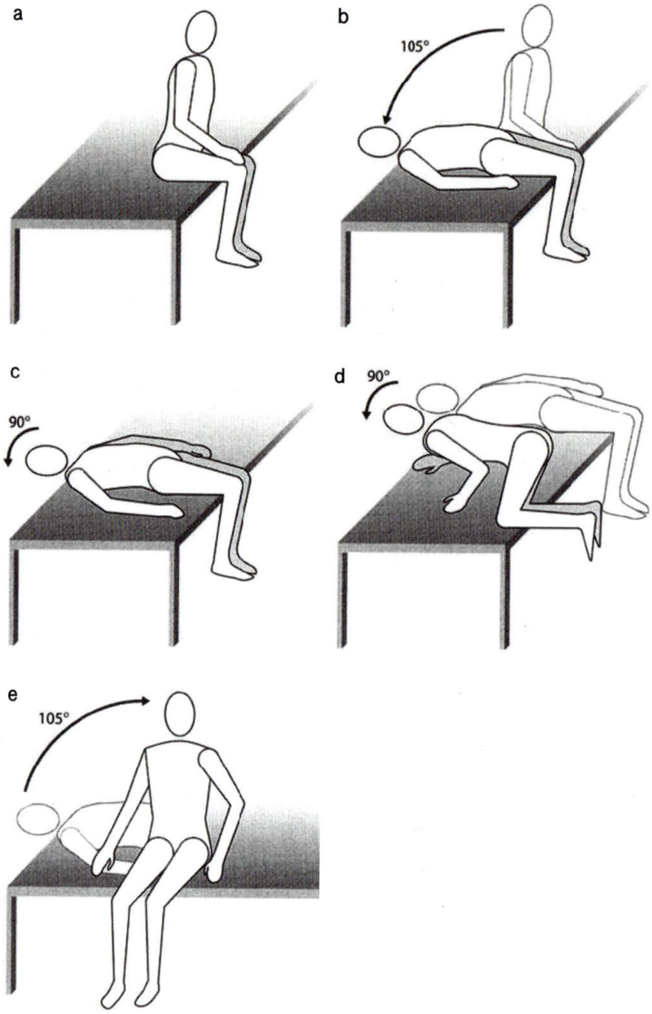

그림 8.2 (a-e) Epley 방법 (Originally published in Cesarani and Alpini [36] published by Springer© 1999)

를 적용시켜 진동이 간접적으로 전달되도록 한다. 치료사는 환자의 머리를 환측으로 105° 회전시키면서 침대에 눕힌다. 이때 머리는 침대 밖으로 나와 있어야 한다(그림 8.2b). 이 자세에서 안진과 현훈이 나타난다. 치료사는 각 자세별로 6~13초씩 유지하고 필요 시 30초 이상 연장할 수 있다. 그런 다음 머리를 건측으로 90° 회전시킨다(그림 8.2c). 환자는 머리 회전과 동시에, 몸통과 다리를 건측으로 회전한다(그림 8.2d). 이 위치에서 안진이 관찰된다. 그런 다음 환자는 머리를 건측으로 돌린 상태에서 앉는다(그림 8.2e).

3 Lempert 방법(Lempert's Maneuver)

반고리관결석증의 경우 이석을 측반고리관과 연결된 난형낭(utricle)쪽으로(ampullofugal) 이동시키는 데 목적이 있다. 이 방법은 바로 누운 환자의 머리를 세로축을 중심으로 270° 회전시킨다. 치료사는 단계별로 빠르게 머리를 90° 회전시킨다; 먼저, 환자는 바로 눕고 치료사는 머리를 환측으로 돌린다. 이때 안진이 나타난다. 안진과 현훈이 사라지면 치료사는 머리와 몸을 완전히 270° 회전할 때까지 단계별로 90°씩 회전시킨다. 머리 위치는 안진이 사라질 때까지 30~60초 동안 유지한다. 지향성 안진의 경우 처음 시작 시 머리를 건측 방향으로 회전시키고 향지성 안진의 경우는 처음 시작 시 머리를 환측 방향으로 회전시킨다.

4 노인과 자세가 불편한 환자들을 위한 BPPV 치료 (BPPV Treatment in Elderly and/or Difficult Patients)

앞서 설명한 치료법들은 치료상 이점이 있지만, 환자의 머리와 몸을 부자연스러운 위치로 이동시키고 순차적 절차가 필요하다. 때로 목이나 등에 질병이 있는 환자, 특히 노인에게는 적합하지 않을 수 있다. 이러한 유형의 환자에게는 바로 누운 자세에서 강제지속측면자세(supine to prolonged lateral position, SPLP)[14] 또는 롤링 오버 방법(rolling over maneuver, ROM)[15]과 같은 보다 보존적인 방법을 사용하는 것이 좋다.

SPLP는 두 단계로 구성된다. 먼저 환자는 똑바로 앉은 자세에서 침대에 바로 눕고 이 자세를 3분간 유지한다. 이 단계 동안, 이석은 팽대부에서 멀어지고(ampullofugal) 측반고리관을 지나 공통각(common crus) 쪽으로 이동해 후반고리관의 상완(superior arm)에 도달하게 된다. 두 번째 단계는 환자가 바로 누운 자세에서 건측으로 머리와 몸을 돌려 자는 것이다. 이 단계에서 이석이 공통각을 지나 난형낭으로 들어간다. 이석을 난형낭 쪽으로 움직이도록 촉진하고 다시 후반고리관으로 들어가지 않게 난형낭에 떠다니는 이석이 없게 하기 위해서는 장기간 측면으로 눕는 자세(최소 30분)가 취침 시 베개 유무에 상관없이 제안된다.

ROM은 환자를 바로 눕히고 오른쪽으로 돌리고 10초 동안 유지한 다음 다시 원래대로 위치시키고 10초 동안 유지한다. 그런 다음 환자를 왼쪽으로 돌리고 10초를 유지한다. 환자는 아침에 일어나기 전과 밤에 자기 전에 이 동작을 하루에 1세트 10회, 2세트 반복한다. ROM은 목만 회전시켜서도 할 수 있고 목 회전 없이 머리와 몸을 전체 회전시켜서도 수행할 수 있다. 특히 외상 초기에는 편타성(채찍질, whiplash) 손상 환자에게 매우 적합한 방법이다.

5 BPPV 치료 시 개별적인 접근(Personal Approach to BPPV)

팽대부릉정에 부착된 이석 또는 세반고리관에 떠다니는 이석은 이석 대사작용(otoconia metabolism)의 잔여물로 발생할 수 있다. 머리, 편타성 손상, 염증성 질환, 여러 병리학적 문제들[자가면역성 갑상선염(autoimmune thyroiditis), 당뇨병(diabetes), 고뇨산혈증(hyperuricaemia)], 내이질환(전정신경염, 메니에르병등)에 의해 이석의 파편이 이동하게 된다. 이석 입자들은 내림프 재생의 자연적인 과정 또는 이석치환술을 통해 내이 정맥 시스템(inner ear venous system), 경추 정맥 시스템(cervical venous system)으로 배출된다. 경추 정맥 배출(cervical venous drainage)은 앞쪽의 내경정맥(속목정맥, internal jugular vein)과 뒤쪽의 추골정맥(척추정맥, vertebral vein)으로 구성된다. 추골정맥은 외 · 내 추골정맥총(external and internal vertebral venous plexus)으로 나뉘고 이는 추간정맥(척추사이정맥, intervertebral vein)과 추체정맥(척추뼈몸통정맥, basivertebral vein)을 통해 합쳐진다[16]. 정맥성 척추 시스템(venous vertebral system)은 신경총 형태로 두개골(머리뼈, skull)에서 요추 부위까지 모든 척추를 따라 분포한다. 본 저자들의 경험에 따르면 결석 유리술과 도수치료를 함께 적용 시(8.5.3장 참조) 내이의 배출을 촉진시켜 BPPV 치료의 효율성을 향상시켰다.

1. 물리치료(Physical Therapy)

첫 번째 단계는 고수준의 반사 치료(high-level reflex therapy)인 도수치료를 통해 척추 생체역학을 회복시키는 것이다[17]. 도수치료(manipulation)는 목의 혈관 반사, 위장의 내장 반사를 개선 시켜 자율신경계 증상을 감소시킬 수 있다. 도수치료는 환자가 앉아 있는 상태에서 실시한다. 그런 다음 적절한 이석치환술을 수행한다.

BPPV 물리치료 시 다음 단계를 포함한다.

1. 상복부 지지대를 이용한 중간-흉추부 관절을 빠른 속도로 신전시키는(T7-T8 분절)(그림 8.3) 도수치료
2. 흉골을 지지하고 경 · 흉추(C7-T2 분절) 부위를 빠른 속도로 신전시키는 도수치료(그림 8.4)
3. 경추 연부조직 치료(그림 8.5)
4. 이석치환술
   - Dix-Hallpike 검사 시 긴장성 반응의 경우 Semont 방법 실시
   - Dix-Hallpike 검사 시 위상성 반응의 경우 Epley 방법 실시
   - Pagnini-McClure 검사 시 양성반응의 경우 Lempert 방법 실시

이석치환술을 수행할 수 없는 경우 병변에 맞추어 SPLP 또는 ROM을 실행하는 것을 제안한다.

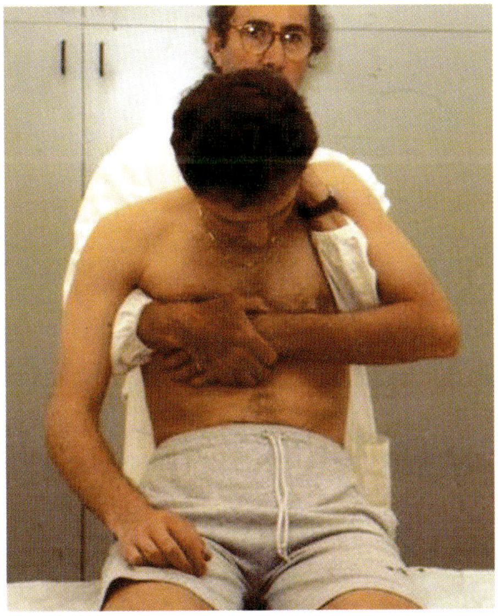

그림 8.3 중간-흉추부 관절(T7~T8 분절) 고속 저진폭(high-velocity low-amplitude) 도수치료

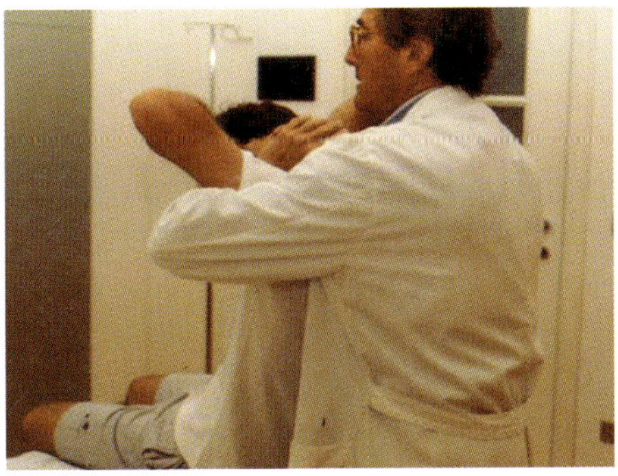

그림 8.4 경흉추부(C7-T2 분절) 고속 저진폭(high-velocity low-amplitude) 도수치료

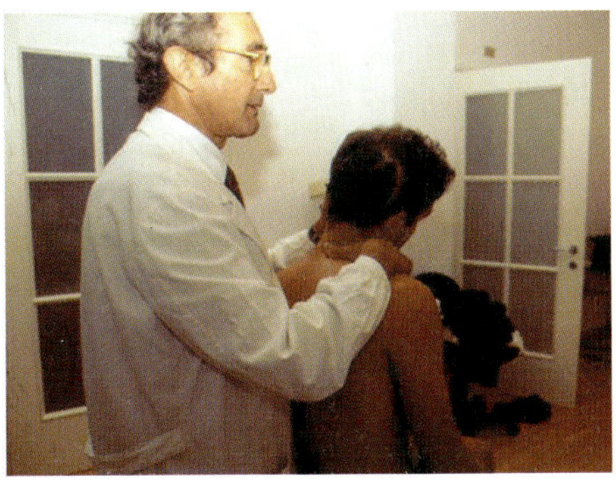

그림 8.5 경추부 연부조직 치료

2. 홈 프로토콜(Home Protocol)

이석치환술 실행 48시간 후, 환자에게 SPLP와 ROM을 결합한 운동을 약 10일 동안 침대에서 수행할 것을 제안한다.

1. 똑바로 앉은 자세에서 시작해 침대에 바로 눕고 증상이 끝난 후 30초 동안 이 자세를 유지한다.
2. 바로 누운 자세에서 눈을 뜨고 천천히 오른쪽으로 머리를 돌리고 10초 동안 유지한다.
3. 그런 다음 눈을 뜬 상태에서 머리를 왼쪽으로 천천히 돌리고 10초간 유지한다.
4. 이러한 동작을 10회 반복한다.
5. 환측으로 눕고 증상이 끝난 후 30초 동안 이 자세를 유지한다.
6. 베개를 베고 머리와 몸을 건측으로 회전시켜 최소 30분 이상(SPLP) 유지한다.

3. 상담(Counselling)

BBPV의 주요 병변은 내림프 변형 또는 이석막(otolithic membrane) 손상이다. 위에서 설명한 것처럼 선택적으로 물리치료를 적용하더라도 일부 특정 환자에서는 약간의 주의를 기울여야 한다. 사실 BPPV는 일생에서 대개 한 번 정도 경험하게 되나 실제로 BPPV 환자가 적절하게 치료받지 못하면 현훈이 며칠 또는 몇 주 동안 지속될 수 있다. 또한, 때로는 BPPV 발병이 몇 년 후 재발하기도 하고 질병을 치료한 후 BPPV가 나타날 수도 있다. 이 경우 내이의 질병에 의해 2차적으로 BPPV가 발생했을 가능성을 고려해야 한다. BPPV는 두부 외상, 미로(labyrinth)의 혈관 병변[18], 바이러스성 전정신경염(vestibular neuritis)[19], 메니에르병(Ménière's disease)[20], 이경화(otosclerosis)[21]에 의해 2차적으로 발병할 수 있다.

미로의 생체역학 모델에 대한 일반적인 합의에도 불구하고, 특발성 BPPV의 병리 발생은 아직 완전히 이해되지 않았다. 2008년 Mariani 등[22]은 5년 추적조사를 통해 575명의 환자를 대상으로 BPPV 발생 빈도와 대기오염[초미세입자(10ppm)와 이산화질소] 사이 유의한 상관관계를 보고하였다. 그들은 BPPV, 온도, 태양 조사(sun irradiation) 사이에 역상관관계를 발견하였고 대기압과의 상관관계는 발견하지 못했다. 그들은 두 가지 상관 변수(온도와 10ppm)의 추세를 제시하였는데, 온도가 떨어지면 초미세 입자가 증가하고 이때 BPPV 환자도 증가했다고 보고하였다. 따라서 BPPV는 주기적인 현상이며 오염과 관련이 있을 수 있다.

본 저자들은 BPPV와 환경과의 상관관계에 관한 논문은 아직 발표하진 않았지만 2011년 Alpini 등[23]은 이산화질소와 초미세 입자(10ppm)에 대해 10년 추적 관찰하였다. 그림 8.6, 8.7, 8.8은 10년 동안 동일 지역(Great Milan, Italy) 검사실에서 진단된 특발성 BPPV(idiopathic BBPV)와 이산화질소(NO_2), 초미세 입자(10ppm)와의 상관관계를 나타낸 것이다. 수분 섭취 증가는 흡수된 오염 입자와 이석 제거를 촉진하는 데 필수적이다.

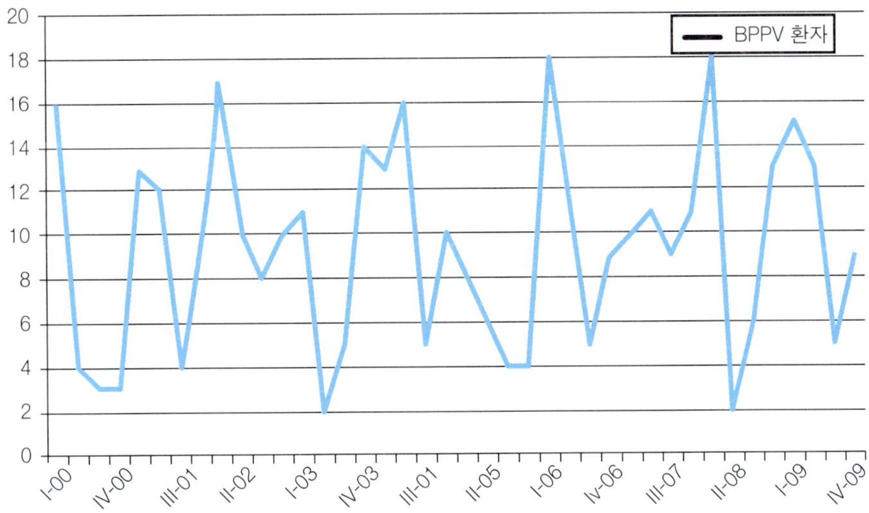

그림 8.6 2000-2009년 (10년 관찰) 동안 발병한 양성돌발두위현훈(benign paroxysmal positional vertigo, BPPV). BPPV는 겨울에 발병이 증가하고 봄과 여름에 점진적인 감소하는 것을 관찰할 수 있다. I은 봄, II은 여름, III은 가을, IV은 겨울을 의미하며 로마자 뒤에 숫자는 년도를 의미한다(역자 추가설명).

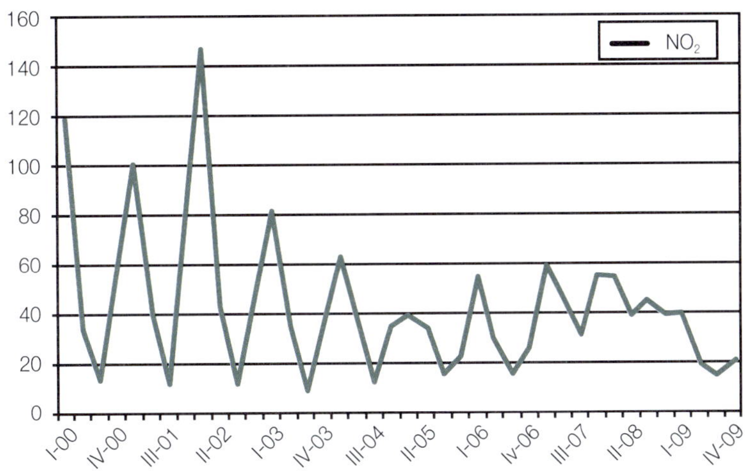

그림 8.7 이탈리아 Great Milan에서 2000-2009년 동안 발병한 양성돌발두위현훈(benign paroxysmal positional vertigo, BPPV)과 이산화질소(NO2)의 상관관계. 그림 8.6 그래프와 8.7 그래프의 추세는 매우 유사하다. I은 봄, II은 여름, III은 가을, IV은 겨울을 의미하며 로마자 뒤에 숫자는 년도를 의미한다(역자 추가설명).

특발성 BBPV는 여성에게서 더 자주 발생하고 일반적으로 오른쪽에서 발병한다는 것은 잘 알려져 있다[24, 25]. Vibert 등[26]은 여성 유병률은 골감소증(osteopenia)과 골다공증(osteoporosis)이 관련 있다고 보고하였다. 그들은 척추와 고관절의 골밀도를 측정하였다. BPPV 환자와 건강한 83명의 여성의 골밀도와 비교해 본 결과 BPPV 환자의 골밀도 수치가 상당히 낮았다

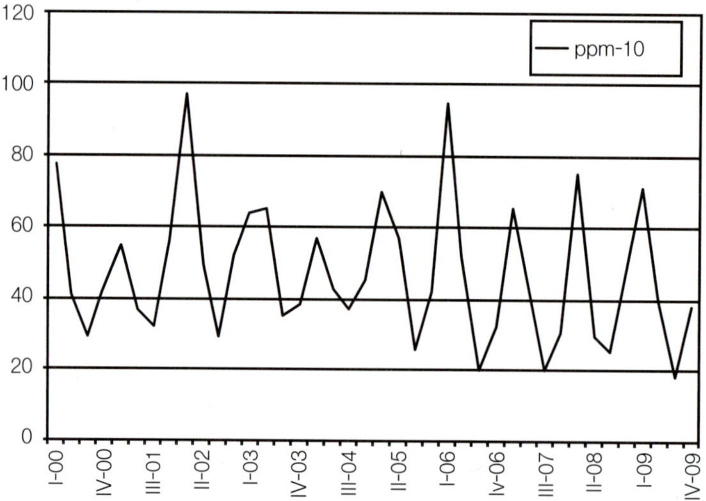

그림 8.8 이탈리아 Great Milan에서 2000-2009년 동안 발병한 양성돌발두위현훈(benign paroxysmal positional vertigo, BPPV)과 초미세입자(10ppm)의 상관관계. 그림 8.6 그래프와 8.8 그래프의 추세는 매우 유사하다. Ⅰ은 봄, Ⅱ은 여름, Ⅲ은 가을, Ⅳ은 겨울을 의미하며 로마자 뒤에 숫자는 년도를 의미한다(역자 추가설명).

($p<0.026$). 발병된 사례의 75%에서 골감소증 또는 골다공증이 나타났다. 그들은 칼슘 대사 조절 장애가 이석 대사에 영향을 미쳐 이석 파편(otoconia debris) 형성을 증가시킨다고 추정하였다. 따라서 본 저자들은 갱년기 전후의 여성은 뼈 대사에 중요한 역할을 하고 인과 칼슘의 조절에 관여하는 비타민 D를 복용하고, 고관절 고밀도를 검사하는 것을 제안한다.

또한, Cakir 등[29]은 BPPV 오른쪽 발병률에 대해 조사하였다. 그들은 86% BPPV 환자들이 휴식 시 오른쪽으로 누워 있다는 것을 발견하였고 그들의 병변이 오른쪽이였다고 보고하였다. 그들은 휴식 중 습관적으로 오른쪽 옆으로 눕는 것이 BPPV를 유발하는 주요 요인이 될 수 있다고 보고하였다. 따라서 본 저자들은 환자에게 물리치료 후 적어도 5~7일 동안은 취침 시 머리 위치를 높게 유지할 것을 제안한다.

모든 BBPV 환자는 흡연을 피하고 알코올 섭취와[30], 육류 섭취를 줄여야 한다[31]. 식이요법으로 교정될 수 있는 BPPV와 관련된 대사 장애는 당뇨병이다[32]. 따라서 당뇨병이 있는 환자나 가족력이 있는 환자는 탄수화물 섭취의 제한을 권한다.

마지막으로, 재발성 BPPV 환자에서 자가면역성 갑상선 염증[33, 34]을 고려해서 검사하고 정상 단계(euthyroid phase)라도[35] (표 8.1) 적절하게 치료해야 한다.

표 8.1 BPPV 상담

수분 섭취 증가시키기(여성의 경우 최소 2L, 남성의 경우 2.5L)
침대에서 휴식 중 머리 올린 상태 만들기(베개를 2개 사용하거나 경사침대 사용)
알코올 섭취 줄이기(여성 120mL 이하, 남성 240mL 이하)
담배 및 약물 피하기
붉은 육류 섭취 제한하기(주당 500g 이하)
재발 시 2차 BPPV 가능성 고려하기
젊은 여성의 경우 자가면역성 갑상선 염증 확인하기
폐경기 전후 여성의 경우 비타민 D와 골밀도 대사 검사하기
당뇨병이 있거나 당뇨병 가족력이 있는 경우 또는 포도당 과민증(특히 청량 음료)이 있는 경우 탄수화물과 칼로리 섭취 조절하기

참고문헌

1. Prokopakis EP, Chimona T, Tsagournisakis M, Christodoulou P, Hirsch BE, Lachanas VA, Helidonis ES, Plaitakis A, Velegrakis GA. Benign paroxysmal positional vertigo: 10-year experience in treating 592 patients with canalith repositioning procedure. Laryngoscope. 2005;115:1667-1671.
2. von Brevern M, Radtke A, Lezius F, Feldmann M, Ziese T, Lempert T, Neuhauser H. Epidemiology of benign paroxysmal positional vertigo: a population based study. J Neurol Neurosurg Psychiatry. 2007;78:710-715.
3. Korres SG, Balatsouras DG, Papouliakos S, Ferekidis E. Benign paroxysmal positional vertigo and its management. Med Sci Monit. 2007;13:275-282.
4. Levrat E, van Melle G, Monnier P, Maire R. Efficacy of the Semont maneuver in benign paroxysmal positional vertigo. Arch Otolaryngol Head Neck Surg. 2003 ;129:629-633.
5. Frenzel H. Pathologico-anatomical and pathologico-physiological basis of positional nystagmus. Acta Otolaryngol Suppl. 1961;159:73-77.
6. Dix MR, Hallpike CS. The pathology, symptomatology and diagnosis of certain common disorders of the vestibular system. Ann Otol Rhinol Laryngol. 1952 ;61:987-1016.
7. Pagnini P, Nuti D, Vannucchi P. Benign paroxysmal vertigo of the horizontal canal. ORL J Otorhinolaryngol Relat Spec. 1989;51:161-170.
8. Parnes LS, McClure JA. Free-floating endolymph particles: a new operative finding during posterior semicircular canal occlusion. Laryngoscope. 1992 ;102:988-992.
9. Rajguru SM, Ifediba MA, Rabbitt RD. Three-dimensional biomechanical model of benign paroxysmal positional vertigo. Ann Biomed Eng. 2004;32:831-846.
10. Schuknecht HF. Cupulolithiasis. Arch Otolaryngol. 1969;90:765-778.
11. Semont A, Sterkers JM. Reeducation vestibulaires. Les Cahiers D' Orl 1980;15:305.
12. Epley JM. The canalith repositioning procedure: for treatment of benign paroxysmal positional vertigo. Otolaryngol Head Neck Surg. 1992;107:399-404.
13. Lempert T. Horizontal benign positional vertigo. Neurology. 1994;44:2213-2214.
14. Shih CP, Wang CH. Supine to prolonged lateral position: a novel therapeutic maneuver for posterior canal benign paroxysmal positional vertigo. J Neurol. 2013;260:1375-1381.
15. Sugita-Kitajima A, Sato S, Mikami K, Mukaide M, Koizuka I. Does vertigo disappear only by rolling over? Rehabilitation for benign paroxysmal positional vertigo. Acta Otolaryngol. 2010;130:84-88.
16. Schaller B. Physiology of cerebral venous blood flow: from experimental data in animals to normal function in humans. Brain Res Brain Res Rev. 2004 ;46:243-260.
17. Maigne R, Nieves WL. Diagnosis and treatment of pain of vertebral origin. CRC Press, Boca Raton, 2005.
18. Hemenway WG, Lindsay JR. Postural vertigo due to unilateral sudden partial loss of vestibular function. Ann Otol Rhinol Laryngol. 1956;65:692-706.
19. Gacek RR. A perspective on recurrent vertigo. ORL J Otorhinolaryngol Relat Spec. 2013;75:91-107.
20. Balatsouras DG, Ganelis P, Aspris A, Economou NC, Moukos A, Koukoutsis G. Benign paroxysmal positional vertigo associated with Meniere's disease: epidemiological, pathophysiologic, clinical, and ther-

참고문헌

apeutic aspects. Ann Otol Rhinol Laryngol. 2012;121:682-688.

21. Crossland G, De R, Axon P. Far advanced otosclerosis and intractable benign paroxysmal positional vertigo treated with combined cochlear implantation and posterior semicircular canal occlusion. J Laryngol Otol. 2004;118:302-304.
22. Mariani P, Pelagatti M, Hahn A, Alpini D. Epidemiology of paroxysmal positioning vertigo: correlation with seasons, climate, and pollution. Int Tinnitus J. 2008;14:168-174.
23. Alpini DC, Mariani P, Mattei V. Paroxysmal positioning vertigo (PPV) and pollution: a ten years correlation. Archives for sensology and neurootology in science and practice. 2011;6:1-11.
24. Caruso G, Nuti D. Epidemiological data from 2270 PPV patients. Audiological Med. 2005;3:7 - 11.
25. Neuhauser HK, von Brevern M, Radtke A, Lezius F, Feldmann M, Ziese T, Lempert T. Epidemiology of vestibular vertigo: a neurotologic survey of the general population. Neurology. 2005;65:898-904.
26. Vibert D, Kompis M, Häusler R. Benign paroxysmal positional vertigo in older women may be related to osteoporosis and osteopenia. Ann Otol Rhinol Laryngol. 2003;112:885-889.
27. Jeong SH, Kim JS, Shin JW, Kim S, Lee H, Lee AY, Kim JM, Jo H, Song J, Ghim Y. Decreased serum vitamin D in idiopathic benign paroxysmal positional vertigo. J Neurol. 2013;260:832-838.
28. Büki B, Ecker M, Jünger H, Lundberg YW. Vitamin D deficiency and benign paroxysmal positioning vertigo. Med Hypotheses. 2013;80:201-204.
29. Cakir BO, Ercan I, Cakir ZA, Civelek S, Turgut S. Relationship between the affected ear in benign paroxysmal positional vertigo and habitual head-lying side during bedrest. J Laryngol Otol. 2006;120:534-536.
30. Sunami K, Tochino R, Tokuhara Y, Yamamoto H, Tomita S, Koshimo N, Yamane H. Effects of cigarettes and alcohol consumption in benign paroxysmal positioning vertigo. Acta Otolaryngol. 2006;126:834-838.
31. Lin YT, Lin HW, Huang YC, Ho WT, Li YC, Chen TJ. Association between gout and vertigo in a Taiwanese population. J Clin Neurosci. 2013;20:857-861.
32. Yoda S, Cureoglu S, Yildirim-Baylan M, Morita N, Fukushima H, Harada T, Paparella MM. Association between type 1 diabetes mellitus and deposits in the semicircular canals. Otolaryngol Head Neck Surg. 201;145:458-462.
33. Modugno GC, Pirodda A, Ferri GG, Montana T, Rasciti L, Ceroni AR. A relationship between autoimmune thyroiditis and benign paroxysmal positional vertigo? Med Hypotheses. 2000;54:614-615.
34. Papi G, Corsello SM, Milite MT, Zanni M, Ciardullo AV, Donato CD, Pontecorvi A. Association between benign paroxysmal positional vertigo and autoimmune chronic thyroiditis. Clin Endocrinol (Oxf). 2009;70:169-170.
35. Padberg S, Heller K, Usadel KH, Schumm-Draeger PM. One-year prophylactic treatment of euthyroid Hashimoto's thyroiditis patients with levothyroxine: is there a benefit? Thyroid. 2001;11:249-255.
36. Cesarani A, Alpini D. Vertigo and dizziness rehabilitation: The MCS method. Springer. 1999.

CHAPTER 9

경추성 현훈과 어지럼
(Cervicogenic Vertigo and Dizziness)

경추성 균형장애(cervicogenic balance disorder, CBD)는 1955년 Ryan과 Cope에 의해 "cervical vertigo"로 처음 기술되었다[1]. 다른 용어로는 고유수용성 현훈(proprioceptive vertigo), 경추성 현훈(cervicogenic vertigo), 경추성 어지럼(cervical dizziness)이 있다[2, 3].

진단에 대해 여전히 논란의 여지가 있지만 여러 연구에서 다음의 병리생리학적 메커니즘이 제안되었다.

- 경추의 심부추간근육(deep intervertebral muscle)은 높은 밀도의 근방추(muscle spindle)를 갖고 있으며 자세 조절에 중요한 역할을 하는 것으로 알려져 있다[4 - 6].
- 경추성 자극은 경부목반사(cervico-collic reflex), 경부안구반사(cervico-ocular reflex), 긴장성 목반사(tonic neck reflex)에 관여하는 것으로 알려져 있으며, 시각계와 전정계에 의해 영향을 받는 반사작용들과 연계되어 머리, 눈, 자세를 안정시키는 데 작용한다.
- 전정과 고유수용성 감각 입력은 체중심을 계산하기 위해 선형적으로 결합된다[7 - 11].
- 상부 경추 신경근에 마취 주사를 놓으면 어지럼과 안진이 발생할 수 있다[12, 13].
- 경추 근육에 가해지는 전기[14] 또는 진동[15] 자극은 기울거나 떨어지는 느낌을 주는 것으로 나타났다.

Brandt와 Bronstein[3]은 목 통증이 경추 체성감각 수용기(몸감각 수용기, somatosensory receptor)의 발화 특성을 변화시키고 이러한 변화가 전정 입력과 경추 입력 사이 감각 불일치(sensory mismatch)로 이어져 경추성 현훈을 일으키는 것이라고 하였다. 이러한 메커니즘은 머리 움직임 조절에서 전정-체성감각 수렴(convergence)에 관한 최근 연구 결과들과 일치한다[16 - 18].

CBD는 편타성 손상(채찍질 손상, whiplash injury)처럼 특별한 손상에 의해서도 유발될 수 있으나 뚜렷한 원인이 밝혀지지 않는 경우가 더 많다. 자발적인 목 통증은 나타날 수도 있고 나타나지 않을 수도 있으며, 경추성 관절염이나 목 기능 장애의 병력이 있을 수도 있고 없을 수도 있다. 편타성 손상으로 인한 CBD의 경우 12장에서 언급한 대로 환자를 치료해야 한다.

일반적으로 경추성 현훈이나 어지럼은 머리나 몸의 움직임이 많거나 적을 때 대개 앉은 자세에서 컴퓨터 앞에서 일하거나 텔레비전을 시청한 후 갑작스럽게 발병한다. 발병 후, 머리나 몸의 어떠한 움직임에서도 증상이 발생할 수 있고, 경추성 현훈은 양성돌발두위현훈(benign paroxysmal positioning vertigo)과 혼동될 수 있으므로 8장에서 설명한 양성돌발두위현훈을 진단할 수 있는 검사를 실행해 정확한 진단을 내려야 한다.

CBD의 주요 장애는 편타성 손상이나 이석증과 다른, 머리와 목의 불완전한 움직임이며, 주요 원인은 척추의 고유수용성 감각 과민성과 전정 자극의 불일치이다[19]. 정확한 환자 병력과 임상 검사가 진단의 핵심이지만 때로는 도구적 진단(instrumental diagnosis)이 적절한 치료 계획 수립을 돕고 검증하는 데 필수적이다. 정적 자세 조절(static posturography), 동적 머리-몸통 안정화(cranio-corpo-graphy), 경추-안구운동 상호작용(smooth pursuit neck torsion test, SPNTT)을 평가해 경추의 역할을 확인할 수 있다(3장 참조). 경추의 영상촬영(X-ray, CT, MRI)을 통해 이 병을 진단하는 것은 유용하지 않다.

1 정적 자세검사(Static Posturography)

직립 자세는 시각, 체성감각(척추의 고유수용성 감각과 발의 압력 센서), 전정(주로 이석기관), 이 세 가지 감각에 의해 조절된다. 직립 자세는 모든 감각기관이 작동하고 머리가 몸통의 정렬에 맞춰져 있을 때 안정적이다. 일반적으로 체위기록법(posturography)은 환자가 눈을 뜨고 서 있을 때와, 눈을 감고 서 있을 때 측정한다. 균형능력을 평가하기 위한 자세검사 이외에도 경추 불안정성 검사(cervical destabilizing test)는 어지러운 증상이 경추의 문제인지 확인하기 위해 사용한다. 경추 불안정 상태를 평가하기 위해 경추 동적 활성화(cervical dynamic activation)[20, 21], 회전[22], 신전[23] 동작을 수행한다. 그러나 위에서 언급한 검사들에서 양성 결과가 나왔더라도 이 검사가 병적상태를 진단하는 검사는 아니기 때문에 전체적인 임상 맥락에서 고려해야 한다.

2 머리-몸통 검사(Cranio-Corpo-Graphy)

편타성 손상 환자의 균형장애를 확인하기 위해 머리 불안정성을 평가한다. 1968년 이후, 머리-몸통 검사(cranio-corpo-graphy, CCG)는 전정 장애 시 머리와 몸통의 안정화를 평가하기 위해 사용되었다[24] (그림 9.1). 이 검사는 20년 동안 균형 능력을 확인하기 위한 가장 효율적이고 객관적이며 신속하게 정량화할 수 있는 검사 중 하나였다. 서독 노동 보안 감시 위원회(West German Labour Security Surveillance Board)는 1983년 이 장비를 이용해 의학적으로 작업능력을 평가하였다.

dCCG(digitalized CCG)는 디지털화된 CCG로 피험자에 부착된 4개의 마커 위치를 카메라가 인식하는 비침습적 평가방법이다[25](그림 9.2). dCCG를 사용하여 진행한 연구에 따르면 정

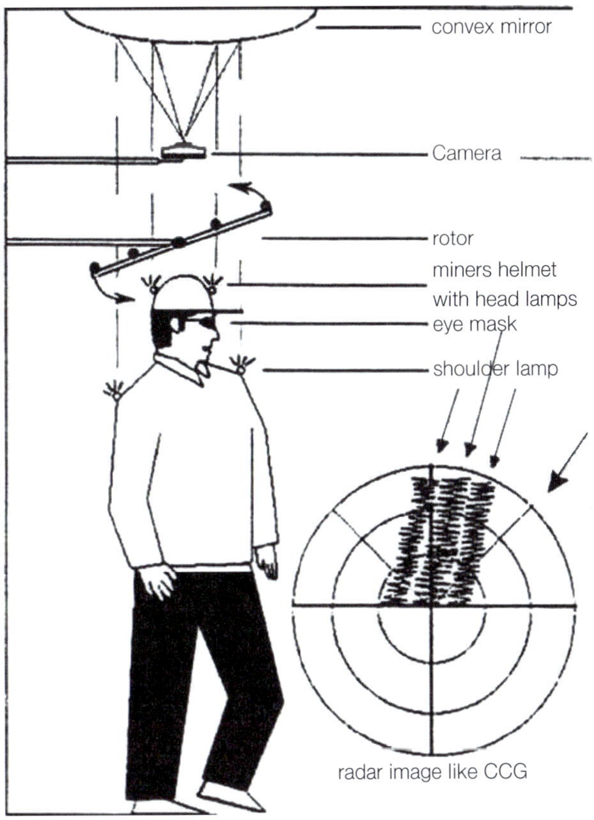

그림 9.1 머리-몸통 검사(cranio-corpo-graphy) 도식화. 환자가 어두운 방에서 걸으면 환자의 머리(헬멧)와 어깨에 부착된 마커의 움직임을 카메라가 추적한다.

상과 병적인 상태의 경부-두부 조절(cervico-cephalic control)을 구별할 수 있는 가장 구체적인 변수는 머리-몸통 이동 거리(displacements) 비율이다. 후두부(뒤통수, occiput)와 흉골(복장뼈, sternum)에 위치한 가속도 센서(예: 델로스, 토리노, 이탈리아)[26]는 머리와 몸통의 시상면(Y)과 측면(X)의 이동 거리를 감지해(그림 9.3) 20분 동안 움직임을 기록한다. 보행 시 머리-몸통의 안정화(X와 Y에서 머리와 몸통 이동 거리 비율)를 계산한다. 비율이 1 미만일 때 몸통에 대해 머리가 안정화되었다고 보며, 정상 범위는 0.6 ~ 0.8이다. 비율이 1 이상일 때는 병리적 상태를 의미한다(그림 9.4).

3 시추적 목 회전 검사(Smooth Pursuit Neck Torsion Test, SPNT)

1998년 Tjell과 Rosenhall[27]은 안운동(oculomotor test) 검사인 시추적 목 회전 검사(smooth

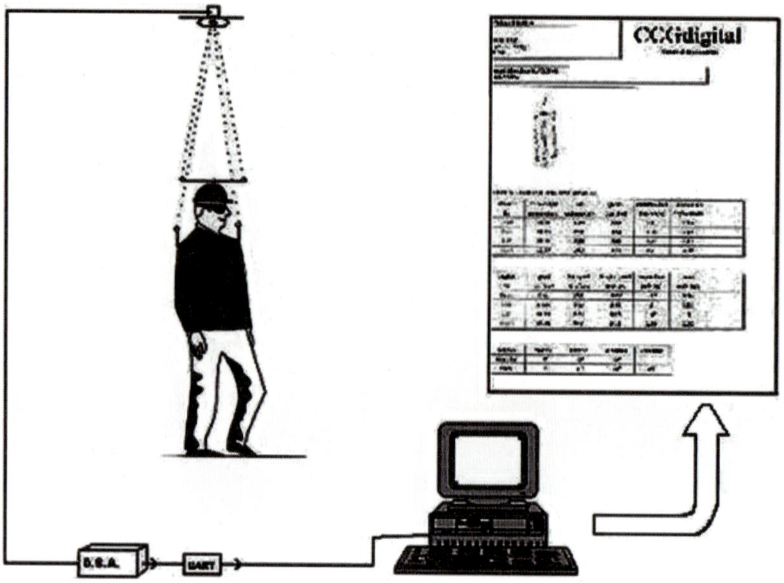

그림 9.2 환자는 양쪽 끝에 마커가 부착된 막대기가 달리 모자를 착용한다. 이때 막대기의 위치는 환자의 앞뒤를 측정할 수 있게 위치시키고 좌우 어깨에도 마커를 부착한다.

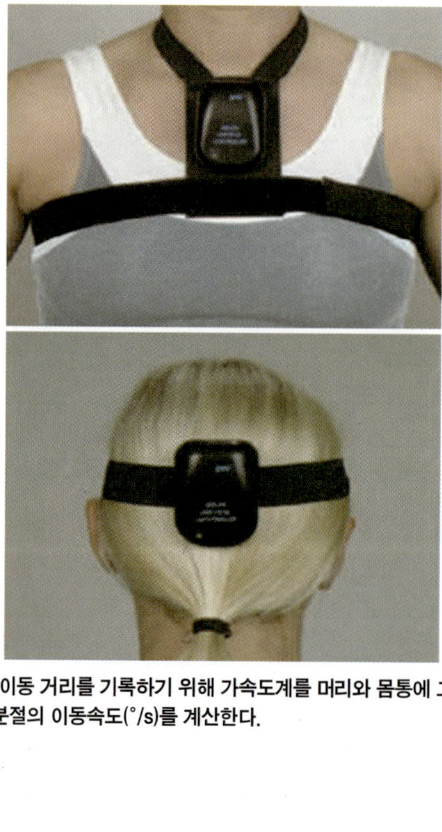

그림 9.3 신체의 시상면과 측면의 이동 거리를 기록하기 위해 가속도계를 머리와 몸통에 고정. 분석 프로그램을 통해 머리와 몸통의 이동 거리 비율, 분절의 이동속도(°/s)를 계산한다.

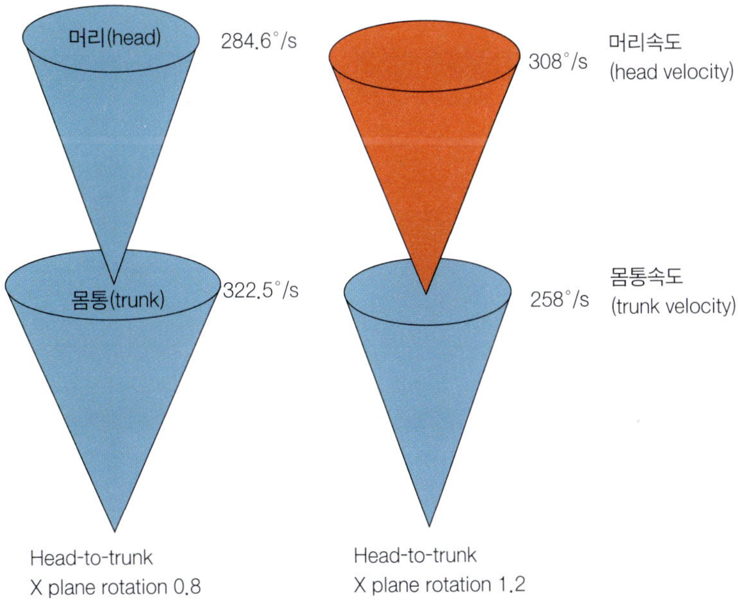

그림 9.4 머리와 몸통의 흔들림을 원뿔로 표현. (왼쪽) 경추-두부 원뿔이 몸통 원뿔보다 작고, 머리-몸통 비율이 1 미만이면 정상. (오른쪽) 환자는 패턴이 반대로 나타난다.

pursuit neck torsion test, SPNTT)를 처음으로 보고하였고 Treleaven 등에 의해 검사가 수정되었다[28]. 환자는 회전이 가능한 의자에 앉고 머리는 중립위치에 두고 움직이는 물체를 따라간다. 이때 눈 움직임의 이득(gain)을 확인한다. 머리는 계속 중립위치에 두고 몸을 45° 오른쪽 또는 왼쪽으로 회전한 상태에서 눈 움직임의 이득을 확인한다. 각 상태에서 눈 움직임 이득을 비교한다. 이때 머리는 몸통 회전 반대 방향이지만 눈은 앞을 보고 있고 미로는 자극받지 않는 상태이다. 경추 편향(cervical bias)을 피하기 위해서는 의자를 천천히 회전시켜야 한다. 또한, 목의 피로와 머리 흔들림을 방지하기 위해 머리 받침대의 사용이 필요하다. 시추적 시 안구의 수정된 움직임은 고유수용성 감각과 통각수용기에 의한 경추 입력 때문일 것이다. 움직이는 목표물을 따라가는 동안 눈의 움직임은 안전위검사(electrooculography, EOG)를 사용하여 측정하고 물체는 30° 시야각(visual angle) 안에서 움직인다. 시추적 이득은 목이 중립위치에 있을 때와 목이 회전된 위치에 있을 때 모두 확인하고 각각의 평균값의 차이는 다음 공식으로 계산한다. 따라서 시추적 시 안구 움직임이 머리가 중립위치일 때와 회전 위치일 때 차이가 없다면 시추적 목 회전 차이의 값은 0이다.

$$\text{시추적 목 회전 차이(SPNT-diff)}: \text{gain}[\text{중립}] - \left(\frac{\text{gain}[\text{왼쪽}] + \text{gain}[\text{오른쪽}]}{2}\right)$$

안전위검사는 3장에서 설명한 두부 추적 검사(head tracking test, HTT)를 수행하는 데도 사용될 수 있다. 이 경우 경추-안구 상호작용이 효율적일수록 눈의 움직임이 적어진다. 즉 시추적의 이득이 낮아진다.

4 도수치료(Treatment)

치료는 경추 통증(cervical pain)과 경추성 두통(cervicogenic headache)을 호소하는 환자를 치료하는 방식으로 도수치료(manual therapy)를 적용한다[29 – 31]. 물리치료와 상담은 치료 결과를 강화시킨다.

이 치료는 다음 4단계로 진행한다.

1. 전문가에 의한 척추 도수치료를 통해 경추-머리 감각-운동 장애 제거하기[32, 33]
2. 문진을 통해 얻은 정보를 기반으로 생활습관 개선을 위한 상담, 목과 척추의 정확한 상태 검사[34], 경추 기능 설문지(Core Outcome Measurement Index for neck pain; COMI-Neck), 다각도로 상태를 측정할 수 있는 평가 도구 사용[35]
3. 물리치료사와 함께 하는 운동을 통해 신체 인식하기, 호흡, 목 긴장 조절법 배우기
4. 홈 프로그램(home exercises)을 통해 상태 유지하기

1. 도수 의학(Manual Medicine)

도수 의학(manual medicine, MM)은 근골격계 장애의 진단 및 치료를 돕기 위해 의사나 치료사가 촉진을 기반으로 직접 치료하는 분야이다. 도수 의학으로는 척추 도수치료(spinal manipulation), 고속 저진폭(high-velocity low-amplitude, HVLA)교정과 연부조직 가동술(soft tissue mobilization), 저속 고진폭(low-velocity high-amplitude, LVHA)교정, 근막이완(myofascial release), 기능이완(functional release) 등이 있다. 도수 의학은 문제가 되는 특정한 부분을 찾아 적절한 방법을 사용해 상태를 치료한다[32]. 도수치료의 목표는 근골격계의 통증 없이 최대 움직임을 회복하는 것이다.

도수 의학은 의학만큼이나 오래된 치료법이다. 4,000년 전 태국에서 행해졌고, 고대 이집트에서도 사용되었다. 현대 의학의 창시자인 히포크라테스도 척추 질환을 치료하기 위해 견인(traction)과 지렛대 기술을 사용하였다. 19세기에 접골사는 유럽과 미국에서 인기가 있었다. 1784년 Edward Harrison, 1874년 Andrew Taylor Still, 1896년 D.D. Palmer는 오늘날 도수 의학으로 알려진 카이로프랙틱(chiropractic), 정골요법(osteopathy)을 시작하였다. 20세기 유럽에서는 James Mennell과 Edgar Cyriax가 현대적인 도수 의학을 사용하기 시작했다. 도수 의학은 정

형외과, 신경과, 류머티즘, 재활의학 분야에서 적용되고 있다.

도수치료를 적용할 수 있는 병변을 구별하기 위한 진단 과정의 표준화 작업은 주로 Robert Meigne에 의해 이루어졌다[33]. 그는 척추 근골격계 질환의 치료적 진단 기준으로 통증성 미세 추간 기능장애(painful minor intervertebral dysfunction, PMID)를 정의하였다[34]. 척추 수준에서 PMID를 구별한다면 CBD를 유발하는 생체역학적 기능부전을 도수치료와 보존적인 치료로 해결할 수 있다. CBD 환자의 임상 평가에 기초하여 도수치료를 위한 적절한 치료 조합을 계획할 수 있다.

일반적으로 적절한 치료는 다음과 같이 단계적으로 진행할 수 있다.

1. 연부조직(soft tissue)치료: 기능을 강화, 근반사 활성 감소, 운동신경 흥분성 억제를 위한 어깨와 목의 표층과 심부 근육, 결합조직의 섬세한 마사지. 이 방법은 직접적으로 근육이나 근막을 치료하는 방법으로 의사나 치료사가 손을 사용하여 비정상적인 연부조직을 이완시키거나 스트레칭시키는 것을 포함한다. 이러한 기술은 거의 모든 곳에 적용될 수 있고 척추주위근에는 특히 유용하다[36].

2. 척추 관절가동술(spinal mobilization; LHVA): 척추 분절이나 부위의 수동적인 움직임 형태. 척추 관절가동술은 척추 분절(segment)이나 부위(region)의 수동관절가동범위(passive range of motion)를 증가시키기 위해 진동(oscillatory)이나 가벼운(gently) 힘을 적용해 척추 분절 또는 부위의 수동적 움직임 만들어내는 방법이다[37].

3. 근 에너지 기법(muscle energy technique)[38]: 직접적이고 능동적인 기술. 제한 장벽(restrictive barrier)에서 환자의 능동적인 근수축을 통해 최대 효과를 얻을 수 있다. 등척성 수축(isometric contraction)을 통한 골지힘줄기관(Golgi tendon organ)의 활성화는 작용근을 억제하고, 상호억제작용(reflexive reciprocal inhibition)은 길항근에서 발생한다. 환자가 이완하면 작용근과 길항근은 억제 상태를 유지하고 제한된 관절가동범위에서 관절이 더 움직이게 된다.

4. 척추 도수치료(spinal manipulation; HVLA): 척추관절에 대한 치료 중재[39]. 이 방법은 본질적 위험(intrinsic risk) 때문에 잘 훈련된 전문가가 실행해야 한다. 일반적으로 척추 도수치료(spinal manipulation)는 생리학적 또는 병리적 장벽(barrier)을 넘어 관절 수동 움직임의 한계까지 빠른 속도와 자극으로 관절 구성요소들을 늘리는 강제 수동 관절가동술(forced passive mobilization)이다[38]. 이처럼 통제된 빠른 움직임은 연수에 일종의 고유수용성 충격(proprioceptive shock)을 일으키고 여기에서 발생한 자극은 치료된 분절 수준의 신경근, 자율신경 조절을 재설정할 수 있다. 훈련된 전문가에 의해 수행되는 치료적 척추 도수치료는 "통증 없는 역방향 움직임(no pain and reverse movement)"이라는 golden Meigne 법칙에 근거한다. 특히 경추 도수치료 관련하여 일정 정도의 합병증이 있을 수 있다. 경추 도수치료 후 심각한 부작용은 백만 번의 도수치료에서 0.25 – 2로 추정된다. 경추 도수치료 후 합병증으로 경부 동맥 절개(cervical artery

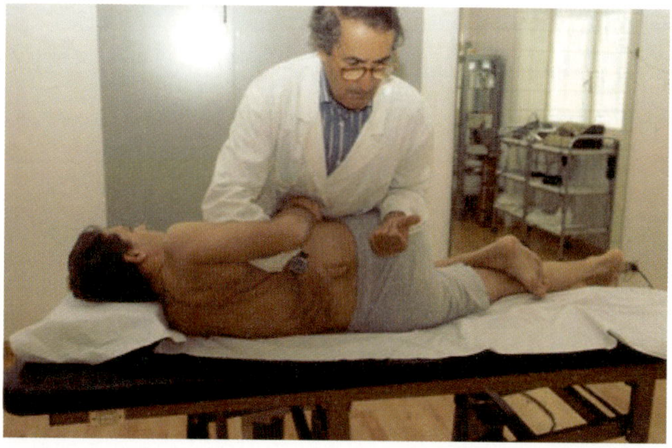

그림 9.5 요추부 도수치료

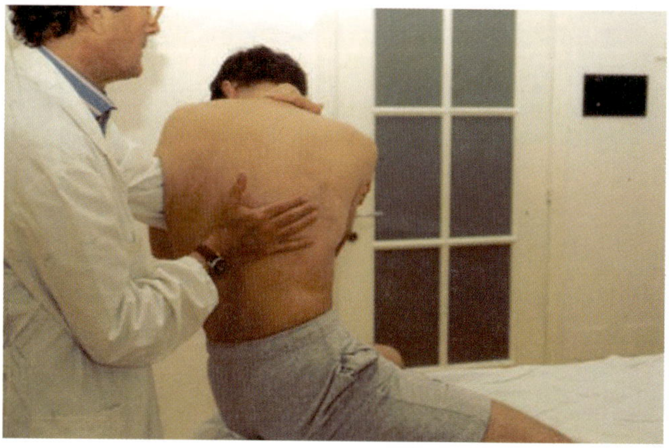

그림 9.6 흉요추부 도수치료

dissection)가 6~9%를 차지하는 것으로 알려져 있다. 혈관 사고는 척추 도수치료에서 피할 수 없는 중요한 문제이다. 그러나 경험이 풍부한 전문가들은 부작용이 거의 없이 효과적인 결과를 제공한다[40]. 가장 의미 있는 비활성 PMID 부위를 찾게 되면 도수치료로 활성 PMID(자발적인 통증)와 비활성 PMID(비자발적인 통증)를 치료한다. 자세 조절(postural control)의 생체역학 때문에 L3–L4, 요천골, 요추 중간부위에서 PMID를 찾으면서 치료를 시작하는 것이 좋으며 비활성 PMID도 찾는다(그림 9.5). 다음 단계는 흉요추부 분절(그림 9.6)과 중간 흉추부(T7–8)(그림 9.7) 부위의 치료이다. CBD에서는 경흉추 분절에서 PMID가 없는 경우도 흉골지지대 자세(그림 9.8)에서 신전시키거나 바로 누운 자세(그림 9.9)에서 치료를 실행한다. 마지막으로 경추부 도수치료를 한다(그림 9.10). C0–C1분절은 도수치료 시 가장 위험한 부위이다. 따라서 환자를 눕히거나 앉힌 자세에서 가벼운 관절가동술(gentle mobilization)과 연부조직 치

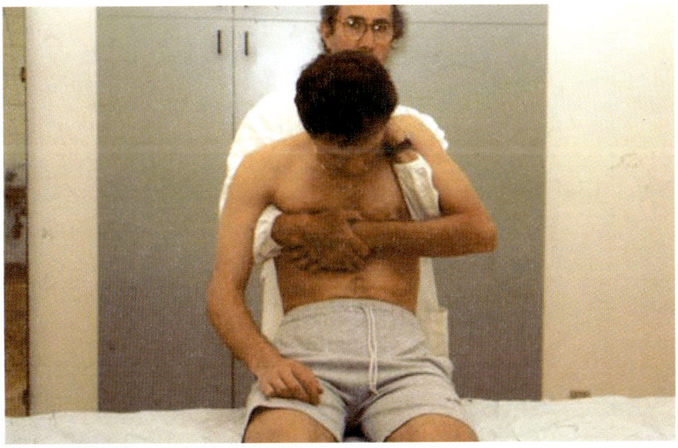

그림 9.7 상복부 지지대를 이용한 중간-흉추부 도수치료

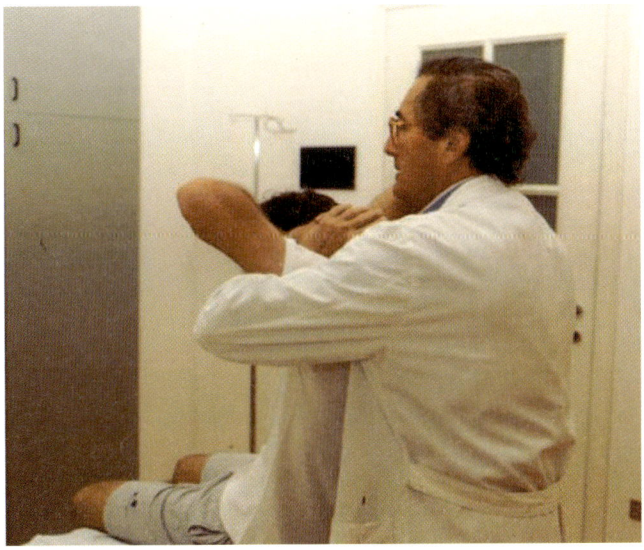

그림 9.8 흉골 지지대를 이용한 경흉추 신전 도수치료

료를 적용한다.

2. 상담(Counselling)

생활습관에 주의를 기울이고 일상 및 작업 활동 중 적절한 자세를 유지하는 것이 중요하다. 주요 제안사항은 다음과 같다.

- 규칙적이고 지속적인 유산소 신체 활동 수행[예; 빠르게 걷기(뛰지 않음), 주 3회, 하루 30분]

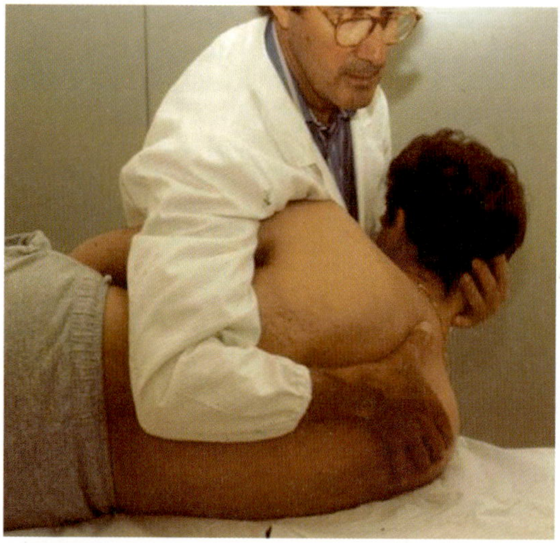

그림 9.9 **바로 누운 자세에서 환측 척추부위 도수치료** (데룰러 도수치료 Deroullè manipulation)

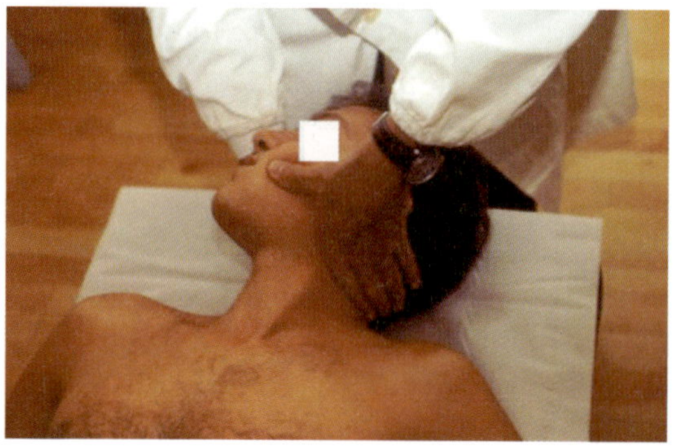

그림 9.10 **경추 도수치료**

- 같은 자세(특히 머리/목의 위치)를 30분 이상 유지하지 않기
- 머리/목의 위치를 바르게 정렬시켜 바른 자세를 유지하고 TV를 시청하거나 PC에서 작업할 때는 주의를 더 기울이기
- 어떤 식으로든 30분마다 머리와 목 위치를 변경하고 머리와 어깨 움직이기
- 충분한 수분 섭취 유지(여성 1.5L 이상, 남성 2L)
- 알코올 섭취 제한(여성 120mL 이하, 남성 240mL 이하)
- 흡연 및 약물 남용 방지하기
- 머리를 약 20° 정도 굽힌 상태를 만드는 베개 이용해서 취침하기

5 물리치료(Physical Therapy)

물리치료 프로그램은 2주 동안, 주 3회 실시하고 각 동작은 10회씩 실시한다. 그다음 2주는 주 2회 실시한다. 첫 번째는 움직임, 사고, 학습을 할 수 있는 프로그램을 적용해 협응 동작을 할 수 있도록 준비시키는 단계이다. 근골격계 손상은 환자에게 불안과 긴장을 초래할 수 있어 먼저 머리와 목 질환을 도수치료한다. 또한, 환자의 긴장을 완화하기 위해 간단한 이완 운동을 시작할 필요가 있다. 간단한 운동(simple exercise)을 계획하고 일반적인 골반, 경추, 흉요추부의 관절가동술(mobilization)을 진행한다.

1. 첫 번째 주(First Week)

바로 누운 자세(supine position): **환자는 베개를 베고 편안하게 누워서 운동을 실시한다.**

1. 복부 또는 흉부 호흡을 의식하면서 호흡 조절 운동을 실시한다. "원(one)"이라는 단어를 발음하면서 강제적 호기를 실시하고 몇 초 후 숨을 깊이 들이마신다. 이 운동을 8~10회 반복한다.
2. 천장에 있는 목표물에 시선을 고정하고 모든 방향으로 천천히, 그리고 빠르게 머리를 움직인다.
3. 오른쪽 무릎을 가슴 쪽으로 구부리고 다시 편다. 이번에는 왼쪽 무릎을 가슴 쪽으로 구부리고 다시 편다. 다리를 가슴 쪽으로 구부릴 때 손으로 다리를 잡아당긴다.
4. 양쪽 무릎을 가슴 쪽으로 구부리고 손으로 다리를 부드럽게 잡는다.
5. 팔을 머리 위로 뻗으면서 동시에 골반을 들어 올린다. 그런 다음 환자는 팔을 내리면서 골반을 원래대로 위치시킨다.
6. 양손으로 막대기를 잡고 팔을 펴 머리 위로 들어 올리고 다시 원래대로 위치시킨다.

네발 기기 자세(quadrupedal position)

7. 숨을 들이마시면서 등을 활처럼 둥글게 구부리고 머리는 팔 사이에 위치시킨다. 다시 숨을 내쉬면서 머리는 뒤로 젖히고 허리를 과전만(hyperlordosis)시키며 골반을 회전시킨다.
8. 오른쪽 팔과 왼쪽 다리를 동시에 뻗었다가 원래대로 위치시키고 다시 왼쪽 팔과 오른쪽 다리를 뻗는다. 이 운동을 반복한다.
9. 엎드린 자세(prone position)에서 환자는 왼쪽 팔과 오른쪽 다리를 이마보다 높이 들어 올린다. 이번에는 오른쪽 팔과 왼쪽 다리를 들어 올리는 동작을 실시하고 이 운동을 반복한다.

2. 두 번째 주(Second Week)

앉은 자세(sitting position)

10. 전방의 목표물에 시선을 고정하고 처음에는 천천히 머리를 모든 방향으로 움직이다가 점점 빠르게 움직인다.
11. 치료사는 환자의 정면, 왼쪽, 오른쪽에 각각 세 개의 목표물을 둔다. 환자는 정면 목표물에 시선을 고정한다. 그다음 환자는 오른쪽으로 머리를 돌리면서 오른쪽 목표물에 시선을 고정한다. 그리고 환자는 오른쪽 목표물에 시선을 고정한 채 머리를 정면으로 돌린다.
12. 정면의 목표물을 주시하고 왼쪽으로 머리를 돌리면서 왼쪽 목표물에 시선을 고정한다. 그다음 환자는 왼쪽 목표물에 시선을 고정한 채 머리를 정면으로 돌린다.
13. 머리를 오른쪽으로 돌려 오른쪽 측면 벽에 있는 목표물에 시선을 고정한다. 그리고 오른쪽 목표물에 시선을 고정한 채 머리를 정면으로 돌리고 10까지 센다.
14. 머리를 왼쪽으로 돌려 왼쪽 측면 벽에 있는 목표물에 시선을 고정한다. 그리고 왼쪽 목표물에 시선을 고정한 채 머리를 정면으로 돌리고 10까지 센다.
15. 양손으로 막대기를 잡고 어깨 뒤쪽 경추흉추접합부(cervico-dorsal junction) 높이에 막대기를 위치시키고 리드미컬한 호흡과 함께 몸통을 오른쪽, 왼쪽으로 돌린다. 이때 머리는 전방을 향하고 목표물에 시선을 고정한다.
16. 양손으로 막대기를 잡고 흉쇄관절(sternoclavicular joint) 높이의 흉골(sternum)에 위치시키고 막대기를 어깨 뒤로 이동시킨다.
17. 이 자세에서 환자의 머리는 전방을 향하고 목표물에 시선을 고정한 후 리드미컬한 호흡과 함께 몸통을 오른쪽, 왼쪽으로 돌린다.
18. 환자는 호흡에 집중하면서 숨을 들이마시고, 숨을 내쉬면서 머리를 오른쪽 무릎 쪽으로 구부리고 10초 동안 자세를 유지한다. 다시 숨을 들이마시면서 원래 상태로 돌아간다.
19. 환자는 호흡에 집중하면서 숨을 들이마시고, 숨을 내쉬면서 머리를 왼쪽 무릎 쪽으로 구부리고 10초 동안 자세를 유지한다. 다시 숨을 들이마시면서 원래 상태로 돌아간다.
20. 숨을 들이마시고 내쉬면서 몸을 구부려 바닥에 있는 물건을 잡는다. 그런 다음 숨을 들이마시면서 머리 위로 물건을 들어 올리고 10초 동안 유지한다. 다시 숨을 내쉬면서 몸을 앞으로 구부리고 물건을 바닥에 놓는다.

3. 세 번째 ~ 네 번째 주(Third and Fourth Weeks)

선 자세(standing position)

21. 거울 앞에서 자세를 바르게 하고 선다. 호흡에 집중하면서 1분 동안 균형을 유지한다. 균형을 유지하기 전 눈을 떴다 감으면서 정확한 자세를 시각화한다.

22. 호흡에 집중하면서 이 자세를 1분 이상 유지한다. 호흡에 집중하면서 호흡 리듬에 따라 몸을 앞뒤로 움직인다.
23. 직립 자세의 환자는 거울에 부착된 목표물(흰색 또는 색깔 있는 정사각형 종이 또는 약 5cm 크기의 사진)에 시선을 고정한다. 이렇게 하면 환자는 거울에 부착된 목표물이 있는 면과 반사된 환자 모습이 있는 두 개의 평면을 갖게 된다. 환자는 정확한 시각정보를 활용해 호흡 리듬에 맞춰 몸을 앞뒤로 움직인다.
24. 작은 물건을 머리 위로 들어 올리고 시선을 고정한다. 숨을 깊이 들이마시고 내쉬면서 몸을 앞으로 구부려 물건을 바닥에 내려놓는다. 그 자세를 10초 유지한 후 다시 숨을 들이마시면서 머리 위로 물건을 들어 올린다.
25. 작은 물건을 머리 위로 들어 올리고 시선을 고정한다. 호흡에 집중하면서 작은 원을 그린다.

6 홈 프로토콜(Home Protocol)

집에서 하는 운동은 최소한 하루에 두 번, 일주일에 3번 실시하고 아침에 일어난 후, 자기 전에 한다. 아침 운동과 저녁 운동은 순서가 다르다.

저녁 운동(evening exercises)

1. 앉은 자세에서 머리를 관절가동범위 끝까지 천천히 앞뒤로 구부린다(그림 9.11).
2. 앉은 자세에서 머리를 관절가동범위 끝까지 천천히 좌우로 구부린다(그림 9.12).
3. 앉은 자세에서 두 손은 뒤쪽 목에 위치시킨다. 머리는 뒤쪽으로 밀고 손은 저항을 줘서 경추부 뒤쪽 근육의 등척성 수축(isometric contraction)을 유도한다(그림 9.13).
4. 앉은 자세에서 양손을 뒤통수에 두고 숨을 들이마시고 내쉬면서 양팔과 함께 몸통을 앞으로 구부린다. 몇 초 후 다시 숨을 들이마시면서 팔을 이완하고 머리와 몸통을 원래대로 위치시킨다(그림 9.14).
5. 바로 누운 자세에서 무릎과 머리 아래에 베개를 두고 양손으로 머리를 천천히 부드럽게 위쪽으로 민다. 숨을 들이쉴 때는 머리를 밀고, 숨을 내쉴 때 멈춘다(그림 9.15).
6. 바로 누운 자세에서 오른쪽 손을 왼쪽 귀에 대고 천천히 머리를 오른쪽으로 당긴다. 호흡에 집중하고 숨을 들이마실 때 당기고, 숨을 내쉴 때는 멈춘다. 왼쪽 손을 오른쪽 귀에 대고도 실시한다. 이 운동을 반복한다(그림 9.16).

아침에는 6-5 → 1-2 → 3-4 순서로 운동을 실행한다.

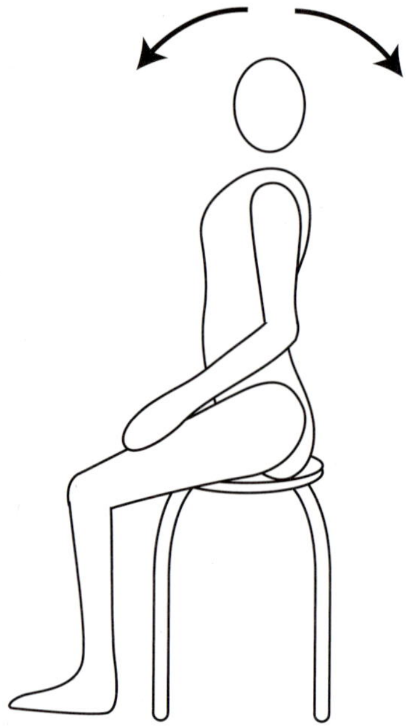

그림 9.11 앉은 자세에서 머리 앞뒤로 구부리기

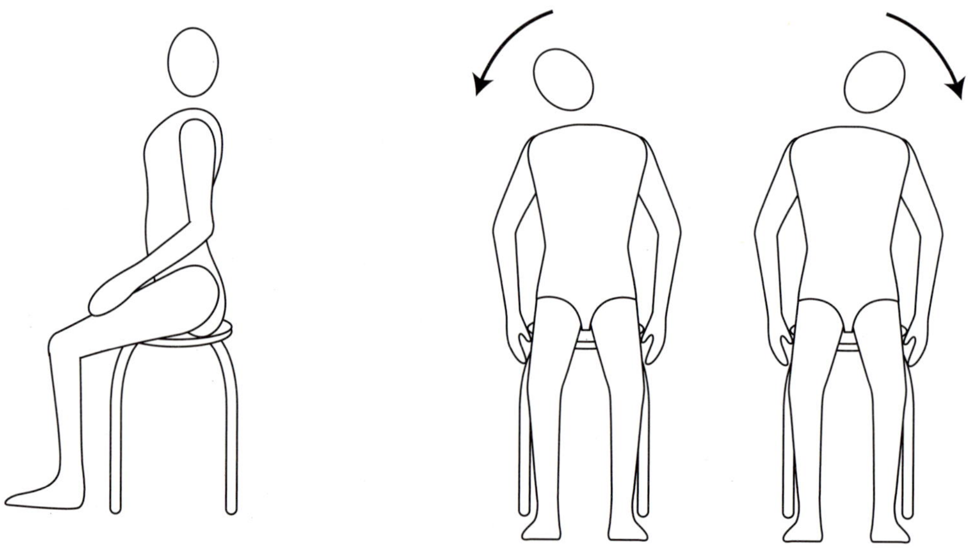

그림 9.12 앉은 자세에서 머리 좌우로 구부리기

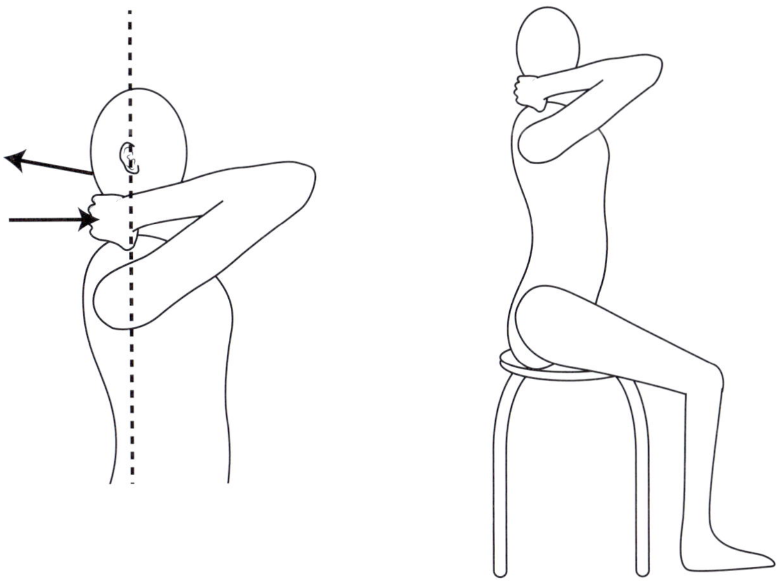

그림 9.13 앉은 자세에서 머리를 뒤쪽으로 밀고 손으로 저항 주기

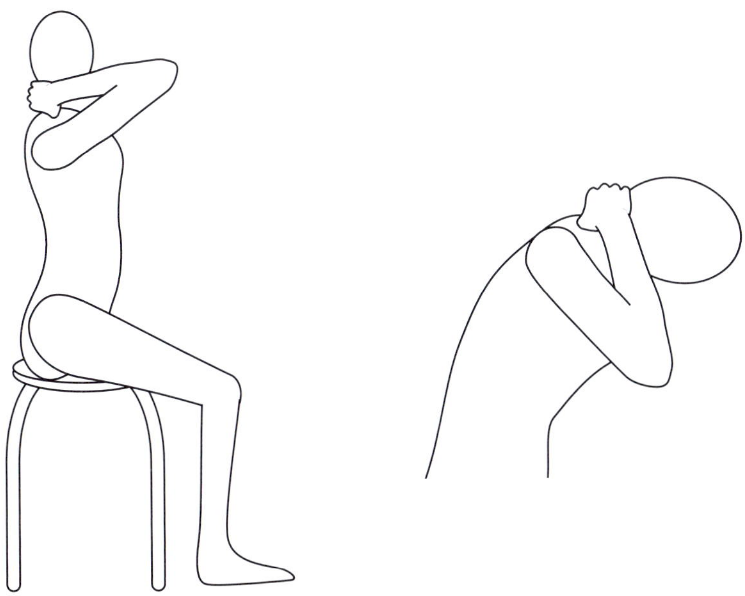

그림 9.14 앉아 있는 자세에서 뒤통수에 손을 대고 몸통을 천천히 리드미컬하게 앞으로 구부린다. 환자는 숨을 내쉬면서 몸통을 앞으로 구부리고 들이마시면서 원래대로 위치시킨다.

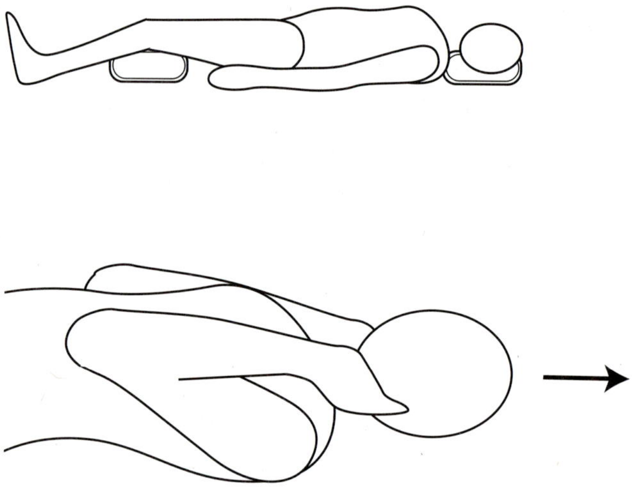

그림 9.15 바로 누운 자세에서 무릎과 머리에 베개를 놓고 호흡에 집중하면서 천천히 부드럽게 양손으로 머리를 민다. 숨을 들이마실 때 밀고 숨을 내쉴 때는 멈춘다.

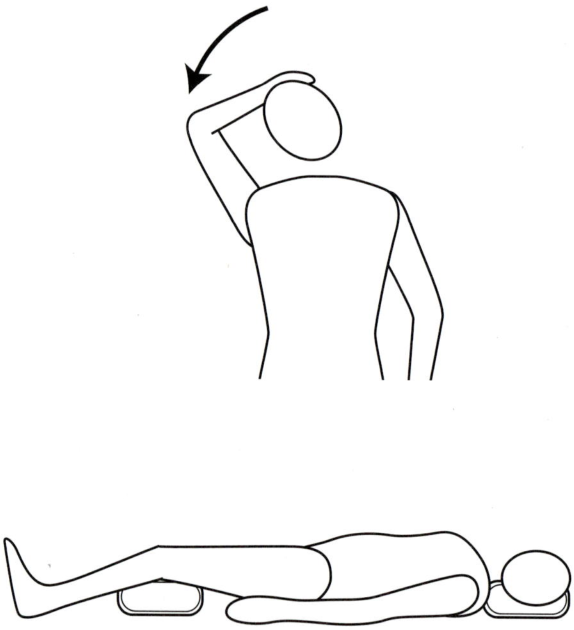

그림 9.16 무릎과 머리에 베개를 놓고 바로 눕는다. 이 자세에서 숨을 들이마시면서 당기고 내쉬면서 멈춘다. 호흡 리듬에 따라 오른쪽 손을 이용해 머리를 오른쪽으로 천천히 부드럽게 당긴다. 반대편도 동일하게 운동을 반복한다.

참고문헌

1. Ryan GM, Cope S. Cervical vertigo. Lancet. 1955;269:1355-1358.
2. Lafon H. Les vertiges d'origine proprioceptive par lesion mecanique vertebrocervicale. J Français d'Oto-Rhino-Laryngologie. 1990;39:269-278.
3. Brandt T, Bronstein AM. Cervical vertigo. J Neurol Neurosurg Psychiatry. 2001 ;71:8-12.
4. Abrahams VC. The physiology of neck muscles; their role in head movement and maintenance of posture. Can J Physiol Pharmacol. 1977;55:332-338.
5. Liu JX, Thornell LE, Pedrosa-Domellöf F. Muscle spindles in the deep muscles of the human neck: a morphological and immunocytochemical study. J Histochem Cytochem. 2003;51:175-186.
6. Treleaven J. Sensorimotor disturbances in neck disorders affecting postural stability, head and eye movement control. Man Ther. 2008;13:2-11.
7. Berthoz A, Llinas R. Afferent neck projection to the cat cerebellar cortex. Exp Brain Res. 1974;20:385 - 401.
8. Boyle R, Pompeiano O. Convergence and interaction of neck and macular vestibular inputs on vestibulospinal neurons. J Neurophysiol. 1981;45:852-868.
9. Ghez C, Posture In: Kandell ER, Schwartz JH, Jessell TM. Principles of neural science. Elsevier Science, 1991.
10. Brink EE, Suzuki I, Timerick SJ, Wilson VJ. Tonic neck reflex of the decerebrate cat: a role for propriospinal neurons. J Neurophysiol. 1985;54:978-987.
11. Dumas G, Lion A, Gauchard GC, Herpin G, Magnusson M, Perrin PP. Clinical interest of postural and vestibulo-ocular reflex changes induced by cervical muscles and skull vibration in compensated unilateral vestibular lesion patients. J Vestib Res. 2013;23:41-49.
12. Cohen LA. Role of eye and neck proprioceptive mechanisms in body orientation and motor coordination. J Neurophysiol. 1961;24:1-11.
13. de Jong PT, de Jong JM, Cohen B, Jongkees LB. Ataxia and nystagmus induced by injection of local anesthetics in the Neck. Ann Neurol. 1977;1:240-246.
14. Alpini D, Cesarani A, Barozzi S. Non pharmacological treatment of acute vertigo. In Diagnostic procedures and imaging techniques used in neurotology. Proceedings of The XVI NES Congress. Dr. Werner Rudat and Co. Nachf. ed, M+P, Hamburg, 1992.
15. Biguer B, Donaldson IM, Hein A, Jeannerod M. Neck muscle vibration modifies the representation of visual motion and direction in man. Brain. 1988;111 :1405-1424.
16. Wilson VJ. Vestibulospinal and neck reflexes: interaction in the vestibular nuclei. Arch Ital Biol. 1991;129:43-52.
17. Horak FB, Hlavacka F. Somatosensory loss increases vestibulospinal sensitivity. J Neurophysiol. 2001;86:575-585.
18. Mulavara AP, Ruttley T, Cohen HS, Peters BT, Miller C, Brady R, Merkle L, Bloomberg JJ. Vestibular-somatosensory convergence in head movement control during locomotion after long-duration space flight. J Vestib Res. 2012;22:153-166.
19. Fitz-Ritson D. Assessment of cervicogenic vertigo. J Manipulative Physiol Ther. 1991;14:193-198.

참고문헌

20. NNakagawa H, Ohashi N, Watanabe Y, Mizukoshi K. The contribution of proprioception to posture control in normal subjects. Acta Otolaryngol Suppl. 1993;504:112-116.
21. Norré ME. Posture in otoneurology. Volume II. Acta Otorhinolaryngol Belg. 1990;44:183-363.
22. Roberts TD. Reflex balance. Nature. 1973;244:156-158.
23. Rubin AM, Young JH, Milne AC, Schwarz DW, Fredrickson JM. Vestibular-neck integration in the vestibular nuclei. Brain Res. 1975;96:99-102.
24. Claussen CF. Cranio-Corpo-Graphy (CCG)—30 years of equilibriometric measurements of spatial and temporal head, neck and trunk movements. In: Claussen Cf, Haid CT, Hofferberth (eds). Equilibrium research, clinical equilibriometry and modern treatment. Elsevier. 2000.
25. Alpini D, Ciavarro GL, Zinnato C, Andreoni G, Santambrogio GC. Evaluation of head-to-trunk control in whiplash patients using digital CranioCorpoGraphy during a stepping test. Gait Posture. 2005;22:308-316.
26. SSjöström H, Allum JH, Carpenter MG, Adkin AL, Honegger F, Ettlin T. Trunk sway measures of postural stability during clinical balance tests in patients with chronic whiplash injury symptoms. Spine (Phila Pa 1976). 2003;28:1725-1734.
27. Tjell C, Rosenhall U. Smooth pursuit neck torsion test: a specific test for cervical dizziness. Am J Otol. 1998;19:76-81.
28. Treleaven J, Jull G, LowChoy N. Smooth pursuit neck torsion test in whiplash-associated disorders: relationship to self-reports of neck pain and disability, dizziness and anxiety. J Rehabil Med. 2005;37:219-223.
29. Wrisley DM, Sparto PJ, Whitney SL, Furman JM. Cervicogenic dizziness: a review of diagnosis and treatment. J Orthop Sports Phys Ther. 2000;30:755-766.
30. Chou LH, Lenrow DA. Cervicogenic headache. Pain Physician. 2002;5:215-225.
31. Antonaci F, Sjaastad O. Cervicogenic headache: a real headache. Curr Neurol Neurosci Rep. 2011;11:149-155.
32. Schneider W, Dvorak J, Dvorak V, Manual medicine. Thieme Medical, New York, 1988.
33. Maigne R. Douleurs d'origine Vertébrale: comprendre, diagnostiquer et traiter. Elsevier. 2006.
34. Maigne JY, Chantelot F, Chatellier G. Interexaminer agreement of clinical examination of the neck in manual medicine. Ann Phys Rehabil Med. 2009 ;52:41-48.
35. Fankhauser CD, Mutter U, Aghayev E, Mannion AF. Validity and responsiveness of the Core Outcome Measures Index (COMI) for the neck. Eur Spine J. 2012 ;21:101-114.
36. Stanborough M. Direct release myofascial technique. Churchill Livingstone. 2004.
37. Kessler TJ, Brunner F, Künzer S, Crippa M, Kissling R. Effects of Maitland's manual mobilization on the thoracic spine. Rehabilitation. 2005;44:361-366.
38. Goodridge JP. Muscle energy technique: definition, explanation, methods of procedure. J Am Osteopath Assoc. 1981;81:249-254.
39. Ernst E, Canter PH. A systematic review of systematic reviews of spinal manipulation. J R Soc Med. 2006;99:192-196.
40. Gross A, Miller J, D'Sylva J, Burnie SJ, Goldsmith CH, Graham N, Haines T, Brønfort G, Hoving JL. Manipulation or mobilisation for neck pain. Cochrane Database Syst Rev. 2010;CD004249.

CHAPTER 10

메니에르병 (Ménière's Disease)

메니에르병(Ménière Disease, MD)은 전 세계적으로 매년 많은 환자가 호소하는 내이 만성 질환이다. 이 질환은 간헐적으로 발생하는 어지럼이 수 분에서 수 시간까지 지속되는 것이 특징이며, 변동적인 감각신경성 청력 소실과 이명, 그리고 이충만감이 특징이다. 어지럼 발작은 갑자기 나타나거나 이명이나 청력이 소실된 후 짧게 나타날 수 있다. 일부에서는 현훈이나 어지럼만 느끼는 사람도 있다. 또한, 며칠에 걸쳐 여러 증상이 나타날 수도 있고 균형을 잃고 쓰러질 정도로 매우 심한 상태가 나타나기도 한다.

메니에르병은 수준에 따라 분류될 수 있다(표 10.1)[1]. 핵심 병변은 내림프액의 과다로 인해 나타나는 내림프수종(endolymphatic hydrops)이라 하는 내이의 조직병리학적 변화이다. 귀 안의 내림프액 누출로 인해 손상이 나타나는 것으로 생각된다. 대개 내림프수종의 원인은 알 수 없지만, 몇몇 환자에서는 바이러스 감염 후[2–5], 고인슐린혈증(hyperinsulinemia)과 같은 대사 질환[6–9], 혈관 질환[10], 자가면역 질환[11–13] 및 글루텐 민감도 같은 식품 불내성증(intolerance) 등이 원인이라고 보고되었다[14, 15]. 주요 장애는 현훈이나 어지럼증, 간헐기 불안정성(intercritical unsteadiness), 급성 발작에 대한 두려움이다. 주요 치료법은 약물과 생활습관 개선에 기초한다[16, 17]. 전정신경절제술과 화학적[18, 19] 또는 외과적[20] 미로절제술은 기존 치료법이 성공하지 못할 때 선택하는 치료법이다.

표 10.1 미국 이비인후과학회(American Academy of Otolaryngology—Head and Neck Surgery) 메니에르병 진단 기준

메니에르병 정의
1. 재발 자발적 그리고 에피소딕 어지럼. 최소 20분 이상 지속되는 어지럼, 종종 수일 지속되는 불균형을 동반함, 메스꺼움 또는 구토가 나타나거나 둘 다 나타날 수 있음, 의식소실은 없으며 수평 회전성 안진이 항상 관찰
2. 청력소실(반드시 변동성이 있는 것은 아님)
3. 이충만감 또는 이명이 있거나 둘 다 있는 경우
메니에르병 정도에 따른 분류
• 확실한(Certain) 메니에르병
- 명확한 메니에르병과 병리 조직 소견 확진 동반
- 두 번 이상 청력소실을 동반한 명확한 어지럼과 이명, 이충만감 또는 둘 다 동반
• 가능성 높은(Probable) 메니에르병
- 1회 명확한 어지럼 병력과 다른 증상들과 징후
• 가능성이 있는(Possible) 메니에르병
- 청력소실과 관련 없는 명확한 어지럼 또는 청력소실이 동반된 명확하지 않은 불균형

재활치료[21] 시 다음 사항을 고려한다.

1. 수술 전 전정 재활(vesibular prehab): 미로절제술로 유발될 불균형을 미리 준비시키는 단계 [22]
2. 전정신경절제술 또는 미로절제술[23] 후 보이는 급성 현훈 치료를 위한 계획
3. 간헐기 불안정성 개선
4. 급성 발작으로 인한 두려움

1 수술 전 전정 재활(Vesibular Prehab)

수술 전 전정 재활은 젠타마이신(gentamicin)과 같은 약물을 이용한 화학적 미로절제술을 받는 대상자에게 제안된다. 첫 번째 젠타마이신 주입 또는 수술 2주 전 전정 재활 운동을 수행한다.

일주일에 세 번 치료사와 함께 다음 운동을 실시한다.

1. 환자는 바로 누운 자세에서 복부 또는 흉부 호흡을 의식하면서 호흡 조절한다. "원(one)"이라는 단어를 발음하면서 강제적인 호기를 실시하고 몇 초 후 숨을 깊이 들이마신다. 이 운동을 8~10회 반복한다.
2. 바로 누운 자세에서 앉으면서 정면의 목표물에 시선을 고정한다(그림 10.1).
3. 앉은 자세에서 환자는 양손으로 막대기를 잡고 어깨 뒤쪽 경추-흉추접합부(cervico-dorsal junction) 높이에 막대기를 위치시킨다. 이 자세에서 환자는 막대기를 등에 대고 밀면서 숨을 리드미컬하게 천천히 내쉬고 들이마신다. 그런 다음 흉쇄관절(복장빗장관절, sternoclavear joint) 높이에서 양손으로 막대기를 잡고 흉골(복장뼈, sternum) 앞쪽으로 움직인다. 이 운동을 반복한다.
4. 푹신한 매트리스 위에 선다.
   (a) 환자는 거울을 보고 치료사는 환자가 자세를 바르게 정렬할 수 있도록 도와준다. 눈을 뜨고 1분 동안 균형을 유지하고 눈을 감고 1분 이상 바른 자세를 유지한다.
   (b) 환자는 거울을 보고 선다(그림 10.2a). 골반을 오른쪽, 왼쪽(그림 10.2b)으로 움직인다. 치료사는 환자의 한쪽을 밀어 불안정성을 유도하고 환자는 균형을 유지하기 위해 노력한다(그림 10.2c). 다리를 교차한 상태에서 균형을 유지한다(그림 10.2d).
   (c) 거울을 보고 몸을 앞뒤로 움직이면서 체중을 이동시켜 균형을 유지한다(그림 10.3).
   (d) 작은 물건을 머리 위로 들어 올린다. 팔을 뻗은 상태에서 물건을 잡고 원을 그리며 팔을 움직인다(그림 10.4).

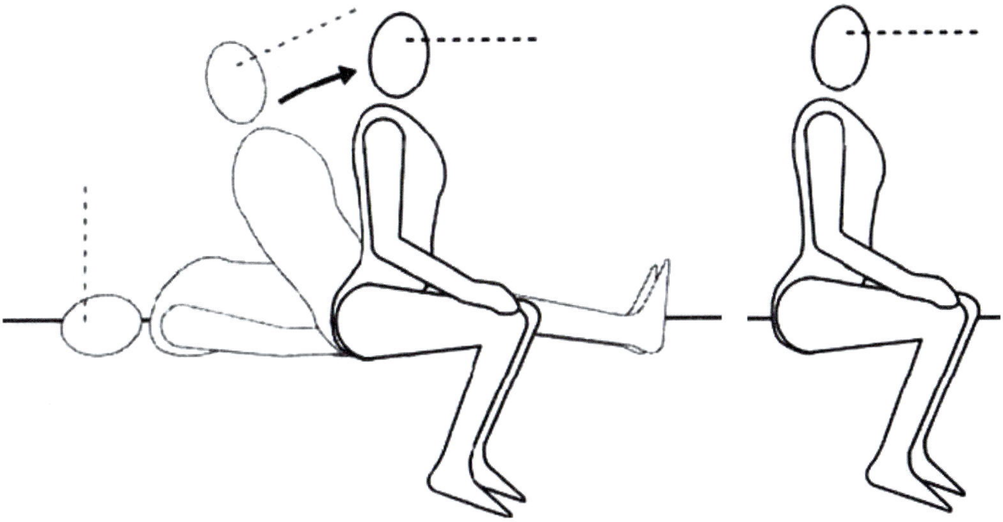

그림 10.1 **바로 누운 자세에서 앉으면서 정면 목표물에 시선 고정** (Originally published in Cesarani and Alpini [38] published by Springer © 1999)

5. 밸런스 보드 위에 서서 거울을 본다.
   (a) 거울을 보면서 바른 자세를 유지한다(1분 정도).
   (b) 자연스럽게 한쪽 발에서 다른 발로 체중을 옮긴다.
   (c) 치료사는 환자를 부드럽게 밀어 불안정하게 만들고 환자는 올바른 자세를 유지하려고 한다.
   (d) 거울에 있는 목표물(다른 색의 포스트잇)에 손을 댄다.
   (e) 한 다리로 서서 균형을 유지한다. 한 번은 건측으로 한 번은 환측으로 서서 균형을 유지한다.
   (f) 핀홀 안경을 착용하고 d, e 운동을 반복한다. 하루에 한 번 집에서 운동을 수행한다(10.5장 참조).

2 수술 후(Post-operative)

수술 후 급성 어지럼은 급성 전정 기능 소실(5장) 환자처럼 치료한다.

3 간헐기 불안정성(Intercritical Unsteadiness)

간헐기 동안 어지럼은 만성 전정 기능 소실(6장) 환자처럼 치료한다.

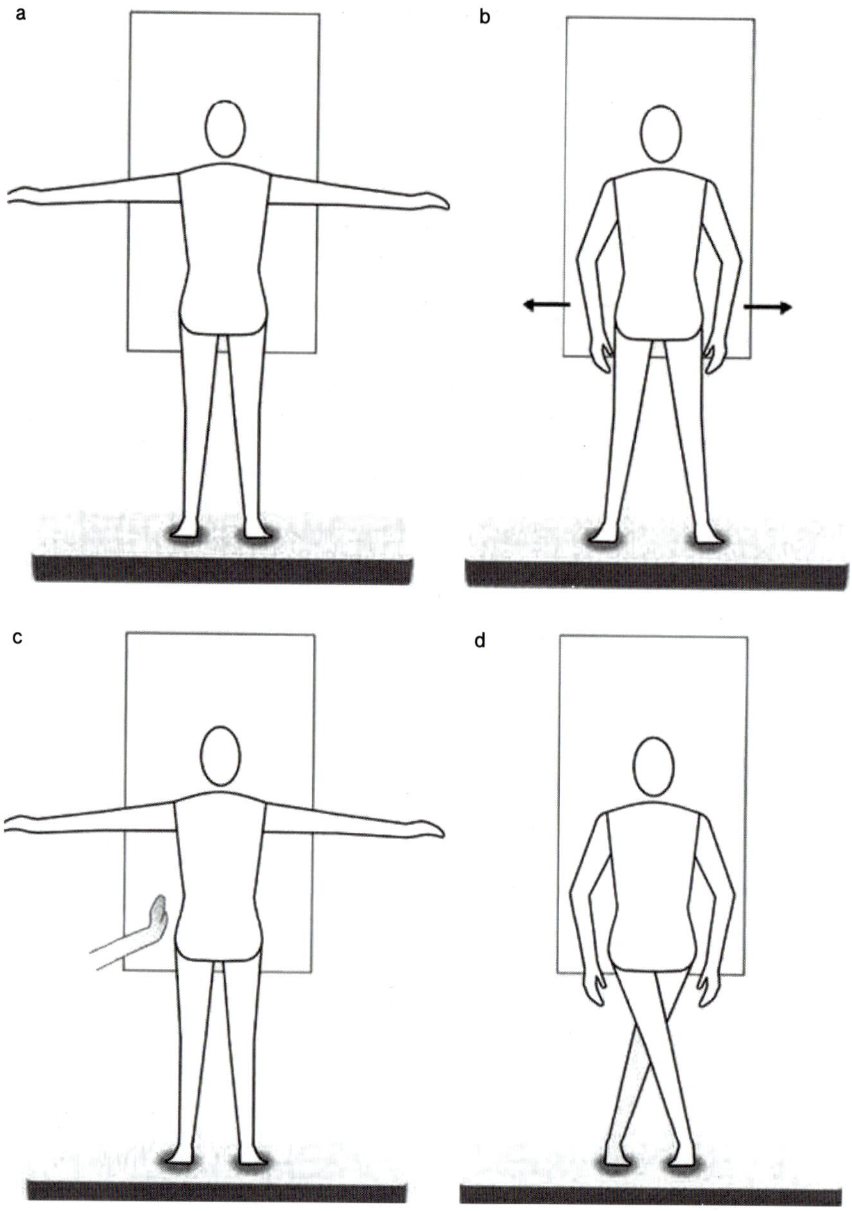

그림 10.2 **거울(a) 보면서 자세 바르게 정렬하기, 골반 좌우로 움직이기(b), 치료사가 환자를 밀어 균형 불안정성 만들 때 버티기(c) 다리 교차해서 서고 균형 유지하기(d)** (Originally published in Cesarani and Alpini [38] published by Springer © 1999)

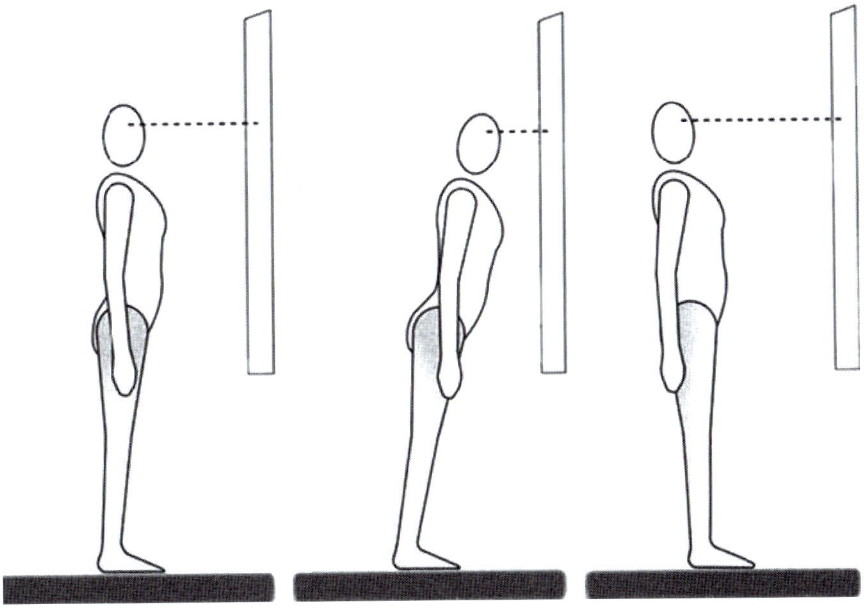

그림 10.3 **체중을 앞뒤로 움직이면서 균형 유지하기** (Originally published in Cesarani and Alpini [38] published by Springer © 1999)

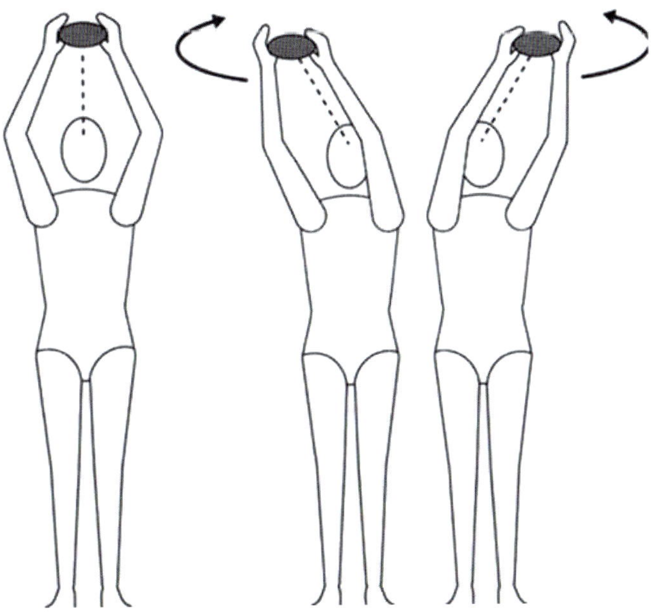

그림 10.4 **매트리스 위에 서서 물건에 시선을 고정하고 팔 움직여 원 그리기** (Originally published in Cesarani and Alpini [38] published by Springer © 1999)

4 어지럼 발작에 대한 두려움(Vertigo Attack Fear)

어지럼과 관련된 두려움은 공포성체위현훈(phobic postural vertigo) 환자처럼 치료한다.

5 급성 발작의 빈도 감소(Decrease the Frequency of Acute Attacks)

가장 중요한 조직병리학적 연관성은 내림프수종이다. Paparella[24]는 "호수-강-연못"이라는 개념을 사용하여 수종(hydrops)의 원인이 되는 내림프 흡수장애를 설명하였다. 내림프낭(endolymphatic sac)을 연못으로, 전정수도관(vestibular aqueduct)을 강으로, 전정수도관과 연결된 내림프액 공간을 호수로 묘사하였다. 내림프낭 또는 전정수도관 주변이 폐쇄되면 내림프액 흐름에 문제가 발생하고 이것이 수종(hydrops)을 유발한다는 것이다[25]. 이 개념은 왜 메니에르 환자에게 목과 구강하악계(stomatognathic apparatus) 문제가 빈번하게 발생하는지 1장 전정-척추 기능 단위(vestibulo-vertebral functional unit)에서 설명하였다.

Franz 등[26]은 상부 경추의 기능적 장애, 환측의 동공산대(mydriasis), 가벼운 유스타키오관(Eustachian tube) 기능부전이 나타나는 환자 중 현훈, 변동성 청력, 이명(tinnitus)이 있는 환자를 경추성 귀-눈 증후군이라고 정의하였다. Bjorne 등[27]은 머리, 목, 어깨 통증과 같은 경추 질환의 증상이 대조군보다 메니에르 환자에게서 훨씬 더 자주 나타났으며 대부분의 환자(75%)에서 머리와 목의 움직임 시 C0-C1, C1-C2관절과 어지럼 발작이 강한 연관성이 있었다고 보고하였다. 또한, Bjorne과 Agerberg[28]는 3년 추적조사에서 메니에르병으로 진단받은 환자의 측두하악 장애(temporomandibular disorder, TMD)와 경추 장애 치료가 현훈, 어지럼, 이명, 이충만감, 얼굴과 턱의 통증, 목과 어깨의 통증, 두통을 감소시켰다고 보고하였다.

수종에서 미로 혈류역학(hemodynamic)과 만성뇌척수정맥기능부전(chronic cerebrospinal venous insufficiency, CCSVI)의 관계가 최근 연구들에서 강조된다. Zamboni[29]는 CCSVI가 다발성 경화증(multiple sclerosis)과 강하게 연관되어 있다고 설명하였다. CCSVI는 두개외 정맥 배출(extracranial venous drainage) 경로에서 다중 협착(multiple stenosis)의 특징이 나타나며 내경정맥(속목정맥, internal jugular vein)과 기정맥(홀정맥, azygos vein)의 측부형성(collateral formation), 혈액뇌장벽의 변화, 추골정맥(척추정맥, vertebral vein)의 울혈이 관찰된다. MRI 정맥 촬영(venography), 특히 뇌와 경추부 정맥에서 이중 검사(duplex examination)를 통해 진단할 수 있다.

뇌척수 정맥 배출(cerebrospinal venous flow)의 이상은 편두통 환자에서도 설명되었다[30]. Bavera 등[31]과 Alpini 등[32]은 급성감각신경성난청(sudden sensorineural hearing loss) 환자에서도 CCSVI가 나타남을 보고하였다. 또한, Alpini 등[33, 34]은 도플러(echo-colour doppler)를

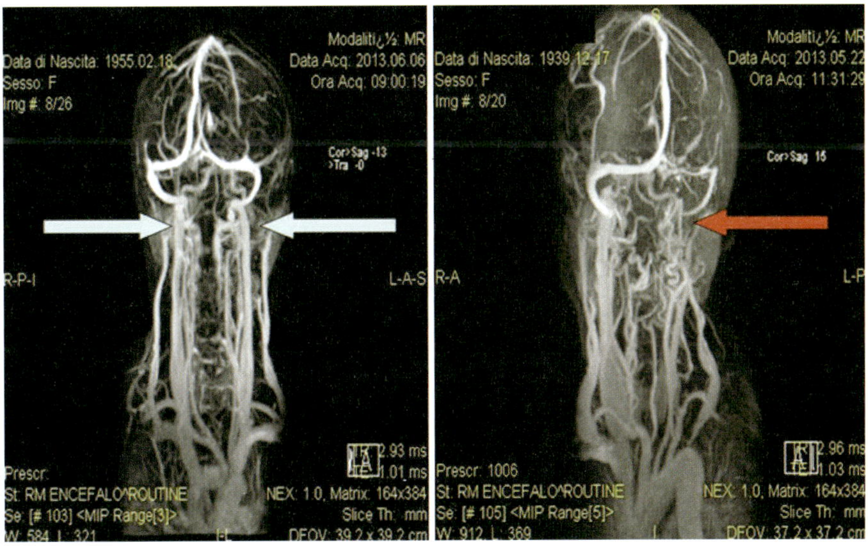

그림 10.5 어지럼 환자의 정맥 혈관 상태를 확인하기 위해 상부 목 부위의 2D MR time-of-flight(ToF) 정맥조영술(venography)을 촬영함. 오른쪽 사진: 메니에르병에 걸린 환자의 정맥조영술. 빨간색 화살표는 왼쪽 내경정맥(속목정맥, internal jugular vein) 협착. 왼쪽 사진: 정상인의 내경정맥

사용해 와우-전정 장애(cochleo-vestibular disturbance)를 가진 확실한 일측 메니에르병(definite unilateral Ménière's disease), 일측 와우-전정기관 손상을 가진 비-메니에르병 환자, 청력소실을 가진 양성돌발두위현훈(benign paroxysmal positioning vertigo) 환자의 동맥 및 정맥을 검사하였다. 그들은 메니에르병 환자에서 비대칭 정맥의 흐름이 다른 환자보다 더 빈번하다는 것을 발견하였다. 이러한 결과는 혈액 유출(blood outflow)이 메니에르병에서 병인론적 역할을 할 수 있음을 시사하며, 경추와 악관절(턱관절, temporomandibular joint, TMJ) 장애 사이의 상관관계를 설명할 것이다. 메니에르병에서 CCSVI는 그림 10.5에서 제시된 것처럼 정맥조영술 영상을 통해 확인되었다.

1999년 Brugnoni 등[35]은 어지럼 발작을 예방하는 효과적인 치료법으로 경추-흉추 관절의 도수치료를(그림 10.6) 제안하였다. 이러한 종류의 접근방식의 효과성은 1장에서 설명한 전정-척추 기능 단위에 기초하여 이해할 수 있다. 도수치료[36]와 물리치료의 조합은 메니에르병 환자들의 어지럼 빈도를 줄이는 데 사용될 수 있다. 어지럼 환자를 위한 도수치료는 9장에서 설명하였다.

메니에르 환자에 대한 도수치료는 어지럼 발작과 발작 사이 기간인 간헐기 동안 수행되어야 하고, 주 1회 4~5주 동안 진행한다.

1. 경추-흉추 척추 도수치료(cervico-thoracic spinal manipulation): 척추 관절에 대한 치료적 개입, 잘 훈련된 전문가에 의해서만 수행되어야 한다.

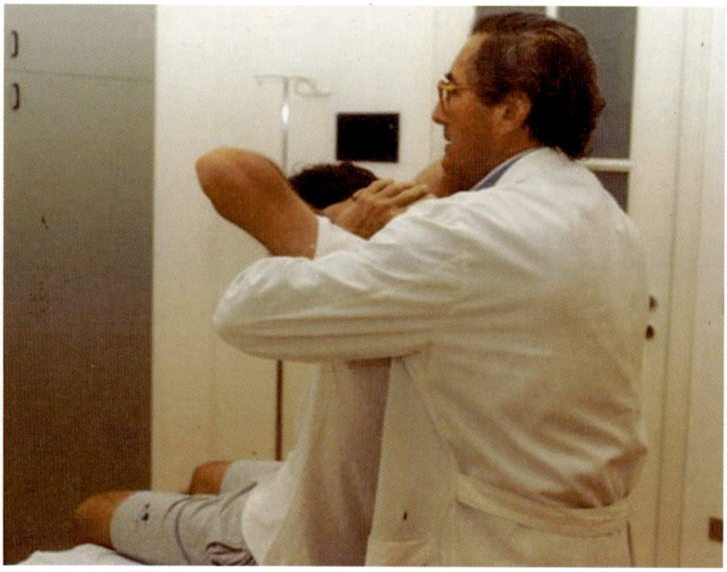

그림 10.6 경추부-흉추부 신전 도수치료

2. 연부조직 치료(soft tissues treatment): 어깨와 목의 표층과 심부층 근육과 결합조직에 섬세한 마사지를 적용한다.
3. C0-C1관절(atlanto-occipital joint)과 C1-C2관절(atlanto-axial joint)에 가벼운 진동(oscillatory)과 수동 관절가동술(passive mobilization)을 적용한다. C0-C1관절은 도수치료 시 가장 위험한 부위이기 때문에 가벼운 관절가동술과 연부조직 치료는 바로 눕거나 앉은 자세에서 진행해야 한다.

치료는 일주일에 세 번씩 "홈 운동(Home Exercise)"으로 마무리한다.

1. 바로 누운 자세에서 환자는 복부 또는 흉부 호흡을 의식하면서 호흡을 조절한다. 간단한 운동(simple exercise)은 심호흡 후 강제로 원(one)이라고 발음하면서 강제 호기를 한다. 이 운동은 8~10회 반복한다.
2. 바로 누운 자세에서 오른쪽 손을 왼쪽 귀에 대고 천천히 그리고 부드럽게 머리를 오른쪽으로 당긴다. 호흡에 집중하고 숨을 들이마실 때 당기고, 숨을 내쉴 때 멈춘다. 이 운동을 반복한 다음 오른쪽 귀에 왼쪽 손을 사용하여 반복한다(그림 10.7).
3. 앉은 자세에서 환자는 양손으로 막대기를 잡고 어깨 뒤쪽 경추-흉추접합부(cervico-dorsal junction) 높이에 막대기를 위치시킨다. 이 자세에서 환자는 막대기를 등에 대고 밀면서 숨을 리드미컬하게 천천히 내쉬고 들이마신다. 그런 다음 흉쇄관절(복장빗장관절, sterno-clavear joint) 높이에서 양손으로 막대기를 잡고 흉골(복장뼈, sternum) 앞쪽으로 움직인다.

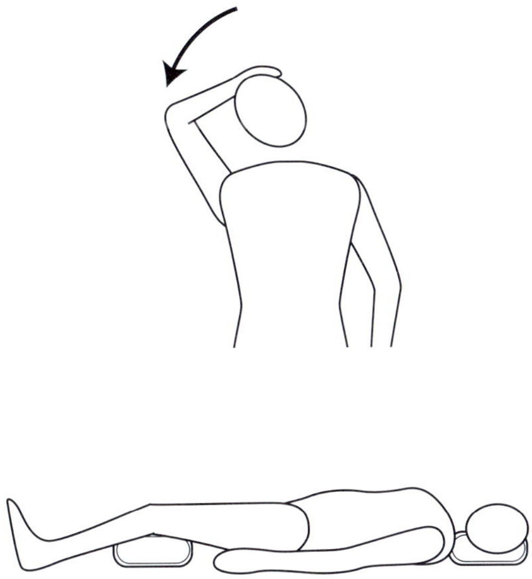

그림 10.7 무릎과 머리에 베개를 놓고 바로 눕는다. 이 자세에서 숨을 들이마시면서 당기고 내쉬면서 멈춘다. 호흡 리듬에 따라 오른쪽 손을 이용해 머리를 오른쪽으로 천천히 부드럽게 당긴다. 반대편도 동일하게 운동을 반복한다.

이 운동을 반복한다.

4. 앉은 자세에서 두 손은 뒤쪽 목에 위치시킨다. 머리는 뒤쪽으로 밀고 손은 저항을 주어 경추부 뒤쪽 근육의 등척성 수축(isometric contraction)을 유도한다(그림 10.8).
5. 앉은 자세에서 양손을 뒤통수에 두고 숨을 들이마시고 내쉬면서 양팔과 함께 몸통을 앞으로 구부린다. 몇 초 후 다시 숨을 들이마시면서 팔을 이완하고 머리와 몸통을 원래대로 위치시킨다(그림 10.9).

6 상담(Counselling)

생활습관에 주의를 기울이고 일상생활 및 작업 활동 중에 적절한 자세 조절을 유지하는 것이 중요하다. 주요 제안사항은 다음과 같다.

- 규칙적이고 지속적인 유산소 신체 활동 수행[예; 빠르게 걷기(뛰지 않음), 주 3회, 하루 30분]
- 독서, PC 작업, 텔레비전 시청 시 머리와 목을 같은 위치로 30분 이상 유지하지 않기
- 머리/목의 위치를 바르게 정렬시켜 바른 자세를 유지하고 TV를 시청하거나 PC에서 작업

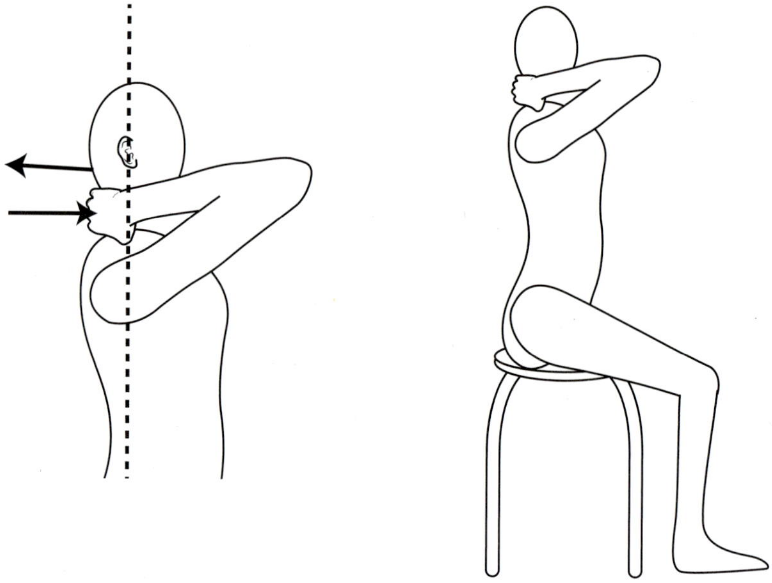

그림 10.8 앉은 자세에서 두 손을 함께 사용해 저항을 준다.

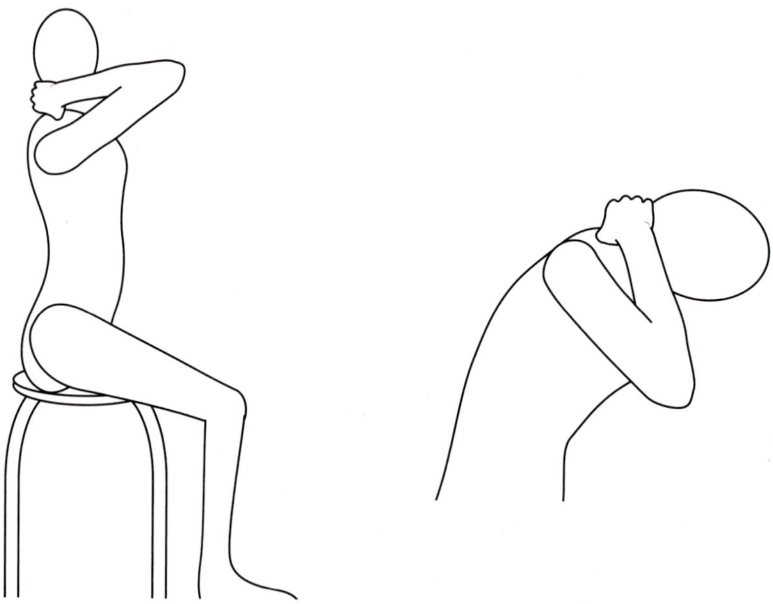

그림 10.9 앉은 자세에서 두 손을 뒤통수에 대고 머리와 몸통을 천천히 리드미컬하게 앞으로 굽히는 동작을 한다. 이때 숨을 내쉬면서 몸통을 구부리고 숨을 들이마시면서 원래대로 위치한다.

할 때 더 주의하기

- 어떤 식으로든 30분마다 머리와 목 위치를 변경하고 머리와 어깨 움직이기
- 충분한 수분 섭취 유지(여성 1.5L 이상, 남성 2L)
- 특히 가을과 봄에 과일과 야채(하루에 5번)가 풍부한 식단 유지
- 패스트푸드 식품 피하기
- 캡사이신이 함유된 매운 음식 피하기[37]
- 고혈압의 경우 소금 섭취 제한
- 글루텐 섭취 제한[15].
- 알코올 섭취 제한(여성 120mL 이하, 남성 240mL 이하)
- 흡연 및 약물 남용 방지하기
- 머리를 20° 정도 굽히게 하는 베개 이용해서 취침하기
- 적절한 생체리듬(낮, 밤)과 최소 6~8시간의 수면 유지하기(잠잘 때 멜라토닌 5mg이 유용할 수 있음)
- 스트레스 줄이기

참고문헌

1. Committee on Hearing and Equilibrium guidelines for the diagnosis and evaluation of therapy in Menière's disease. American Academy of Otolaryngology-Head and Neck Foundation, Inc. Otolaryngol Head Neck Surg. 1995;113:181-185.
2. Vrabec JT. Herpes simplex virus and Meniere's disease. Laryngoscope. 2003 ;113:1431-1438.
3. Gartner M, Bossart W, Linder T. Herpes virus and Ménière's disease. ORL J Otorhinolaryngol Relat Spec. 2008;70:28-31.
4. Gacek RR. Ménière's disease is a viral neuropathy. ORL J Otorhinolaryngol Relat Spec. 2009;71:78-86.
5. DiBerardino F, Cesarani A, Hahn A, Alpini D. Viral infection and serum antibodies to heat shock protein 70 in the acute phase of Ménière's disease. Int Tinnitus J. 2007;13:90-93.
6. D'Avila C, Lavinsky L. Glucose and insulin profiles and their correlations in Ménière's disease. Int Tinnitus J. 2005;11:170-176.
7. Brookler KH. Meniere's syndrome, otosclerosis, and insulin resistance syndrome. Ear Nose Throat J. 2006;85:82-83.
8. Lavinsky J, Wolff ML, Trasel AR, Valerio MM, Lavinsky L. Effect of hyperinsulinism on sensorineural hearing impairment in Ménière's disease: a cohort study. Otol Neurotol. 2014;35:155-161.
9. Raponi G, Alpini D, Volontè S, Capobianco S, Cesarani A. The role of free radicals and plasmatic antioxidant in Ménière's syndrome. Int Tinnitus J. 2003;9:104-108.
10. Foster CA, Breeze RE. The Meniere attack: an ischemia/reperfusion disorder of inner ear sensory tissues. Med Hypotheses. 2013;81:1108-1115.
11. Greco A, Gallo A, Fusconi M, Marinelli C, Macri GF, de Vincentiis M. Meniere's disease might be an autoimmune condition? Autoimmun Rev. 2012;11:731-738.
12. Gazquez I, Soto-Varela A, Aran I, Santos S, Batuecas A, Trinidad G, Perez-Garrigues H, Gonzalez-Oller C, Acosta L, Lopez-Escamez JA. High prevalence of systemic autoimmune diseases in patients with Menière's disease. PLoS One. 2011;6:e26759.
13. Fattori B, Nacci A, Dardano A, Dallan I, Grosso M, Traino C, Mancini V, Ursino F, Monzani F. Possible association between thyroid autoimmunity and Menière's disease. Clin Exp Immunol. 2008;152:28-32.
14. Di Berardino F, Cesarani A. Gluten sensitivity in Meniere's disease. Laryngoscope. 2012;122:700-702.
15. Di Berardino F, Filipponi E, Alpini D, O'Bryan T, Soi D, Cesarani A. Ménière disease and gluten sensitivity: recovery after a gluten-free diet. Am J Otolaryngol. 2013;34:355-356.
16. Djelilovic-Vranic J, Alajbegovic A, Tiric-Campara M, Volic A, Sarajlic Z, Osmanagic E, Todorovic L, Beslagic O. Betahistine or Cinnarizine for treatment of Meniere's disease. Med Arch. 2012;66:396-398.
17. Kentala E, Levo H, Pyykkő I. How one hundred and eighty three people with Menière's disorder relieve their symptoms: a random cohort questionnaire study. Clin Otolaryngol. 2013;38:170-174.
18. Crane BT. Comparison of intratympanic methylprednisolone and gentamicin for Meniere's disease may be misleading. Otolaryngol Head Neck Surg. 2013 ;149:175.
19. Gabra N, Saliba I. Response to: Comparison of intratympanic methylprednisolone and gentamicin for Meniere's disease may be misleading. Otolaryngol Head Neck Surg. 2013;149:175-176.

참고문헌

20. Pullens B, Verschuur HP, van Benthem PP. Surgery for Ménière's disease. Cochrane Database Syst Rev. 2013;2013:CD005395.
21. Gottshall KR, Topp SG, Hoffer ME. Early vestibular physical therapy rehabilitation for Meniere's disease. Otolaryngol Clin North Am. 2010 ;43:1113-1119.
22. Magnusson M, Kahlon B, Karlberg M, Lindberg S, Siesjö P, Tjernström F. Vestibular "PREHAB". Ann N Y Acad Sci. 2009;1164:257-262.
23. Gottshall KR, Hoffer ME, Moore RJ, Balough BJ. The role of vestibular rehabilitation in the treatment of Meniere's disease. Otolaryngol Head Neck Surg. 2005;133:326-328.
24. Paparella MM. The cause (multifactorial inheritance) and pathogenesis (endolymphatic malabsorption) of Meniere's disease and its symptoms (mechanical and chemical). Acta Otolaryngol. 1985;99:445-451.
25. Sajjadi H, Paparella MM. Meniere's disease. Lancet. 2008;372:406-414.
26. Franz B, Altidis P, Altidis B, Collis-Brown G. The cervicogenic otoocular syndrome: a suspected forerunner of Ménière's disease. Int Tinnitus J. 1999;5:125-130.
27. Bjorne A, Berven A, Agerberg G. Cervical signs and symptoms in patients with Meniere's disease: a controlled study. Cranio. 1998;16:194-202.
28. Bjorne A, Agerberg G. Symptom relief after treatment of temporomandibular and cervical spine disorders in patients with Meniere's disease: a three-year follow-up. Cranio. 2003;21:50-60.
29. Zamboni P, Galeotti R. The chronic cerebrospinal venous insufficiency syndrome. Phlebology. 2010;25:269-279.
30. Koerte IK, Schankin CJ, Immler S, Lee S, Laubender RP, Grosse C, Eftimov L, Milde-Busch A, Reiser M, Straube A, Heinen F, Alperin N, Ertl-Wagner B. Altered cerebrovenous drainage in patients with migraine as assessed by phase-contrast magnetic resonance imaging. Invest Radiol. 2011;46:434-440.

CHAPTER 11

노인성 어지럼

(Dizziness and Unsteadiness in the Elderly)

현훈(vertigo), 어지럼(dizziness), 불안정(unsteadiness)은 노인에게 흔히 나타나는 증상이다. 현훈이나 어지럼, 불안정은 전정 장애에 의해 발생할 수 있지만, 전정 이외 다른 감각의 기능 상실, 뇌혈관 문제, 불안과 같은 다른 의학적 상태에서도 증상이 나타날 수 있다. 이러한 증상들은 독립적으로 또는 다른 질병의 증상으로 나타나면서 노인에게 문제를 유발할 수 있다. 또한, 이러한 증상들은 노화로 인해 나타나는 것은 아니지만 노화로 인해 발생한 질병에서 뚜렷이 나타난다.

노인의 경우도 급성 일측 전정 기능 소실, 만성 일측 전정 기능 상실, 전정 실조증, 양성돌발두위현훈, 경추성 어지럼이 나타난다. 노인 환자의 의학적 상태를 고려해야 하지만, 노인성 어지럼도 일반 어지럼 환자처럼 치료할 수 있고 이 장에서 소개하고 있는 재활 프로토콜을 적용할 수 있다.

노인의 어지럼과 불안정은 사회적 자율성을 감소시키고 낙상의 원인이 될 수 있기 때문에 특히 중요하다. 현훈이나 어지럼은 65세에서 79세 사이 노인에서 나타나는 질병의 증상 중 하나이며, 남성은 10.5%, 여성은 9.0%가 어지럼을 호소한다[1]. 남성의 경우 모든 연령대에서 비슷하게 나타나지만, 여성의 경우 나이가 들면서 감소한다.

65세 이상 노인 5명 중 1명에서 어지럼이 나타나고 이들은 상당한 의료 비용을 지불한다. 어지럼 증상을 유발하는 심각한 질병은 50세 이상 환자의 20%에서 발견된다. 어지럼은 다양한 원인에 의해 유발된다[2].

전정계 노화는 퇴화된 이석, 유모세포의 소실, 전정핵 세포들과 전정신경의 소실과 관련이 있다[3]. 노화와 관련해 이석, 반고리관 기능의 전체적인 감소가 관찰되지만[4], 손상의 크기는 이석기관보다 반고리관에서 더 크다. 특히 반고리관 기능 부전의 유병률이 가장 높고, 구형낭, 난형낭 순이지만 일부 개인의 특성에 따라 이석기관 손상만 나타날 수도 있다[5].

신경계 노화는 대뇌피질(대뇌겉질, cortical), 추체외 운동(피라미드바깥길 운동, extrapyramidal motor), 소뇌(cerebellar) 구조에서 나타난다. 또한 노인은 기억 및 주의력과 같은 인지 과정, 근육량 감소, 진동 감각 역치 증가를 포함한 감각-운동 시스템의 여러 수준에서 문제가 발생한다. 특히 노인 여성의 보행 안정성은 체중 증가, 근력 감소, 자세 반응의 문제로 인해 손상될 수 있다.

체성감각(몸감각, somatosensation)은 서 있는 성인이 갑작스러운 수평면 이동을 경험할 때 자동 자세 반응(automatic postural response)을 유발하는 기본 감각이다. 종아리 근육의 활성화는 잠복기(latency)가 짧으며, 사람이 미끄러짐과 같은 예상치 못한 채 지지면에서 이동하게 되면 낙상을 방지하기 위해 시각 및 전정 입력을 보완하는 일차적인 방어 기전(defence mechanism)으로 작용할 수 있다. 관절 위치 감각(joint position sense)은 연령에 비례해 진동 감각과 피부 감각의 역치도 증가한다. 또한, 노인의 중족지 관절(metatarsophalangeal joint)은 움직임을 감지하기 위해 높은 역치값이 필요하다[6].

감소된 말초 고유수용성 감각 정보는 낙상과 밀접한 관련이 있다. 고령자(75~84세)에서 한 다리 서기 시 불안정은 주요 위험 요소이다. Riva 등[7]에 따르면 고령 피험자의 안정성 감소는 보상적 시각 안정화, 응급 상황 대처 반응의 감소와 함께 고유수용성 감각 조절 장애에 의한 것이라고 보고하였다. 한편, 65~74세는 고령자보다는 낫지만, 여전히 보상적 시각 안정화와 함께 부적절한 고유수용성 감각 조절 장애가 나타나고, 여성이 남성보다 안정성이 훨씬 떨어지는 차이를 나타냈다고 하였다.

하지의 흔들림(sway) 증가와 진동(vibration) 감각 장애 사이에는 밀접한 관계가 있다. 피부와 고유수용성 감각 역치는 나이가 들면서 증가한다. 수용체 기능의 점진적인 소실 결과로 발생하는 변화는 노화 과정에서 불가피하게 수반되는 것이다. 경추 관절의 기계적 수용기(mechanoreceptor)의 반사 기능의 문제는 자세 및 보행 장애와 관련이 있다[8].

노인에서 목과 관련해 유병률이 높은 경동맥동 과민증(carotid sinus hypersensitivity)은 낙상을 유발하는 원인이며, 노인성 어지럼에 중요한 역할을 한다. 외부 요인에 의해 발생한 경동맥동 과민증은 갑작스러운 혈압 저하를 일으키고 이는 어지럼이나 실신으로 이어져 낙상을 유발한다. 목의 회전은 경동맥동 과민증을 유발하는 외부 요인 중 하나로 간주된다[9].

나이가 들면 시력 저하가 발생하고 전후 방향의 자세 흔들림이 증가한다. 시력(visual acuity) 감소, 시야 제한, 깊이 지각(depth perception) 불량, 공간 감도(spatial frequency) 손실과 같은 초점 시력(focal vision)의 결함이 노인에서 관찰된다. 노인은 움직이는 목표물, 특히 빠르게 움직이는 목표물에 대한 민감도가 감소한다. 움직이는 물체를 인식하는 데 어려움을 겪을 뿐만 아니라 외부 공간을 참고하여 자기 움직임(self-motion)을 인식하는 데 어려움을 겪는다. 따라서 균형 조절 능력의 저하와 노인의 낙상은 부분적으로 안구 질환과 시각 장애로 인해 발생할 수 있다[10].

기립성저혈압(orthostatic hypotension)으로 인한 노인 낙상환자의 경우[11] 정상 노인에 비해 수직과 수평 지각 능력이 손상되어 있다[12].

노인의 경우, 전형적인 신경 질환, 척추뇌기저동맥 부전, CNS의 퇴행성 변화, 심혈관 퇴행성 변화와 문제가 빈번하게 발생한다. 허혈의 결과로 뇌간과 소뇌의 통합 메커니즘에 장애가 발생하는 경우가 흔하다. 뇌혈관질환에 의한 중추신경계 문제는 전정 기능 손상 시 보상 기전을 약하게 할 수 있으며 추가적인 기전 손상이 발생하면 회복이 어려울 수도 있다[13].

노화는 점진적으로 근력을 감소시킨다. 실제로 노인의 경우 근섬유(muscle fiber)와 운동단위(motor unit) 수가 감소한다. 남은 운동단위 중 type II 섬유는 그 기능(방전 빈도 감소, 방전 변동성 증가)을 소실한다. 노화로 인한 근력 감소는 세포 내 단백질 손실과 이를 재생하는 과정의 불균형으로 발생하고, 위성 세포(satellite cell)의 활성화 및 증식 과정에 영향을 미치며, 단백 동화 호르몬(anabolic hormone) 및 국소 요인(local factor)의 생성을 감소시킨다. 하지의 근력 소실은 낙상의 위험을 증가시킨다[14].

결론적으로, 노인의 어지럼과 불안정은 여러 문제가 합쳐져 발생한다. 주요 장애는 자세 불안정, 낙상, 낙상에 대한 두려움, 운동능력과 사회적 자율성의 감소이다.

노인의 어지럼을 치료하기 위해 유모세포 재생에 관한 연구가[15] 진행되고 있지만, 재활치료도 노인의 어지럼과 불균형을 회복시키는 데 도움을 준다[16-19]. 낙상 예방을 위한 재활의 역할은 여전히 논의되고 있지만[20], 규칙적인 운동은 적절한 치료방법이다[21]. 노인에게 운동 적용 시 개인 또는 그룹 특성에 맞춘 맞춤식 운동을 적용해야 한다. 노인과 관련된 질병 중 근육감소증(sarcopenia)과 알츠하이머병(Alzheimer's disease)에서 운동의 효과는 이미 보고되었다[22].

노인성 어지럼을 치료하기 위한 재활치료의 목표는 다음과 같다.

1. 발목, 고관절, 목의 이동성(mobility) 향상
2. 항중력근 긴장도 증가
3. 균형 반응 개선
4. 운동 협응 능력 개선
5. 균형 요구 시 집중력 향상
6. 바른 자세 유지하기

노인 환자에게 다중 감각-운동을 제시하고, 치료 프로토콜은 각 환자에게 맞게 단계별로 적용한다. 어떤 환자는 운동에 중점을 두어야 하고, 일부 환자에서는 감각-운동이 강조되어야 하며, 또 다른 경우에서는 인지-운동 상호작용이 치료의 핵심이 될 것이다.

1 운동치료

1. 첫 번째 주(First Week)

1. 환자는 바로 누운 자세에서 오른쪽 무릎을 가슴에 대고 왼쪽 다리는 뻗는다. 반대 방향도

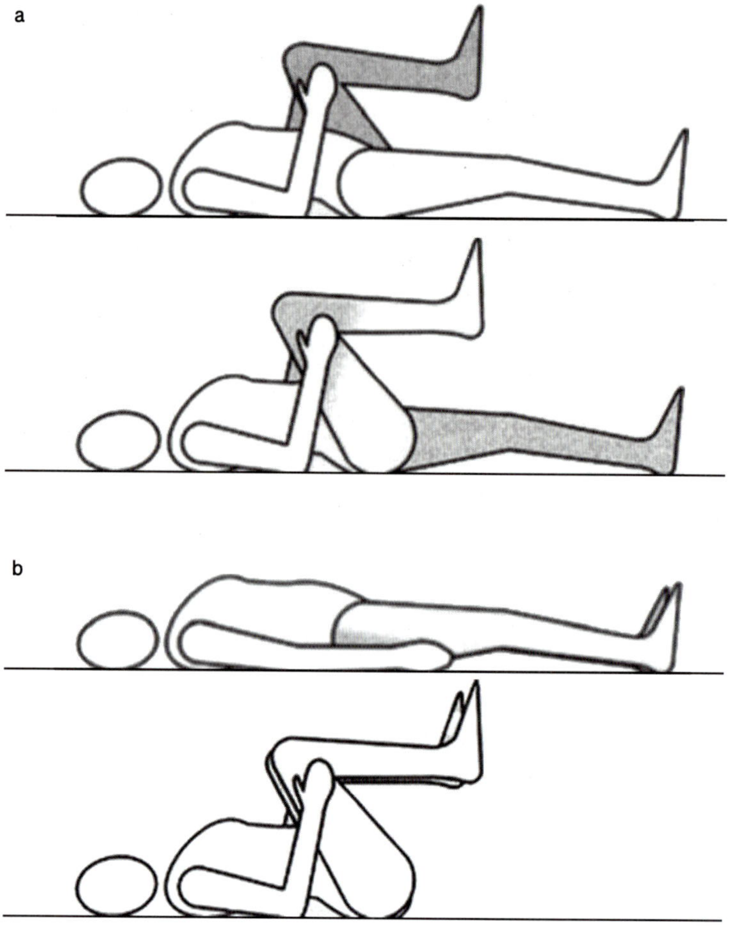

그림 11.1 (a, b) **무릎 구부리기** (Originally published in Cesarani and Alpini [37] published by Springer © 1999)

실시한다. 무릎을 가슴 쪽으로 구부릴 때 손으로 다리를 부드럽게 잡아당긴다(그림 11.1a).

2. 바로 누운 자세에서 양쪽 무릎을 가슴 쪽으로 구부리고 손으로 다리를 부드럽게 잡는다(그림 11.1b).
3. 바로 누운 자세에서 왼쪽 팔을 머리 위로 뻗고 동시에 오른손으로 오른쪽 다리를 잡아 가슴 쪽으로 잡아당긴다. 환자는 이 자세를 10초 동안 유지하고 반대쪽 팔과 다리로 이 운동을 반복한다(그림 11.2).
4. 바로 누운 자세에서 환자는 무릎을 구부리고 발을 바닥에 댄다. 그리고 다리와 함께 골반을 오른쪽, 왼쪽으로 회전시킨다(그림 11.3).
5. 바로 누운 자세에서 무릎을 구부리고 발을 바닥에 대고 골반을 들어 올린다. 동시에 팔을 머리 위로 뻗는다. 그리고 팔을 원위치시키면서 골반을 내린다(그림 11.4).

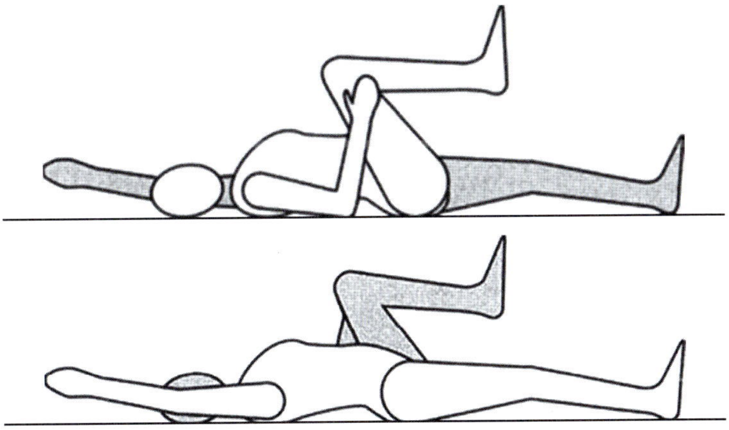

그림 11.2 **무릎 구부리고 반대편 팔 뻗기** (Originally published in Cesarani and Alpini [37] published by Springer © 1999)

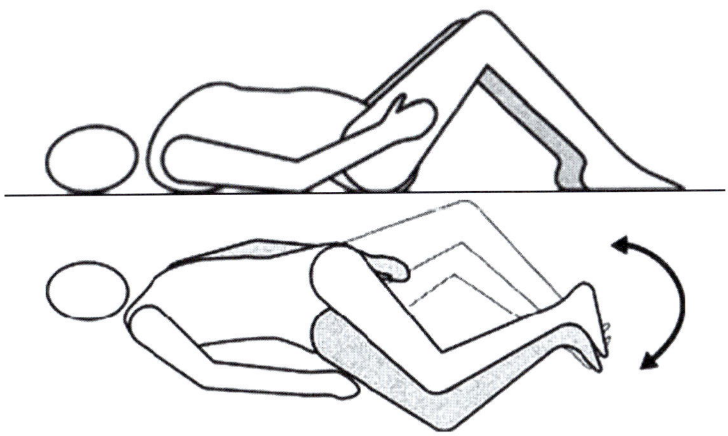

그림 11.3 **골반 회전하기** (Originally published in Cesarani and Alpini [37] published by Springer © 1999)

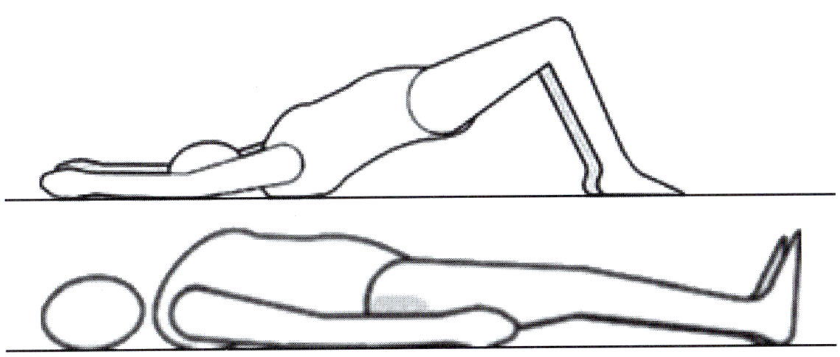

그림 11.4 **골반 들어 올리기** (Originally published in Cesarani and Alpini [37] published by Springer © 1999)

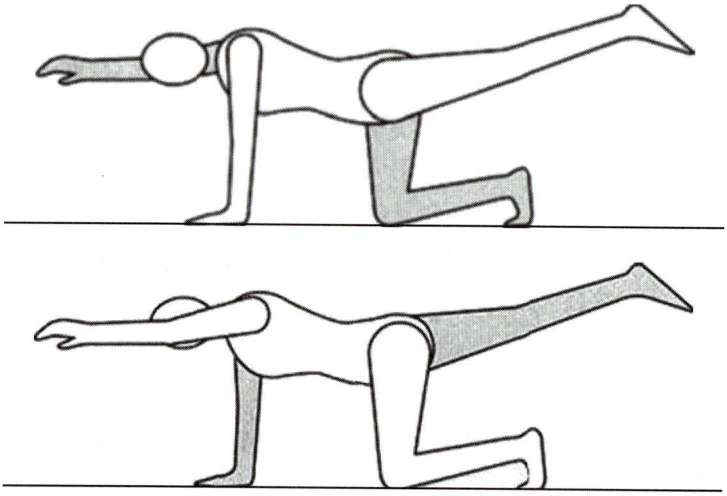

그림 11.5 **한쪽 팔과 반대편 다리 펴서 동시에 들어 올리기** (Originally published in Cesarani and Alpini [37] published by Springer © 1999)

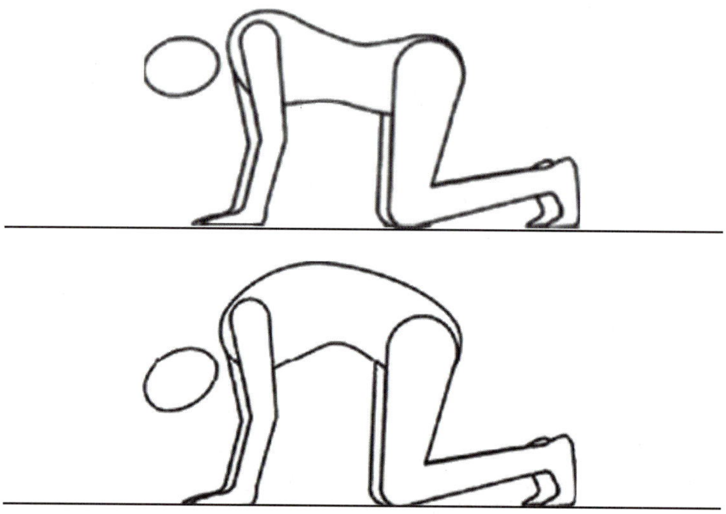

그림 11.6 **네발 기기 자세에서 몸통을 둥글게 말기** (Originally published in Cesarani and Alpini [37] published by Springer © 1999)

6. 양손으로 막대기를 잡고 팔을 머리 위로 뻗는다. 다시 휴식 자세로 돌아간다.
7. 네발 기기 자세에서 오른쪽 팔과 왼쪽 다리를 동시에 뻗는다. 반대 방향으로 운동을 실시한다(그림 11.5).
8. 네발 기기 자세에서 등을 구부린다(그림 11.6).
9. 앉은 상태에서 환자는 정면 목표물에 시선을 고정하고 모든 방향으로 머리를 천천히 움직

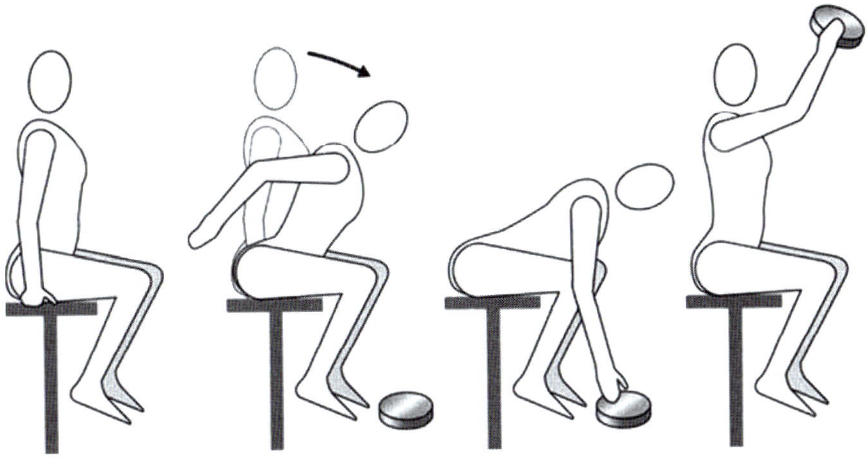

그림 11.7 **바닥에 있는 물건 잡고 들어 올리기** (Originally published in Cesarani and Alpini [37] published by Springer © 1999)

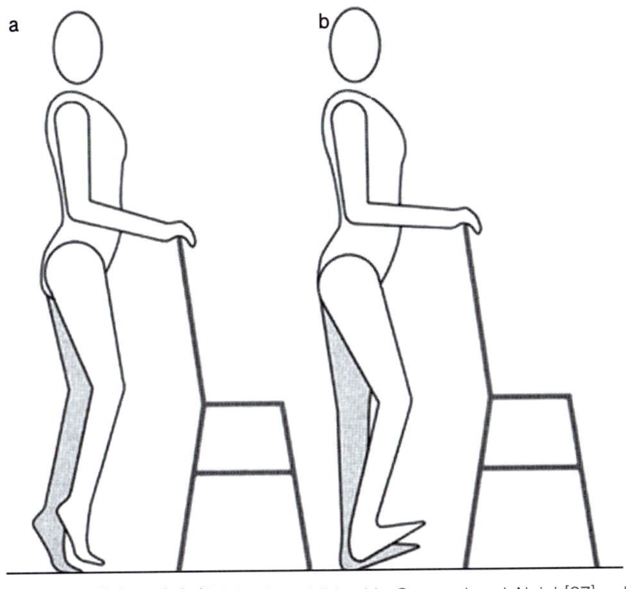

그림 11.8 **발끝(a)으로 서고 발꿈치(b)로 서기** (Originally published in Cesarani and Alpini [37] published by Springer © 1999)

이다가 점차 빠르게 움직인다.

10. 앉은 상태에서 숨을 들이마시고 내쉬면서 몸을 구부려 바닥에 있는 물건을 잡는다. 그런 다음 숨을 들이마시면서 머리 위로 물건을 들어 올리고 10초 동안 유지한다. 다시 숨을 내쉬면서 몸을 앞으로 구부리고 물건을 바닥에 놓는다(그림 11.7).
11. 의자를 잡고 발끝으로 서서 30초 동안 이 자세를 유지한다(그림 11.8a).

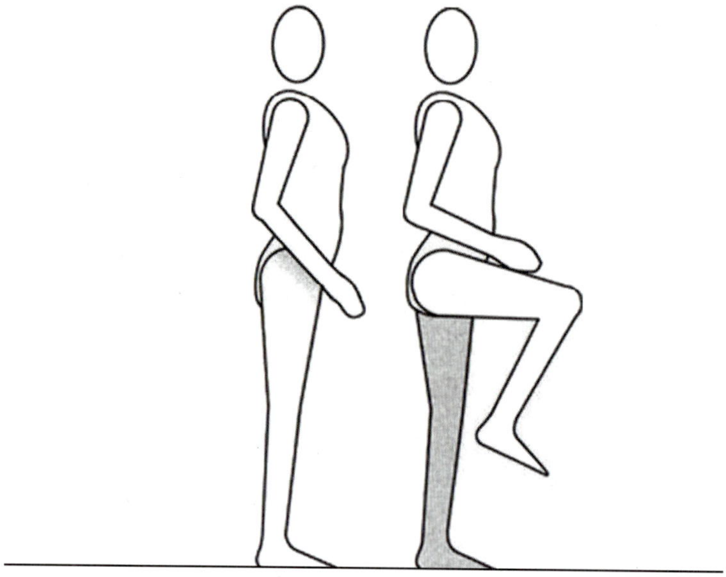

그림 11.9 **제자기 걷기** (Originally published in Cesarani and Alpini [37] published by Springer © 1999)

12. 테이블에 손을 얹고 발꿈치로 서서 30초 동안 이 자세를 유지한다(그림 11.8b).
13. 눈 뜨고 바닥에서 제자리 걷기를 한다(그림 11.9).

2. 두 번째 주(Second Week)

14. 앉은 자세에서 머리를 오른쪽으로 돌려 오른쪽 측면 벽에 있는 목표물에 시선을 고정한다. 그리고 오른쪽 목표물에 시선을 고정한 채 머리를 정면으로 돌리고 10까지 센다. 그런 다음 머리를 원위치시킨다(그림 11.10a).
15. 앉은 자세에서 머리를 왼쪽으로 돌려 왼쪽 측면 벽에 있는 목표물에 시선을 고정한다. 그리고 왼쪽 목표물에 시선을 고정한 채 머리를 정면으로 돌리고 10까지 센다. 그런 다음 머리를 원위치시킨다(그림 11.10b).
16. 치료사는 환자의 정면, 왼쪽, 오른쪽에 각각 세 개의 목표물을 둔다. 환자는 앉은 상태에서 정면 목표물에 시선을 고정한다. 그다음 환자는 오른쪽으로 머리를 돌리면서 오른쪽 목표물에 시선을 고정한다. 그다음 환자는 오른쪽 목표물에 시선을 고정한 채 머리를 정면으로 돌리고 정면의 목표물을 주시한다. 그다음 환자는 왼쪽으로 머리를 돌리면서 왼쪽 목표물에 시선을 고정한다. 그다음 환자는 왼쪽 목표물에 시선을 고정한 채 머리를 정면으로 돌린다.
17. 거울에 비친 자신의 모습에 시선을 고정하고 자세를 바르게 정렬하고 선다(그림 11.11a). 1분 동안 균형을 유지하고, 눈을 감고 바른 자세를 상상하며 시각화한다. 이 자세를 1분

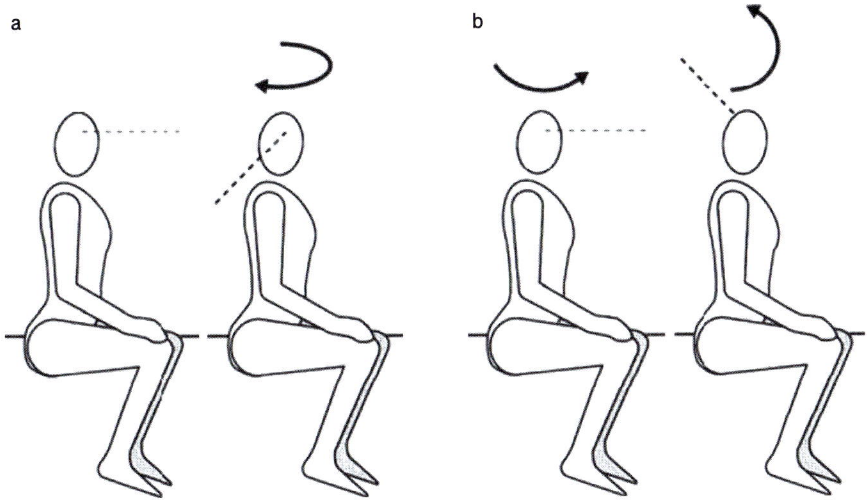

그림 11.10 **(a, b) 머리 돌려 목표물에 시선 고정하기** (Originally published in Cesarani and Alpini [37] published by Springer © 1999)

이상 유지한다. 눈을 뜨고 거울에 시선을 고정하고 발끝으로 선 후, 눈을 감고 균형을 유지한다(그림 11.11b). 그다음 눈을 뜨고 거울에 시선을 고정하고 발꿈치로 선 후, 균형을 유지하고 다시 눈을 감고 균형을 유지한다(그림 11.11c). 원상태로 돌아가 휴식을 취한다(그림 11.11d).

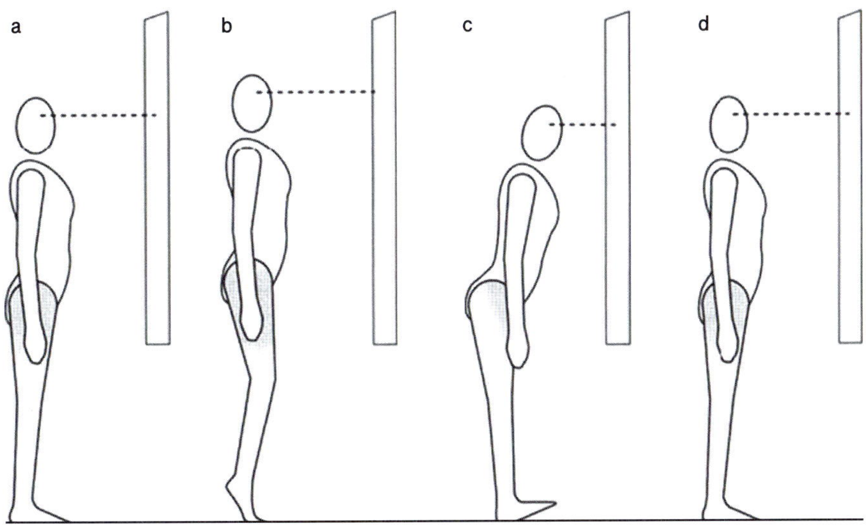

그림 11.11 **거울 앞에 선 상태에서 바르게 자세 유지하기 (a-d), 발끝으로 서기(b), 발꿈치로 서기(c)** (Originally published in Cesarani and Alpini [37] published by Springer © 1999)

18. 목표물에 시선을 고정하고 다음 순서에 따라 계단을 오르고 내려간다. 그런 다음 눈을 감고 운동을 반복한다.
   오른쪽 발 올리기 → 왼쪽 발 올리기 → 오른쪽 발 내리기 → 왼쪽 발 내리기 → 왼쪽 발 올리기 → 오른쪽 발 올리기 → 왼쪽 발 내리기 → 오른쪽 발 내리기
19. 푹신한 매트리스 위에 선다.
   (a) 거울에 비친 자신의 모습에 시선을 고정하고 자세를 올바르게 정렬한다. 1분 동안 균형을 유지한 후 눈을 감고 이 자세를 1분 이상 유지한다(그림 11.12a). 다시 눈을 뜨고 환자는 리드미컬하게 옆으로 움직인다(그림 11.12b). 환자는 치료사가 자신을 미는 시도에 버틴다(그림 11.12c), 다리를 교차시키고 균형을 유지한다(그림 11.12d).
   (b) 거울에 비친 자신의 모습에 시선을 고정한 다음, 골반을 움직이지 않고 몸을 앞뒤로 좌우로 움직인다; 발목 전략(ankle strategy) (그림 11.13a).
   (c) 거울에 비친 자신의 모습에 시선을 고정한다. 발목을 움직이지 않고 몸통을 앞뒤로 그리고 좌우로 구부린다; 고관절 전략(hip strategy) (그림 11.13b).
   (d) 막대기를 잡고(그림 11.14a), 막대기를 머리 위로 들어 올리며 시선을 고정한다(그림 11.14b).
   (e) 작은 물건을 잡고 머리 위로 들어 올리고 물건에 시선을 고정한다. 숨을 들이마시고, 내쉬면서 몸을 앞으로 구부려 작은 물건을 바닥에 내려놓는다. 10초 동안 기다렸다가 다시 숨을 들이마시면서 물건을 머리 위로 들어 올린다(그림 11.15).
   (f) 눈을 뜨고 목표물에 시선을 고정하고 걷는다.
20. 밸런스 보드 위에 편안하고 안정적으로 선다.
   (a) 균형을 유지하고 거울에 비친 자신의 모습을 보면서 자연스럽게 한 발에서 다른 발로 체중을 이동시킨다. 부드럽고 리드미컬한 체중 이동 시 치료사는 환자의 움직임을 주시하고 동작을 지시한다.
   (b) 치료사는 벽에 작은 목표물을 두고 레이저 포인터를 환자의 머리에 고정(예: 모자)한다. 환자는 레이저 포인터 불빛이 목표물을 향하도록 유지한다. 목표물을 거울에 두고 같은 운동을 반복한다.
   (c) 치료사는 벽에 서로 다른 색깔의 목표물을 배치하고 환자는 레이저 포인터를 손에 든다. 환자는 치료사의 지시에 따라 목표물에 레이저 포인터 불빛을 비춘다(예: 빨간색 목표물에 레이저 포인터 불빛을 맞추세요, 이제는 노란색 목표물에 레이저 포인터 불빛을 맞추세요). 목표물을 거울에 배치하고 이 운동을 반복한다.
   (d) 치료사의 지시에 따라 환자는 팔을 뻗어 거울에 놓인 여러 색깔의 목표물에 손을 댄다(예: 빨간색 목표물에 손을 대고 그다음 노란색 목표물에 손을 대세요).

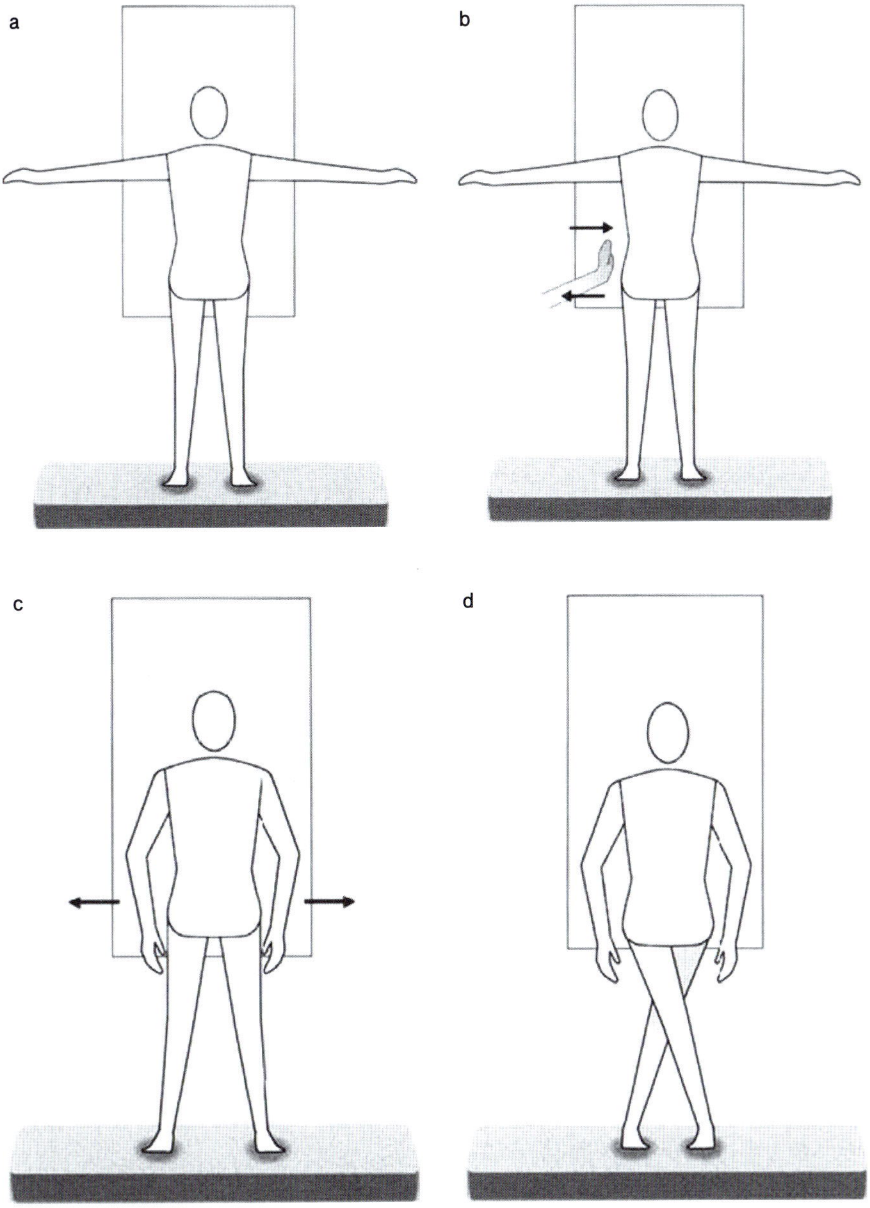

그림 11.12 **매트리스 위에 서서 자세 유지하기** (Originally published in Cesarani and Alpini [37] published by Springer © 1999)

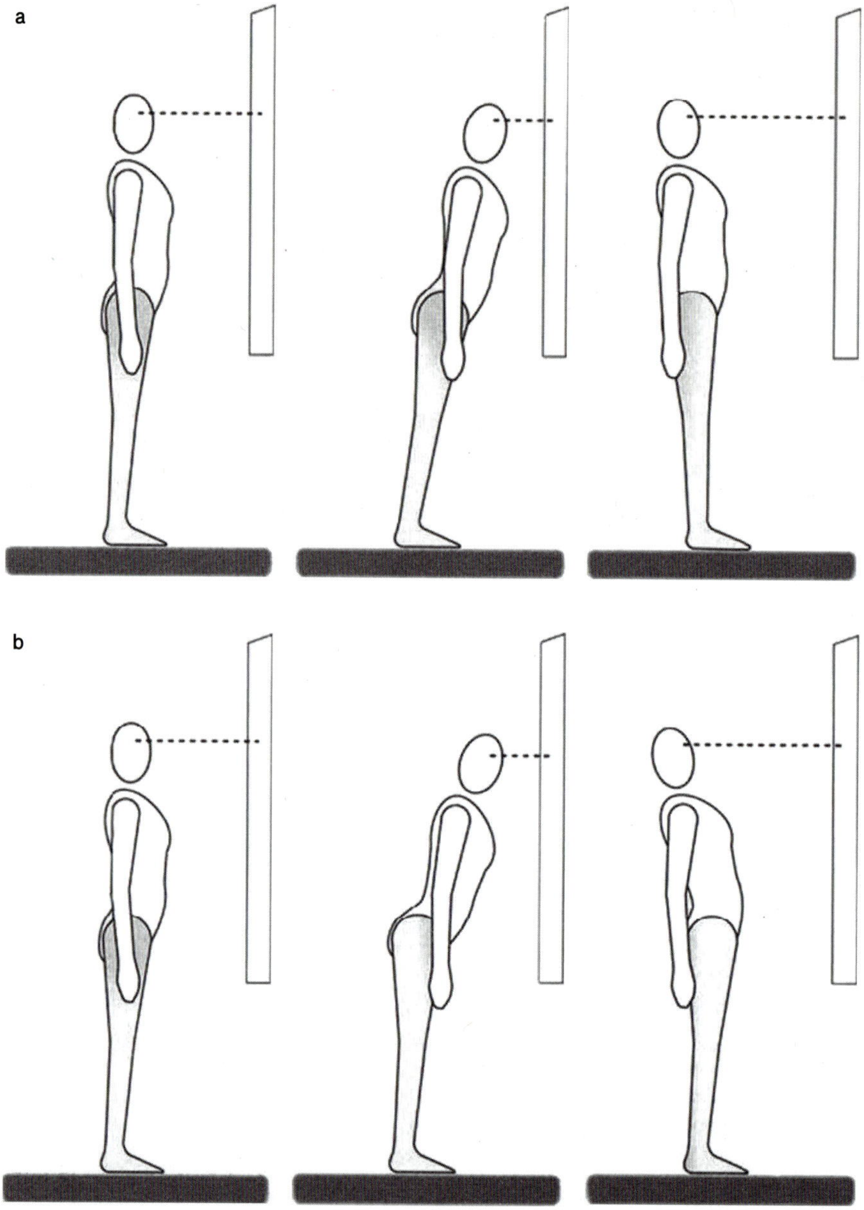

그림 11.13 매트리스 위에 서서 (a) 발목 전략(ankle strategy) (b) 고관절 전략(hip strategy) 적용하기 (Originally published in Cesarani and Alpini [37] published by Springer © 1999)

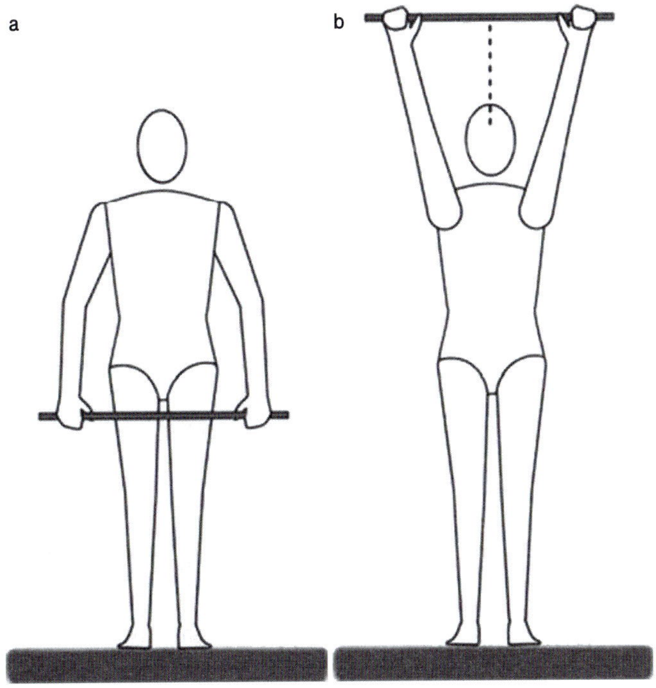

그림 11.14 (a, b) 매트리스 위에 서서 막대기를 잡고 들어 올리기 (Originally published in Cesarani and Alpini [37] published by Springer © 1999)

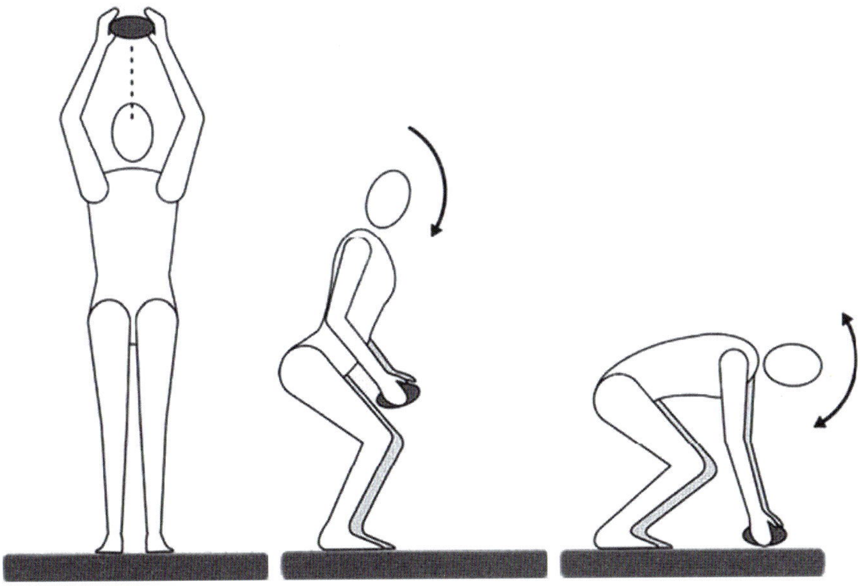

그림 11.15 매트리스 위에 서서 물건을 주시하며 바닥에 내려놓고 다시 들어 올리기 (Originally published in Cesarani and Alpini [37] published by Springer © 1999)

3. 세 번째 주(Third Week)

이 단계에서는 경피신경전기자극(transcutaneous electrical nerve stimulation, TENS)[23]을 적용시키고 운동을 수행한다. 전정 기능 저하가 있는 경우는 전극을 기능 저하 쪽에 배치하고, 그 외 경우는 목 양쪽에 대칭으로 전극을 배치한다.

21. 앉은 상태에서 오른쪽 팔을 어깨 높이만큼 들어 올리고 엄지손가락을 편다. 팔을 수평 방향에서 천천히 앞뒤로 움직이고 그다음 수직 방향으로도 움직인다. 엄지손가락의 움직임을 눈으로만 따라간다. 처음에는 엄지손가락을 천천히 움직이고 점차 속도를 증가시킨다.
22. 위와 같이 반복하되 목표물에 시선을 고정하고 동시에 머리를 움직인다.
23. 21번, 22번 운동을 바닥에 서서 반복한다.
24. 푹신한 매트리스 위에 서서 21번 22번 운동을 반복한다.
25. 머리를 끄덕이면서 앞으로 5걸음, 뒤로 5걸음 걷는다.
26. 책을 소리 내어 읽으면서 앞으로 5걸음, 뒤로 5걸음 걷는다.
27. 푹신한 매트리스 위에 선다.
    (a) 환자는 자신의 앞에 책을 펼치고 책을 좌우로 움직이면서 동시에 큰 소리로 읽는다.
    (b) 환자는 자신의 앞에 책을 펼친 후 팔을 뻗고 큰 소리로 읽는다. 책을 자신 가까이 천천히 가져오고 책을 다시 멀리 옮기는 운동을 여러 번 반복한다.
    (c) 머리를 앞뒤로 움직이면서 걷는다.
    (d) 책을 소리 내어 읽으면서 걷는다.
28. 가상 현실(virtual reality, VR)

    본 저자들은 노인의 인지 및 운동 재활에 VR을 적용했었다[24-26]. 이러한 기술은 클리닉에서 실제 일상 업무와 복잡한 능력을 요구하는 상황들을 위험 없이 훈련할 수 있다. 지속적인 결과를 얻으려면 몰입감과 높은 현실감이 필요하다. 본 저자들이 7장에서 설명한 것처럼 환자에게 VR 훈련을 제안한다. 특히 VR 훈련을 불안정성이 있는 환자나 전정 실조증 개선을 위해 사용할 수 있다. 훈련 시 영상에서 객관적 관점과 주관적인 관점을 번갈아 가며 제시한다.

정적 균형(static balance)

1. 시각을 자극시킬 수 있는 여러 영상이 나오는 스크린 앞 바닥에 서서 균형을 유지한다.
2. 레이저 포인터를 머리에 고정하고 화면 상단 가장자리에 배치된 대상에 레이저 포인터 불빛을 맞추고 30초 이상 선다. 이때 레이저 포인터 불빛을 안정적으로 유지해야 한다.
3. 푹신한 매트리스 위에 서서 이 운동을 반복한다.

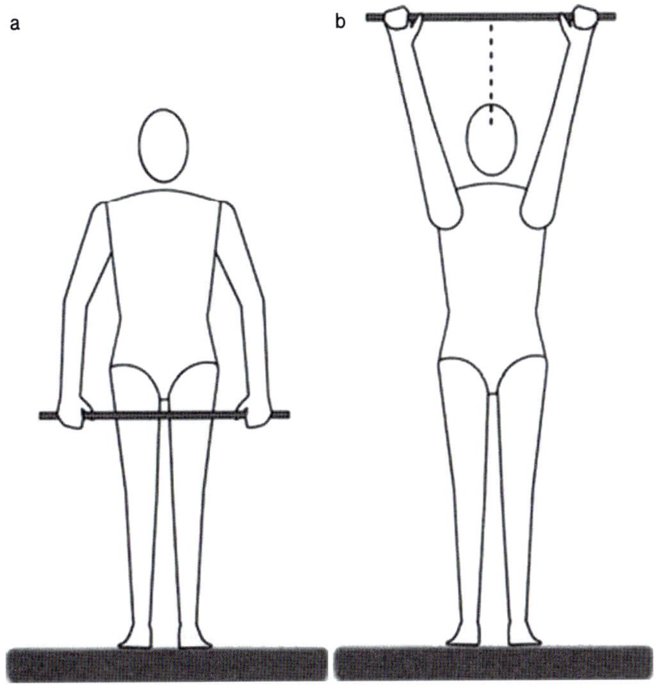

그림 11.14 (a, b) 매트리스 위에 서서 막대기를 잡고 들어 올리기 (Originally published in Cesarani and Alpini [37] published by Springer © 1999)

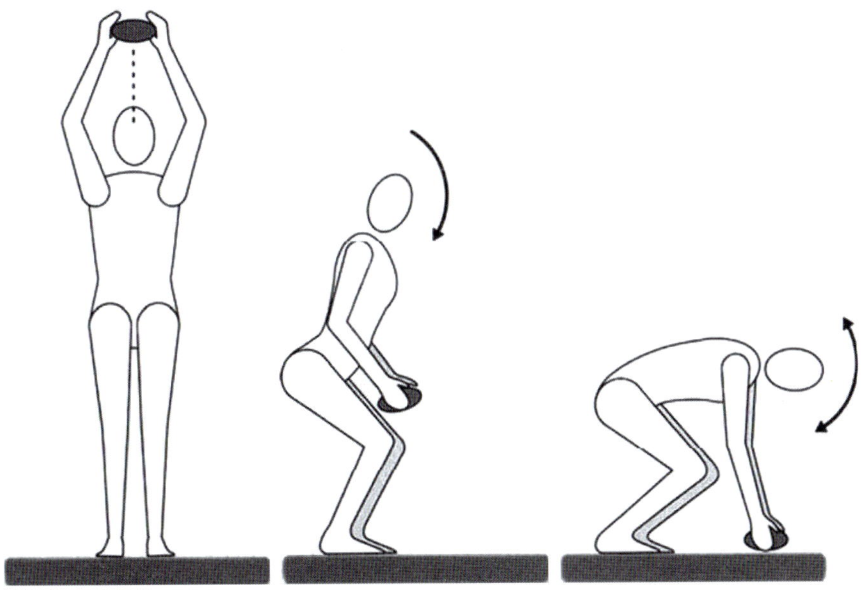

그림 11.15 매트리스 위에 서서 물건을 주시하며 바닥에 내려놓고 다시 들어 올리기 (Originally published in Cesarani and Alpini [37] published by Springer © 1999)

3. 세 번째 주(Third Week)

이 단계에서는 경피신경전기자극(transcutaneous electrical nerve stimulation, TENS)[23]을 적용시키고 운동을 수행한다. 전정 기능 저하가 있는 경우는 전극을 기능 저하 쪽에 배치하고, 그 외 경우는 목 양쪽에 대칭으로 전극을 배치한다.

21. 앉은 상태에서 오른쪽 팔을 어깨 높이만큼 들어 올리고 엄지손가락을 편다. 팔을 수평 방향에서 천천히 앞뒤로 움직이고 그다음 수직 방향으로도 움직인다. 엄지손가락의 움직임을 눈으로만 따라간다. 처음에는 엄지손가락을 천천히 움직이고 점차 속도를 증가시킨다.
22. 위와 같이 반복하되 목표물에 시선을 고정하고 동시에 머리를 움직인다.
23. 21번, 22번 운동을 바닥에 서서 반복한다.
24. 푹신한 매트리스 위에 서서 21번 22번 운동을 반복한다.
25. 머리를 끄덕이면서 앞으로 5걸음, 뒤로 5걸음 걷는다.
26. 책을 소리 내어 읽으면서 앞으로 5걸음, 뒤로 5걸음 걷는다.
27. 푹신한 매트리스 위에 선다.
    (a) 환자는 자신의 앞에 책을 펼치고 책을 좌우로 움직이면서 동시에 큰 소리로 읽는다.
    (b) 환자는 자신의 앞에 책을 펼친 후 팔을 뻗고 큰 소리로 읽는다. 책을 자신 가까이 천천히 가져오고 책을 다시 멀리 옮기는 운동을 여러 번 반복한다.
    (c) 머리를 앞뒤로 움직이면서 걷는다.
    (d) 책을 소리 내어 읽으면서 걷는다.
28. 가상 현실(virtual reality, VR)

    본 저자들은 노인의 인지 및 운동 재활에 VR을 적용했었다[24-26]. 이러한 기술은 클리닉에서 실제 일상 업무와 복잡한 능력을 요구하는 상황들을 위험 없이 훈련할 수 있다. 지속적인 결과를 얻으려면 몰입감과 높은 현실감이 필요하다. 본 저자들이 7장에서 설명한 것처럼 환자에게 VR 훈련을 제안한다. 특히 VR 훈련을 불안정성이 있는 환자나 전정 실조증 개선을 위해 사용할 수 있다. 훈련 시 영상에서 객관적 관점과 주관적인 관점을 번갈아 가며 제시한다.

정적 균형(static balance)

1. 시각을 자극시킬 수 있는 여러 영상이 나오는 스크린 앞 바닥에 서서 균형을 유지한다.
2. 레이저 포인터를 머리에 고정하고 화면 상단 가장자리에 배치된 대상에 레이저 포인터 불빛을 맞추고 30초 이상 선다. 이때 레이저 포인터 불빛을 안정적으로 유지해야 한다.
3. 푹신한 매트리스 위에 서서 이 운동을 반복한다.

동적 균형(dynamic balance)

스크린 앞 밸런스 보드 위에 똑바로 선다.

1. 환자는 균형을 유지하고 치료사는 환자가 넘어지지 않도록 도와준다.
2. 영상이 나오는 스크린에서 30초 이상 균형을 유지한다. 이때 환자의 머리 위 레이저 포인터의 불빛은 스크린 상단에 고정되도록 유지한다.

2 홈 프로토콜(Home Protocol)

운동은 균형 단계(바로 누운 자세에서~움직이기)별로 세분화하였다. 각 단계는 기계적 운동에서 협응 운동으로 진행된다. 홈 프로토콜은 치료사와 함께 실시한 결과를 지속적으로 유지하기 위해 매일 반복할 수 있는 간단한 운동이 제시되어야 한다. 홈 프로토콜 처방 시 이전에 치료사와 함께 수행한 프로그램은 처방하지 말고 치료의 완성을 위한 프로그램을 계획한다. 모든 프로토콜은 2주 동안, 하루에 두 번 수행한다. 2주 후에는 4번, 6-9번, 13-14-15번, 19-20번, 25-30번 운동은 제외시킬 수 있다.

바로 누운 자세(supine)

1. 오른쪽 무릎을 가슴에 대고 왼쪽 다리를 편다. 반대로 왼쪽 무릎을 가슴에 대고 오른쪽 다리를 편다. 무릎을 가슴에 댈 때 손으로 구부러진 다리를 부드럽게 잡아당긴다.
2. 왼쪽 팔을 머리 위로 펴고 동시에 반대쪽 손으로 오른쪽 다리를 구부려 가슴에 댄다. 이 자세를 10초 동안 유지하고 반대쪽 팔과 다리를 사용해 반복한다.
3. 왼쪽 무릎을 편 채로 다리를 들어 올린다. 반대편 다리도 반복한다.
4. 팔을 뻗어 막대기를 잡고 머리 위로 올린 후 다시 원래대로 위치시킨다.
5. 천장에 있는 목표물에 시선을 고정하고 천천히 머리를 오른쪽, 왼쪽으로 돌린다.
6. 천장에서 같은 거리에 있는 두 개의 목표물에 시선을 고정하고 먼저 눈만 움직여 목표물을 교대로 주시하고 다음은 머리를 움직인다.
7. 머리를 오른쪽으로 돌리고 측면 벽에 있는 목표물에 시선을 고정한다. 그런 다음 시선을 고정한 채 머리는 정면으로 돌리고 10까지 센 후 다시 고개를 오른쪽으로 돌린다.
8. 머리를 왼쪽으로 돌리고 측면 벽에 있는 목표물에 시선을 고정한다. 그런 다음 시선을 고정한 채 머리는 정면으로 돌리고 10까지 센 후 다시 고개를 왼쪽으로 돌린다.
9. 바로 누운 자세에서 앉으면서 정면의 목표물에 시선을 고정한다.
10. 엎드린 자세에서 왼쪽 팔과 오른쪽 다리를 이마 높이까지 들고 유지한다. 그런 다음 오른쪽 팔과 왼쪽 다리를 들어 이 운동을 반복한다.

11. 위와 같이 반복하되 동시에 머리도 들어 올린다.

앉은 자세(sitting)

12. 환자는 양팔을 90° 정도 들어 올린 후 양쪽 엄지손가락을 편다. 양팔은 수평면에서 약 50cm 간격을 둔다. 양쪽 엄지손가락을 번갈아 보면서 주시한다. 운동은 천천히 시작하고 속도를 점진적으로 증가시킨다.
13. 환자는 양팔을 들어 올린 후 양쪽 엄지손가락을 편다. 양팔은 수직면에서 약 50cm 간격을 둔다. 양쪽 엄지손가락을 번갈아 보면서 주시한다. 운동은 천천히 시작하고 속도를 점진적으로 증가시킨다.
14. 환자는 오른쪽 팔을 90° 정도 들어 올린 후 엄지손가락을 편다. 팔을 수평 방향에서 앞뒤로 움직인다. 처음에는 천천히, 점차 팔을 움직이는 속도를 증가시킨다. 이때 눈은 엄지손가락에 시선을 고정하고 따라간다. 수직 방향에서도 운동을 실시한다.
15. 위와 같이 반복하되 시선은 고정하고 동시에 머리를 움직인다.
16. 정면에 있는 목표물에 시선을 고정하고 모든 방향으로 머리를 천천히 움직이다가 점점 빠르게 움직인다.
17. 환자는 정면, 왼쪽, 오른쪽에 각각 세 개의 목표물을 둔다. 환자는 정면 목표물에 시선을 고정한다. 그다음 환자는 오른쪽으로 머리를 돌리면서 오른쪽 목표물에 시선을 고정한다. 그다음 환자는 오른쪽 목표물에 시선을 고정한 채 머리를 정면으로 돌리고 정면의 목표물을 주시한다. 그다음 환자는 왼쪽으로 머리를 돌리면서 왼쪽 목표물에 시선을 고정한다. 그다음 환자는 왼쪽 목표물에 시선을 고정한 채 머리를 정면으로 돌린다.
18. 환자는 자신의 앞에 책을 펼친 후 팔을 뻗고 큰 소리로 읽는다. 책을 자신 가까이 천천히 가져오고 책을 다시 멀리 옮기는 운동을 여러 번 반복한다.

선 자세(standing)

19. 손을 테이블에 올리고 발끝으로 서서 30초 동안 자세를 유지한다.
20. 손을 테이블에 올리고 발뒤꿈치로 서서 30초 동안 자세를 유지한다.
21. 거울에 비친 자신의 모습에 시선을 고정하고 자세를 올바르게 정렬한다. 1분 동안 균형을 유지한 후 눈을 감고 올바른 자세를 시각화하면서 이 자세를 1분 이상 유지한다.
22. 거울에 비친 자신의 모습에 시선을 고정하고 골반을 움직이지 않고 발목만 움직여 앞뒤, 좌우로 몸을 움직인다.
23. 거울에 비친 자신의 모습에 시선을 고정하고 발목은 움직이지 않고 몸통을 앞뒤, 좌우로 구부린다.
24. 작은 물건을 잡고 머리 위로 들어 올린다. 물건에 시선을 고정하고 원을 크게 그리면서

움직인다.

25. 환자는 자신의 앞에 책을 펼친 후 팔을 뻗고 큰 소리로 읽는다. 책을 자신 가까이 천천히 가져오고 책을 다시 멀리 옮기는 운동을 여러 번 반복한다.

움직이기(moving)

26. 눈을 뜨고 정면 목표물에 시선을 고정하고 제자리 걷기를 한다.
27. 의자에 몸을 기대고 발끝으로 제자리 걷기를 한다.
28. 의자에 몸을 기대고 발뒤꿈치로 제자리 걷기를 한다.
29. 목표물에 시선을 고정하고 복도에서 앞으로 5걸음, 뒤로 5걸음 걷는다.
30. 목표물에 시선을 고정하고 머리를 앞뒤로 움직이면서 복도에서 앞으로 5걸음, 뒤로 5걸음 걷는다.
31. 복도에서 책을 소리 내어 읽으면서 앞으로 5걸음, 뒤로 5걸음 걷는다.
32. 비디오에 제시된 물건을 보면서 :
    (a) 먼저 딱딱한 바닥에 서고 그다음 푹신한 매트리스 위에서 선다. 서 있는 동안 균형을 유지한다.
    (b) 먼저 딱딱한 바닥에서 제자리 걷기를 하고 그다음 푹신한 매트리스에서 제자리 걷기를 한다. 균형을 유지하며 제자리 걷기를 한다.

1. 상담(Counselling)

재활치료는 노인의 어지럼증과 불안정을 치료하는 중요한 단계이지만 생활 방식과 주변 환경을 변화시키고 약물치료도 병행한다. 주요 제안은 다음과 같다.

- 충분한 수분 섭취 유지(여성 1.5L 이상, 남성 2L)
- 알코올 섭취 제한(여성 120mL 이하, 남성 240mL 이하)
- 흡연 및 약물 남용 방지하기
- 목 근육 이완과 위-식도 역류를 방지하기 위해 머리를 20° 정도 굽히게 하는 베개를 사용해서 취침하기
- 머리와 목을 같은 자세로 30분 이상 유지하지 않기
- 머리와 목을 바른 자세로 유지하고 특히 TV를 볼 때 더 주의하기
- 어떤 식으로든 30분마다 머리와 목 위치를 바꾸고 머리와 어깨 움직이기
- 최소한 일주일에 세 번 하루에 30분 걷기와 같은 규칙적이고 지속적인 유산소 운동하기

노화와 관련된 생물학적 특정 측면에서 구체적인 고려사항은 다음과 같다.

1. 일반적으로 진정제는 피하고 인지 및 운동능력을 향상시키는 약물(항치매제; nootropic

drugs)을 처방한다.

2. 노인에서 빈번히 발생하나 한때 무증상으로 간주되었던 경증의 만성 저나트륨혈증(hyponatraemia)이 낙상, 낙상 관련 골절의 주요한 위험요인이 될 수 있다는 증거가 보고되었다[27].
3. 노인에서 관찰되는 비타민 D 결핍은 기능적 이동성(functional mobility) 감소와 관련이 있으며[28], 노인 인구의 신체 및 인지 능력과도 관련이 있을 수 있다[29, 30].
4. 운동과 단백질 공급은 중요하다. 특히 근육 단백질 합성을 자극하는 아미노산인 류신(leucine)은 근력을 향상시켜 항중력 조절에 도움을 줄 수 있다[31, 32]. 단백질은 최소 하루 1.5g/kg 섭취한다.
5. 노인에서 멜라토닌 리듬의 변화로 수면 장애가 빈번하게 발생한다[33]. 수면 30분 전 멜라토닌 보충제(3~5mg)가 도움이 될 수 있다.
6. 신발 밑창이나 발 보조기를 이용해 신발에 변화를 주면 노인의 균형 조절과 보행능력을 향상시킬 수 있다[34].
7. 댄스[35]나 스포츠[36]와 같은 재미있는 활동이 운동능력을 자극할 수 있다.

2. 생활 방식을 개선하기 위한 몇 가지 제안(Some Suggestions to Ameliorate Lifestyle)

(a) 의자에서 일어나는 방법

1. 의자 팔 받침대에 손을 얹는다(그림 11.16a).
2. 의자 팔 받침대에 팔을 지지하면서 몸통을 앞으로 구부린다(그림 11.16b).
3. 일어나서 앞에 있는 목표물에 시선을 고정한다(그림 11.16c).
4. 걷기 전에 잠시 서 있고 목표물에 시선은 계속 고정한다(그림 11.16d).

(b) 바닥에 있는 물건 집어 들어 올리는 방법

1. 테이블이나 자신의 몸 가까이 물건을 이동시킨다(그림 11.17a).
2. 테이블을 지지하면서 무릎을 구부리고 물건을 잡는다(그림 11.17b).
3. 테이블을 지지하면서 물건를 잡고 몸을 들어 올린다(그림 11.17c).

(c) 침대에서 일어나는 방법

1. 몸을 한쪽으로 돌린다(그림 11.18b).
2. 다리를 침대 밖으로 내린다(그림 11.18c).
3. 몸을 천천히 들어 올린다(그림 11.18d).
4. 정면에 있는 목표물에 시선을 고정하면서 앉는다. 일어설 때까지 몇 초 동안 가만히 앉아 있는다(그림 11.18e).

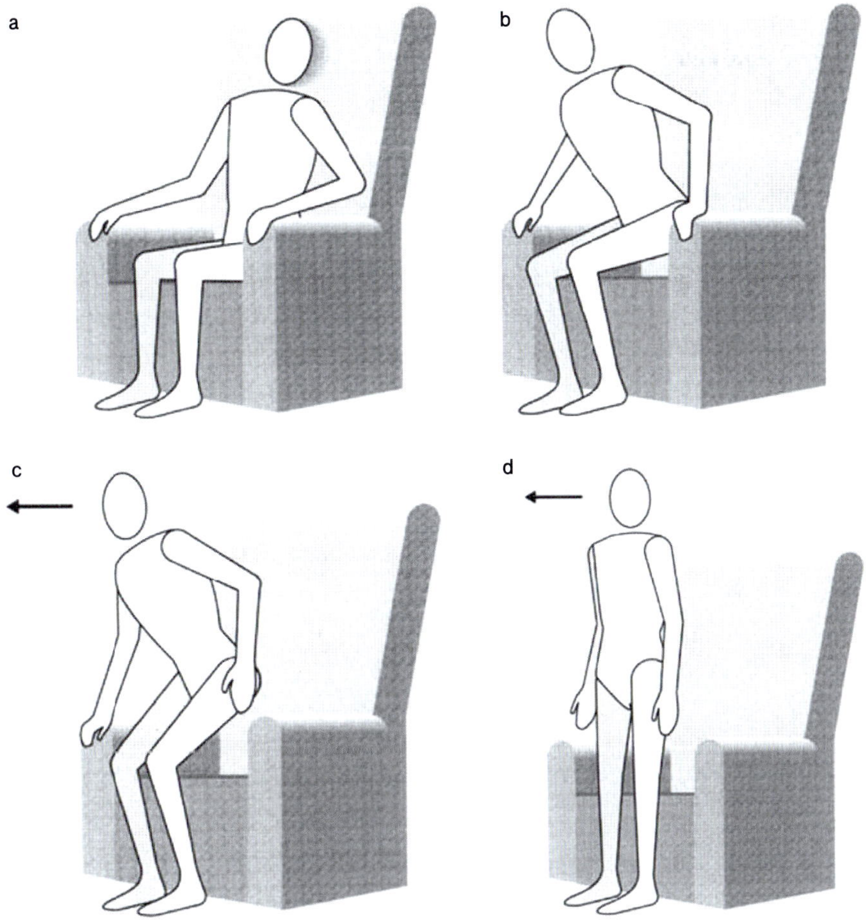

그림 11.16 (a-d) 의자에서 일어나는 법 (Originally published in Cesarani and Alpini [37] published by Springer © 1999)

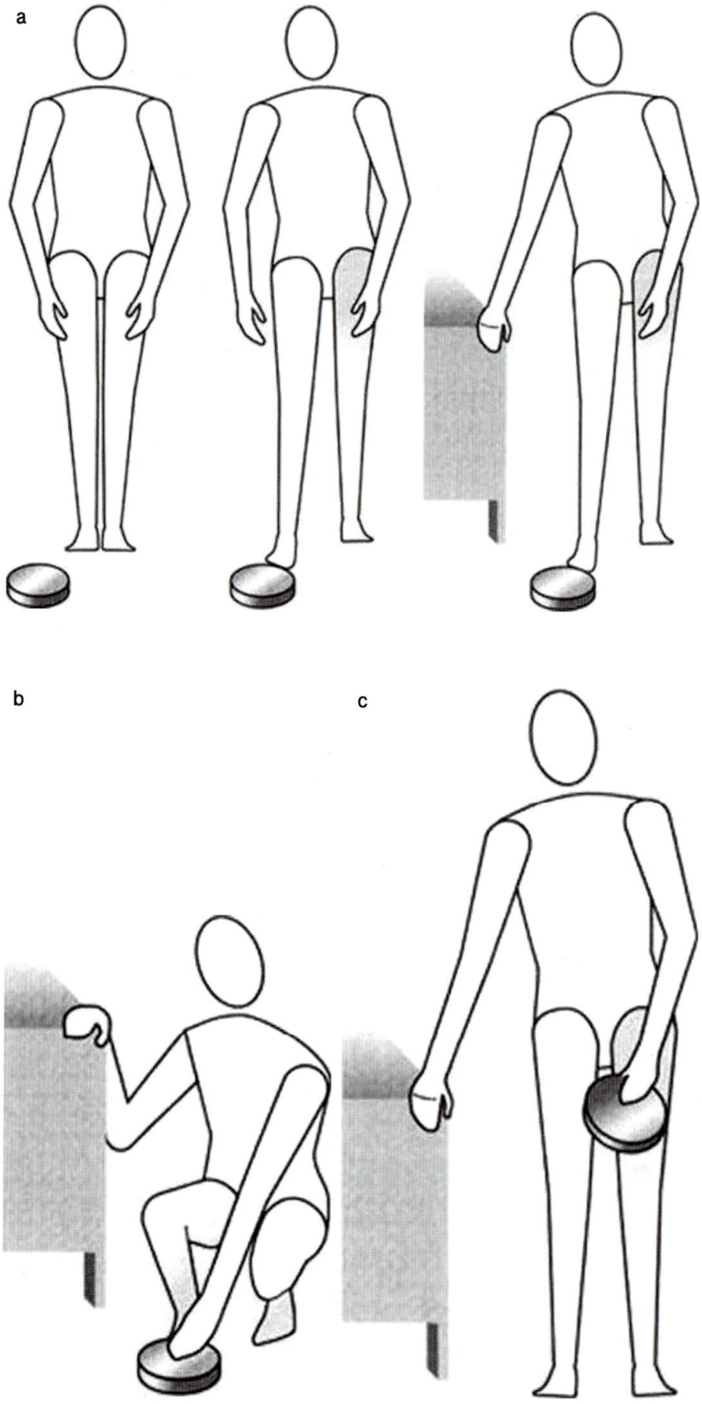

그림 11.17 **(a-c) 물건 집어 들어 올리기** (Originally published in Cesarani and Alpini [37] published by Springer © 1999)

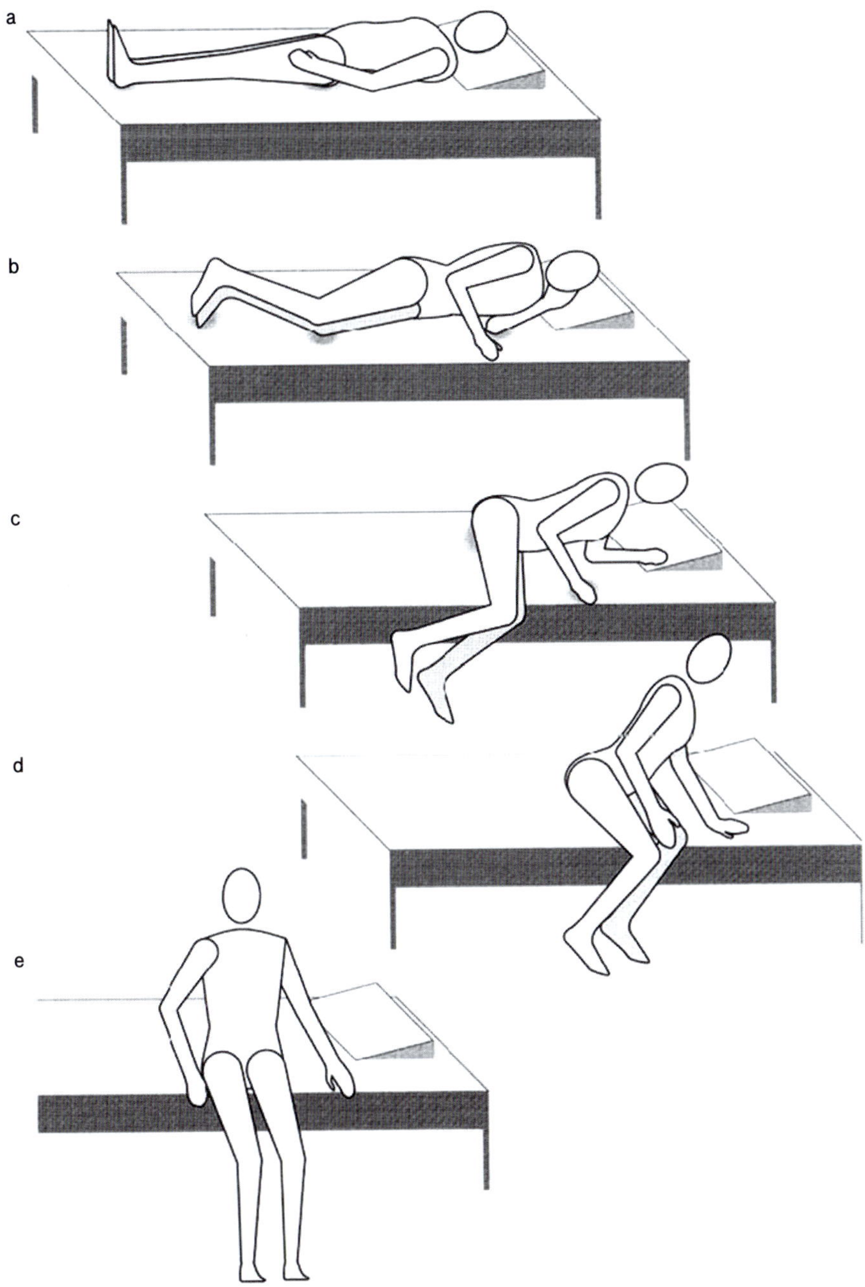

그림 11.18 **(a-e) 침대에서 일어나기** (Originally published in Cesarani and Alpini [37] published by Springer © 1999)

참고문헌

1. Mueller M, Strobl R, Jahn K, Linkohr B, Peters A, Grill E. Burden of disability attributable to vertigo and dizziness in the aged: results from the KORA-Age study. Eur J Public Health. 2014;24:802-807.
2. Lo AX, Harada CN. Geriatric dizziness: evolving diagnostic and therapeutic approaches for the emergency department. Clin Geriatr Med. 2013 ;29:181-204.
3. Ishiyama G. Imbalance and vertigo: the aging human vestibular periphery. Semin Neurol. 2009;29:491-499.
4. Walther LE, Westhofen M. Presbyvertigo-aging of otoconia and vestibular sensory cells. J Vestib Res. 2007;17:89-92.
5. Agrawal Y, Zuniga MG, Davalos-Bichara M, Schubert MC, Walston JD, Hughes J, Carey JP. Decline in semicircular canal and otolith function with age. Otol Neurotol. 2012;33:832-839.
6. Alpini D, Kohen-Ratz R, Braun R, Burstin A, Tesio L, Pugnetti L, Mendozzi L, Sambataro G, Cesarani A, Giuliano DA. Falls in the elderly: the development of a risk questionnaire and posturographic findings. Int Tinnitus J. 2001;7:105-108.
7. Riva D, Mamo C, Fanì M, Saccavino P, Rocca F, Momenté M, Fratta M. Single stance stability and proprioceptive control in older adults living at home: gender and age differences. J Aging Res. 2013;2013:561695.
8. Panel on Prevention of Falls in Older Persons, American Geriatrics Society and British Geriatrics Society. Summary of the Updated American Geriatrics Society/British Geriatrics Society clinical practice guideline for prevention of falls in older persons. J Am Geriatr Soc. 2011;59:148-157.
9. Schoon Y, Olde Rikkert MG, Rongen S, Lagro J, Schalk B, Claassen JA. Head turning-induced hypotension in elderly people. PLoS One. 2013;8:e72837.
10. Salonen L, Kivelä SL. Eye diseases and impaired vision as possible risk factors for recurrent falls in the aged: a systematic review. Curr Gerontol Geriatr Res. 2012;2012:271481.
11. Tobis JS, Nayak L, Hoehler F. Visual perception of verticality and horizontality among elderly fallers. Arch Phys Med Rehabil. 1981;62:619-622.
12. Aoki M, Tanaka K, Wakaoka T, Kuze B, Hayashi H, Mizuta K, Ito Y. The association between impaired perception of verticality and cerebral white matter lesions in the elderly patients with orthostatic hypotension. J Vestib Res. 2013;23:85-93.
13. Horak FB. Postural orientation and equilibrium: what do we need to know about neural control of balance to prevent falls? Age Ageing. 2006;35:7-11.
14. Paillard T. Neuromuscular system and aging: involutions and implications. Geriatr Psychol Neuropsychiatr Vieil. 2013;11:379-387.
15. Matsui JI, Ryals BM. Hair cell regeneration: an exciting phenomenon...but will restoring hearing and balance be possible? J Rehabil Res Dev. 2005 ;42:187-198.
16. Jung JY, Kim JS, Chung PS, Woo SH, Rhee CK. Effect of vestibular rehabilitation on dizziness in the elderly. Am J Otolaryngol. 2009 ;30:295-299.
17. Marioni G, Fermo S, Lionello M, Fasanaro E, Giacomelli L, Zanon S, Staffieri C, Dall'Igna F, Manzato E, Staffieri A. Vestibular rehabilitation in elderly patients with central vestibular dysfunction: a prospec-

참고문헌

tive, randomized pilot study. Age (Dordr). 2013;35:2315-2327.

18. Costa de Araujo P, Demanez L, Lechien J, Bauvir P, Petermans J. Presbyastasis and application of vestibular rehabilitation in geriatrics. Rev Med Liege. 2011;66:130-134.

19. Peres M, da Silveira E. Effect of vestibular rehabilitation in elder people: regarding balance, quality of life and perception. Cien Saude Colet. 2010 ;15:2805-2814.

20. Fairhall N, Sherrington C, Lord SR, Kurrle SE, Langron C, Lockwood K, Monaghan N, Aggar C, Cameron ID. Effect of a multifactorial, interdisciplinary intervention on risk factors for falls and fall rate in frail older people: a randomised controlled trial. Age Ageing. 2014;43:616-622.

21. Lee IH, Park SY. Balance improvement by strength training for the elderly. J Phys Ther Sci. 2013;25:1591-1593.

22. Vina J, Borras C, Sanchis-Gomar F, Martinez-Bello VE, Olaso-Gonzalez G, Gambini J, Ingles M, Gomez-Cabrera MC. Pharmacological properties of physical exercise in the elderly. Curr Pharm Des. 2014;20:3019-3029.

23. Osio M Dezuanni E. Alpini D Cesarani A. Mangoni A. Low intensity electrical stimulation of neck muscles modifies motor neuron excitability of the soleus muscles in man. Electroencephalogr Clin Neurophysiol. 1995;95:68 - 69.

24. Alpini D Pugnetti L Mendozzi L Barbier E, Monti B, Cesarani A. Virtual reality in vestibular diagnosis and rehabilitation. Proc. 2nd Euro Conf Disability Virtual Reality & Assoc Tech. Sweden. 1998.

25. Pugnetti L Mendozzi L, Barbieri E, Motta A, Alpini D, Attree EA, Brooks BM, Rose FD. Developments of a collaborative research on VR applications for mental health. Proc. 2nd Euro Conf Disability Virtual Reality & Assoc Tech. Sweden. 1998.

26. Riva G, Rizzo A, Alpini D, Attree EA, Barbieri E, Bertella L, Buckwalter JG, Davies RC, Gamberini L, Johansson G, Katz N, Marchi S, Mendozzi L, Molinari E, Pugnetti L, Rose FD, Weiss PL. Virtual environments in the diagnosis, prevention, and intervention of age-related diseases: a review of VR scenarios proposed in the EC VETERAN Project. Cyberpsychol Behav. 1999;2:577-591.

27. Zaino CJ, Maheshwari AV, Goldfarb DS. Impact of mild chronic hyponatremia on falls, fractures, osteoporosis, and death. Am J Orthop (Belle Mead NJ). 2013;42:522-577.

28. Gschwind YJ, Bischoff-Ferrari HA, Bridenbaugh SA, Härdi I, Kressig RW. Association between serum vitamin D status and functional mobility in memory clinic patients aged 65 years and older. Gerontology. 2014;60:123-129.

29. Boyé ND, Oudshoorn C, van der Velde N, van Lieshout EM, de Vries OJ, Lips P, van Beeck EF, Patka P, van der Cammen TJ. Vitamin D and physical performance in older men and women visiting the emergency department because of a fall: data from the improving medication prescribing to reduce risk of falls (IMPROveFALL) study. J Am Geriatr Soc. 2013;61:1948-1952.

30. Park S, Ham JO, Lee BK. A positive association of vitamin D deficiency and sarcopenia in 50 year old women, but not men. Clin Nutr. 2014;33:900-905.

31. Churchward-Venne TA, Breen L, Phillips SM. Alterations in human muscle protein metabolism with aging: Protein and exercise as countermeasures to offset sarcopenia. Biofactors. 2014;40:199-205.

참고문헌

32. SShahar S, Kamaruddin NS, Badrasawi M, Sakian NI, Abd Manaf Z, Yassin Z, Joseph L. Effectiveness of exercise and protein supplementation intervention on body composition, functional fitness, and oxidative stress among elderly Malays with sarcopenia. Clin Interv Aging. 2013;8:1365-1375.
33. Alpini D, Cesarani A, Fraschini F, Kohen-Raz R, Capobianco S, Cornelio F. Aging and vestibular system: specific tests and role of melatonin in cognitive involvement. Arch Gerontol Geriatr Suppl. 2004;13-25.
34. Hatton AL, Rome K, Dixon J, Martin DJ, McKeon PO. Footwear interventions: a review of their sensorimotor and mechanical effects on balance performance and gait in older adults. J Am Podiatr Med Assoc. 2013 ;103:516-553.
35. Kattenstroth JC, Kalisch T, Holt S, Tegenthoff M, Dinse HR. Six months of dance intervention enhances postural, sensorimotor, and cognitive performance in elderly without affecting cardio-respiratory functions. Front Aging Neurosci. 2013;5:5.
36. Nguyen MH, Kruse A. A randomized controlled trial of Tai chi for balance, sleep quality and cognitive performance in elderly Vietnamese. Clin Interv Aging. 2012;7:185-190.
37. Cesarani A, Alpini D. Vertigo and dizziness rehabilitation: The MCS method. Springer. 1999.

CHAPTER 12

편타성 손상 관련 균형 장애 (Whiplash-Associated Balance Disorders)

편타성(채찍질, whiplash)이라는 용어는 손상의 기전과 손상의 결과로 인한 다양한 임상 증상을 설명하는 데 사용되었다[1]. 1995년 퀘벡 태스크 포스(Quebec Task Force)에서 편타성 손상 관련 장애(whiplash-associated disorders, WAD)에 관해 다음과 같은 정의를 채택하였다. 편타성이란 목에 가속-감속 에너지가 전달되는 메커니즘(acceleration-deceleration mechanism)을 의미한다. 후방 또는 측면 자동차 충돌로 인해 발생할 수 있고, 다이빙 또는 기타 사고 중에도 발생할 수 있다. 그 충격은 뼈 또는 연부조직 손상(편타성 손상)을 초래할 수 있으며, 편타성 손상 관련 장애(WAD)라고 하는 다양한 임상 증상으로 이어질 수 있다[2]. 광범위한 의미에서 편타성 손상은 척추 전체를 침범하는 비접촉 빠른 가속-감속에 의한 두경부 외상[3, 4]으로 정의할 수 있다. 이는 WAD와 다양하게 결합된 증상을 이해하도록 돕는다.

- 정형(orthopaedic): 목 통증 및 경추 및 요추 움직임의 기능 제한
- 신경(neurological): 감각 이상
- 청각(audiological): 이명, 난청
- 이비인후과(otorhinolaringological): 연하곤란, 발성 장애
- 균형(equilibriometric): 현훈, 어지럼증
- 치과(odontoiatric): 측두하악관절(temporomandibular joint) 장애

편타성 손상은 경미한 손상에서 심각한 손상까지 다양하며 일반적으로 세 단계로 나뉜다.

- 세로토닌(serotonin), 히스타민(histamine), 브래디키닌(bradykinin): 염증 유발물질과 같은 신경 매개체(neuromediator)의 방출과 관련된 국소 반응을 포함하는 발병 단계
- 새로운 콜라겐 섬유의 합성을 특징으로 하는 회복 단계
- 정상적인 일상 활동을 회복하기 위해 신체 전체가 자세와 움직임 전략을 수정하는 리모델링 단계

편타성 손상 환자는 징후와 증상의 정도에 따라 분류할 수 있다. QTF-WAD 분류 시스템은 5단계로 구성된다.

0, 통증 없음, 신체적 징후 없음

I, 목 통증은 있으나 신체적 징후는 없음

II, 목 통증, 근골격 징후(예: 관절가동범위 감소 또는 근육 압통(muscle tenderness)

III. 목 통증, 신경학적 징후

IV. 목 통증, 골절, 탈구

교통사고 후 초기 가장 흔한 증상은 목 통증(88~100%)과 두통(54~66%)이며, 다른 증상으로는 목 경직(neck stiffness), 어깨 통증, 팔 통증, 팔 무감각, 감각 이상, 약화, 연하곤란, 시각, 청각 증상, 어지럼이 있다. 대부분 WAD는 빠르게 회복된다. 부상자의 47%가 4주 이내에 정상 활동으로 복귀하고, 부상 1년 후 2%만이 사고 전 활동을 계속하지 못한다[5].

편타성 손상은 때때로 미로 뇌진탕(labyrinth concussion)을 일으켜 이석의 변위를 일으킨다. 이 경우 양성돌발두위현훈(benign paroxysmal positioning vertigo, BPPV)이 유발된다: 편타성 관련 양성돌발두위현훈(WA-BPPV). WA-BPPV 시 반고리관결석증(canalolithiasis)은 Epley[6]의 이석정복술(canalith repositioning procedure)을 실행하고, 팽대부마루결석증(cupulolithiasis)은 Semont[7]의 이석유리술(liberatory maneuver)과 같은 물리치료(8장 참조)를 적용해 치료할 수 있다. 두 방법 모두 치료 효과가 있는 것으로 나타났지만 환자의 머리와 몸의 위치를 변경시키는 순차적 절차가 필요하기 때문에 목과 등에 장애를 갖고 있는 WAD 환자, 특히 노인 환자의 경우 적합하지 않을 수 있으므로 이 경우 강제지속측면자세(supine to prolonged lateral position)[8]를 하거나 롤링 오버 방법(rolling over maneuver)[9]을 사용하는 것이 좋다.

확실한 BPPV를 제외하고 편타성 손상 관련 균형 장애(whiplash-associated balance disorders, WABD)의 발병 기전은 여전히 논쟁 중이다.

- 척추동맥 협착을 동반한 기계적 압박
- 교감신경계 비정상적 자극
- 경추와 요추 부위 고유수용성 감각 장애
- 중추 전정계 장애

WABD는 여러 메커니즘의 다양한 조합에서 파생될 수 있지만 가속-감속 운동학은 다르다. 예를 들어, 운전자는 외상과 반대 방향으로 운전대를 돌리게 되고 승객은 대개 충격을 그대로 받게 된다. 충격 중 환자의 안전벨트 착용 여부에 따라 차이가 나타날 수 있다. 안전벨트를 착용했다면 머리와 목의 움직임이 시상면에서 움직이지 않고 흉추(T7 - T8)를 받침점으로 비틀림이 일어난다. 비틀림 구성요소의 방향이 다르다. 승객은 시계 반대 방향으로 운전자는 시계 방향으로 일어난다. 또한, 직선 후방 충돌이 발생하는 경우가 드물지만, 충돌 차량에서 회전 가속이 유발되는 경우가 많다. 비틀림 및 각가속도는 뇌 미세 병변을 유발하고, 이는 다른 징후와 증상으로 나타날 수 있다[10, 11].

편타성 손상이 경추나 중추에 기계적 병변을 유발하는 것과 관계없이 일반적으로 편타성 손상 환자에서 다음의 특징적인 자세가 관찰된다.

- 머리를 건측으로 구부린다.

- 머리의 회전 및 측면 굴곡 움직임이 감소된다.
- 움직임 시 회전이 목이 아닌 몸통에서 나타난다.
- 몸통은 환측으로 회전되어 있다.
- 골반은 머리가 아프지 않은 쪽으로 회전되어 있다.
- 무게중심의 위치가 수정된다.

일반적으로 WABD는 특수고유감각(미로에서)과 일반고유감각(척추 근육, 인대, 관절 등)의 고유감각 상호작용의 탈동기화(desynchronization)의 결과로 나타날 수 있다[12, 13]. 병인은 계통 발생학적 관점으로도 해석할 수 있다. 인간은 상대적으로 제한된 지지면에서 동적 균형을 유지하는 두 발 보행 직립 자세(bipedal upright position) 특징을 갖고 있다. 이런 자세는 인간의 수준 높은 인지 과정과 밀접한 관련이 있는 생체역학적 진화를 나타낸다[14]. 성인기에 안정적인 지지면에서 자세를 바르게 유지하는 것은 쉬운 작업이지만 항중력 유지 시 효율성이 낮은 일부 신체 부위에서는 매우 높은 수준의 감각-운동 조절이 요구된다[15].

주변 환경을 인식하는 데 두 발로 똑바로 선 자세는 중요하다. 수평면에서 머리의 C0-C1관절(atlanto-occipital joint)은 눈의 탐색 가능성을 확장할 수 있게 하였다[16]. 또한 안정된 지지면은 환경 적응을 위해 빠른 몸통의 회전을 허용한다. 수직면에서 요천추(lumbosacral spine)의 진화는 머리와 몸통을 확장시켜 머리 위 환경을 오랫동안 탐색할 수 있게 하였다[17]. 따라서 인간이 자세는 3개이 공간 축에서 한경을 탐새할 수 있도록 네 발에서 두 발 보행으로 진화되었다고 할 수 있다.

네 발 보행에서 두 발 보행의 완성은 계통발생학적 관점에서 보면 상대적으로 최근에 이루어진 것이다. 아이가 생애 초기에 중력에 대항해 서고 보행하는 것을 관찰하면 이해할 수 있다[15]. 이 개념은 충격 강도와 상관없이 빈번히 발생하는 손상에 의한 WAD의 병인을 설명할 수 있다. 사고 중 신체로 전달되는 상대적으로 낮은 충격 에너지는 인간의 특징을 잘 나타내는 두 부분, 즉 C0-C1관절과 요천추에 작용한다. 이런 편타성 손상은 환자가 머리를 회전시키고 머리와 몸통을 확장시키는 능력을 감소시켜 인간의 자세를 영장류의 자세로 되돌린다. 즉, 머리와 몸통, 요추와 보행 협응의 생체역학적 붕괴가 주요 장애로 나타난다. C0-C1관절과 요천추 부위를 특별히 고려하여 전체적으로 척추의 이동성을 회복하기 위한 치료가 진행되어야 한다.

- 자세에 대한 자기 인식(self-perception) 재구성
- 목과 골반의 고유수용성 감각 정보 재구성
- 보행, 움직임 동안 시야 안정화 회복

1 운동치료

1. 첫 번째 주(First Week)

1. 바로 누운 자세에서 환자는 양손으로 무릎을 잡고 가슴 쪽으로 구부린다(그림 12.1).
2. 바로 누운 자세에서 발을 침대 위에 놓고 무릎을 구부리고 다리와 함께 골반을 오른쪽, 왼쪽으로 회전시킨다(그림 12.2).
3. 바로 누운 자세에서 골반을 들어 올리면서 동시에 팔을 머리 위로 뻗는다. 그런 다음 골반을 내리면서 팔을 원래대로 위치시킨다(그림 12.3).
4. 네발 기기 자세에서 오른쪽 팔과 왼쪽 다리를 동시에 뻗고 다음 왼쪽 팔과 오른쪽 다리를

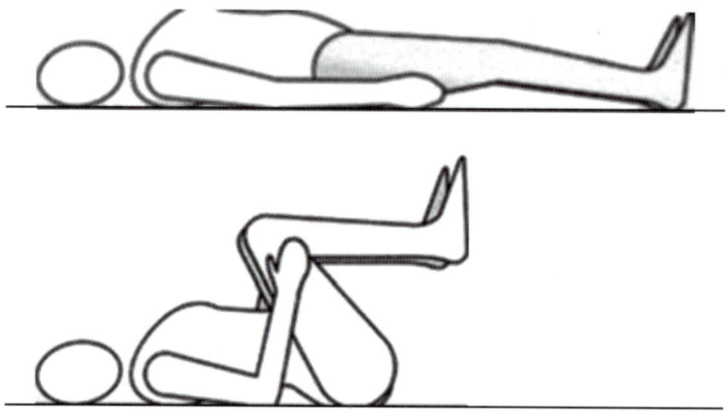

그림 12.1 **양쪽 무릎을 잡고 가슴 쪽으로 당기기** (Originally published in Cesarani and Alpini [21] published by Springer © 1999)

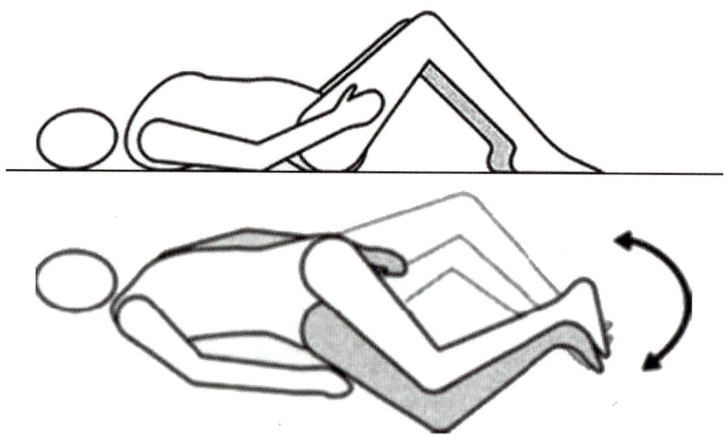

그림 12.2 **골반 회전** (Originally published in Cesarani and Alpini [21] published by Springer © 1999)

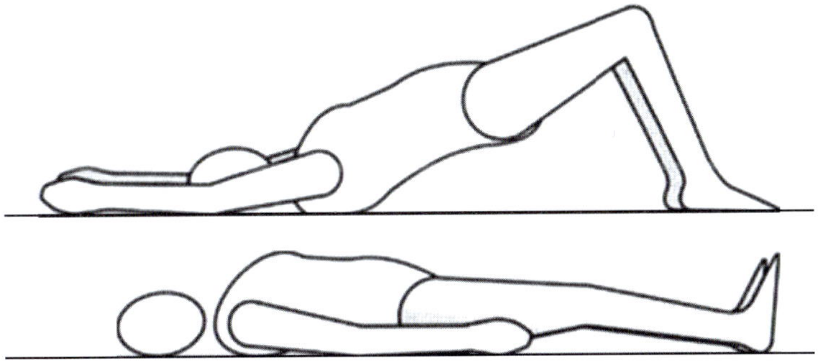

그림 12.3 팔을 머리 위로 올리고 골반 들어 올리기 (Originally published in Cesarani and Alpini [21] published by Springer © 1999)

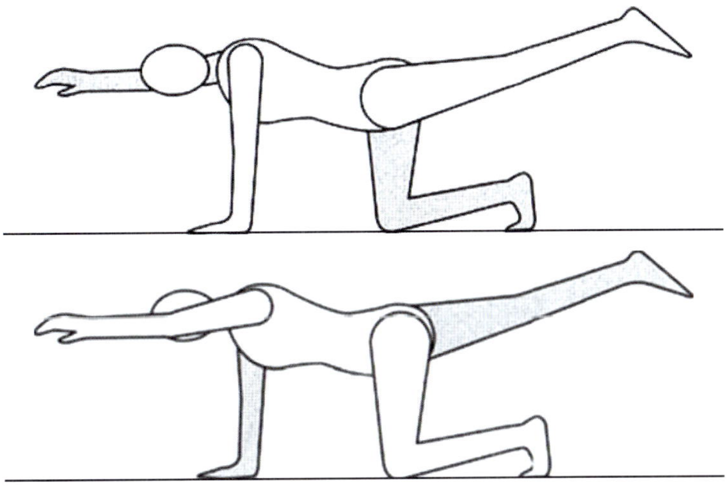

그림 12.4 한쪽 팔과 반대편 다리 펴서 동시에 들어 올리기 (Originally published in Cesarani and Alpini [21] published by Springer © 1999)

뻗는 운동을 반복한다(그림 12.4).

5. 엎드린 자세에서 이마 높이까지 왼쪽 팔과 오른쪽 다리를 들어 올린다. 그런 다음 오른쪽 팔과 왼쪽 다리를 들어 올리는 운동을 반복한다(그림 12.5).
6. 환자는 위와 같은 운동을 반복하면서 동시에 머리를 들어 올린다.
7. 환자는 앉은 상태에서 숨을 들이마시고 내쉬면서 머리를 오른쪽 무릎으로 향하게 하면서 몸통을 앞으로 구부린다. 10초를 유지한다. 다시 숨을 들이마시면서 원래 자세로 돌아간다. 이번에는 숨을 내쉬며, 머리를 왼쪽 무릎으로 향하게 하면서 몸통을 앞으로 구부린다. 10초를 기다렸다가 숨을 들이마시면서 원래 자세로 돌아간다(그림 12.6 및 12.7).

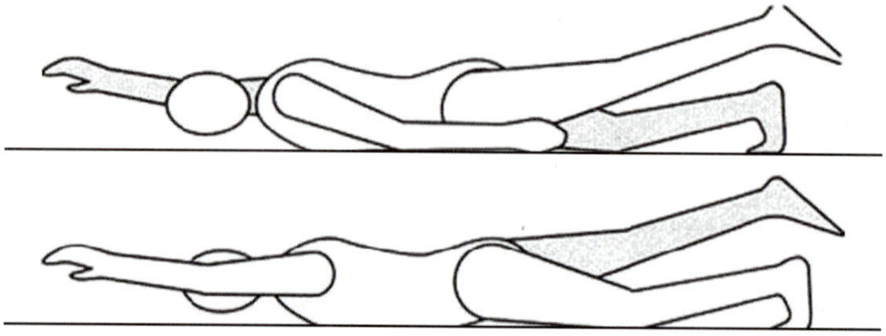

그림 12.5 **엎드린 자세에서 동시에 한쪽 팔과 반대편 다리 들어 올리기** (Originally published in Cesarani and Alpini [21] published by Springer © 1999)

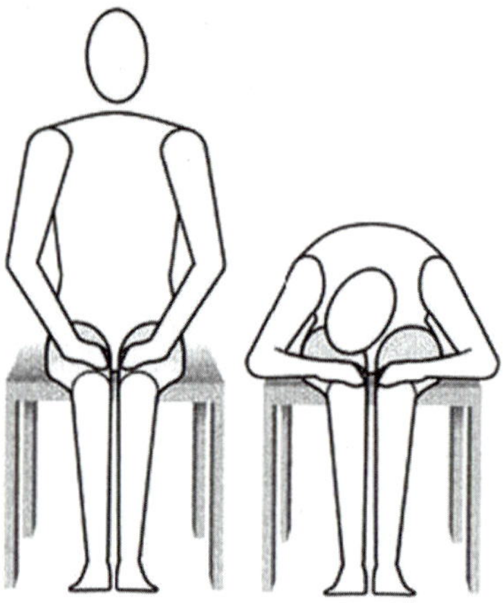

그림 12.6 **몸통 구부리기** (Originally published in Cesarani and Alpini [21] published by Springer © 1999)

8. 밸런스 보드 위에 선다.
   (a) 밸런스 보드 위에 서서 거울을 보면서 바른 자세에 집중한다. 눈을 뜨고 머리와 몸통의 올바른 자세를 유지하면서 부드럽게 한 발에서 다른 발로 체중을 이동시킨다. 이 경우 피드백은 거울에서 제공하는 시각이 된다.
   (b) 눈을 감고 이 운동을 반복한다. 치료사는 환자가 넘어지지 않도록 움직임을 조절하고 환자가 바른 자세를 유지하도록 도와준다. 이 경우 피드백은 치료사의 손에 의해 제공되는 체성감각이다.
   (c) 한 다리로 밸런스 보드 위에 서고 거울을 보면서 바른 자세에 집중한다. 환자는 10초 이상 균형을 유지한다. 치료사는 환자가 올바른 자세를 유지하도록 도와준다. 이 경우 피드백은 시각과 체성감각이다.
   (d) 반대편 다리로도 이 운동을 실시한다.

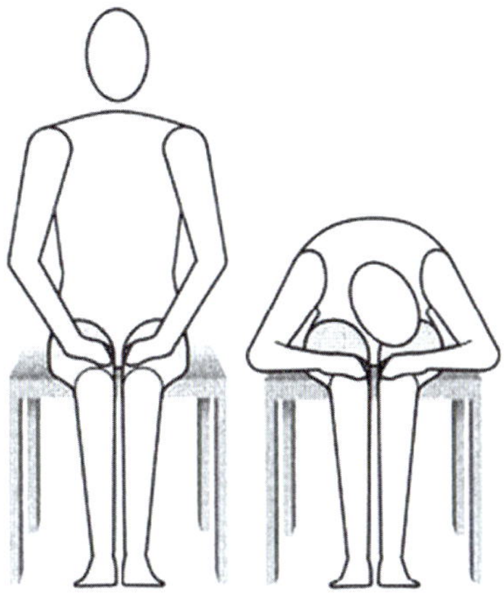

그림 12.7 **몸통 구부리기** (Originally published in Cesarani and Alpini [21] published by Springer © 1999)

2. 두 번째 주(Second Week)

9. 바로 누운 자세에서 천장에 있는 목표물에 시선을 고정하고 머리를 오른쪽, 왼쪽으로 천천히 움직인다.
10. 바로 누운 자세에서 천장에 두 개의 목표물을 찾은 다음, 먼저 눈만 움직여 교대로 주시하고 다음은 교대로 머리를 움직인다.
11. 바로 누운 자세의 환자는 앉으면서 정면의 목표물에 시선을 고정한다(그림 12.8).
12. 바로 누운 자세에서 앉으면서 오른쪽에 있는 목표물에 시선을 고정한다.
13. 바로 누운 자세에서 앉으면서 왼쪽에 있는 목표물에 시선을 고정한다.
14. 환자는 서서 목표물에 시선을 고정하고 다음 순서에 따라 계단 오르고 내려가는 운동을 한다. 눈을 감고도 반복한다.
    오른쪽 발 올리기 → 왼쪽 발 올리기 → 오른쪽 발 내리기 → 왼쪽 발 내리기 → 왼쪽 발 올리기 → 오른쪽 발 올리기 → 왼쪽 발 내리기 → 오른쪽 발 내리기
15. 부드러운 매트리스 위에 선다.
    (a) 정면의 목표물에 시선을 고정하면서 머리를 천천히 모든 방향으로 움직이다가 점점 빠르게 움직인다(그림 12.9).
    (b) 거울에 비친 자신의 모습에 시선을 고정한다. 자세를 바르게 정렬한다. 1분 이상 균형을 유지하면서, 눈을 감고 바른 자세를 상상하며 시각화한다(그림 12.10).
    (c) 거울에 비친 자신의 모습에 시선을 고정한 다음 골반을 움직이지 않고 몸을 앞뒤, 좌우로 움직인다; 발목 전략(ankle strategy)운동(그림 12.11).
    (d) 거울에 비친 자신의 모습에 시선을 고정한 다음 발목을 움직이지 않고 몸통을 앞뒤, 좌우로 구부린다; 고관절 전략(hip strategy)(그림 12.12).

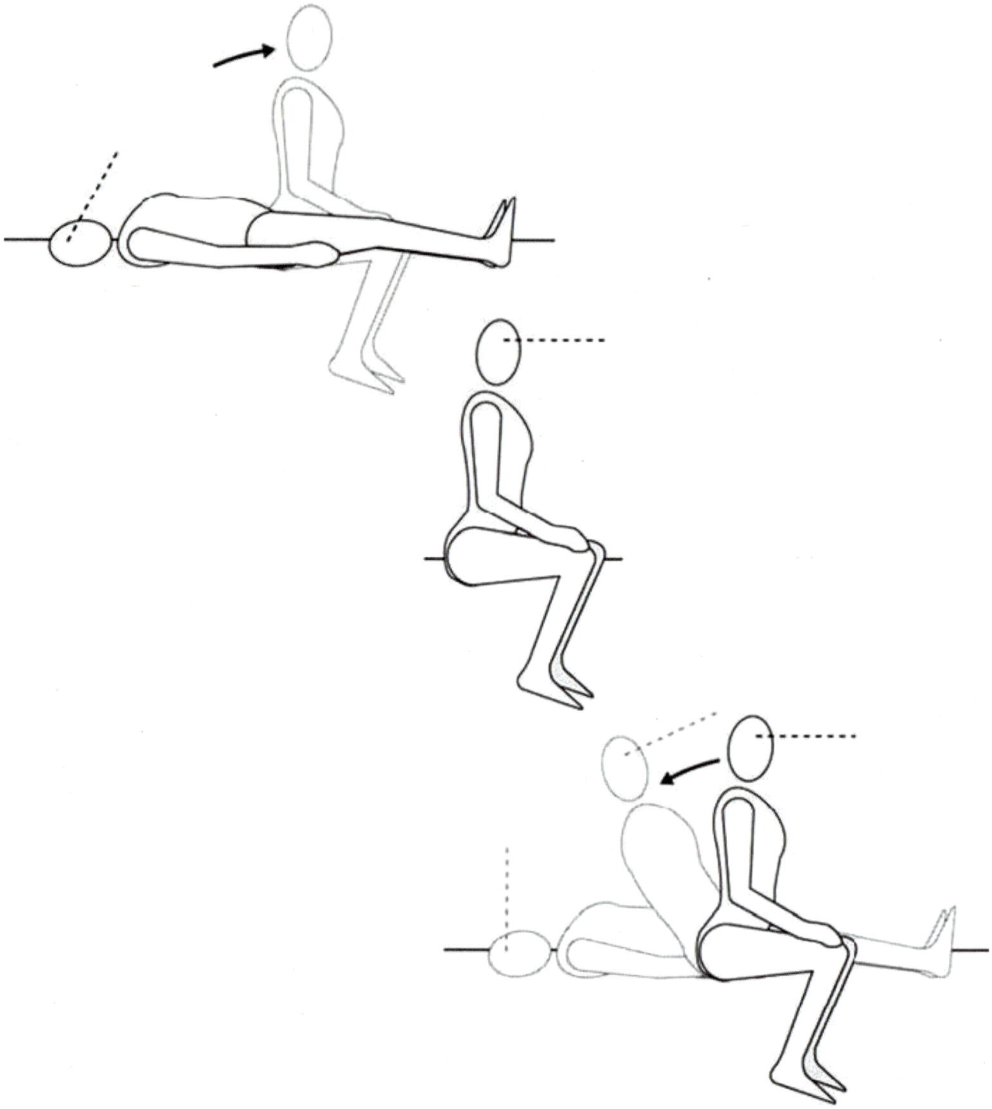

그림 12.8 **바로 누운 자세에서 앉았다가 다시 바로 눕기** (Originally published in Cesarani and Alpini [21] published by Springer © 1999)

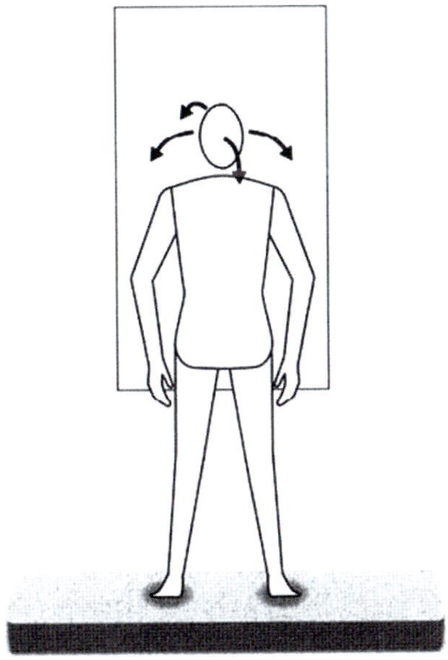

그림 12.9 **매트리스 위에 서서 모든 방향으로 머리 움직이기** (Originally published in Cesarani and Alpini [21] published by Springer © 1999)

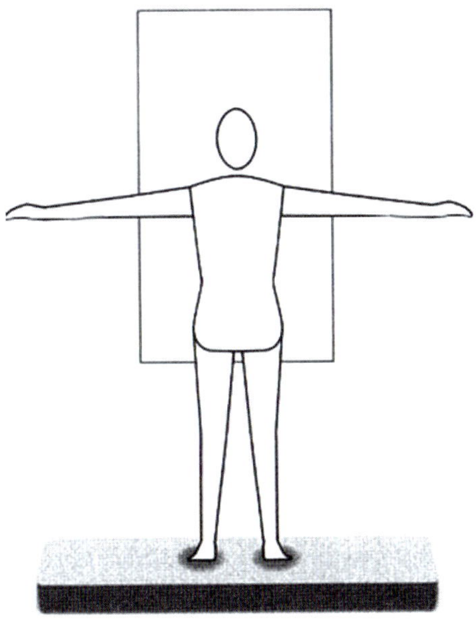

그림 12.10 **매트리스 위에 서서 바른 자세 유지하기** (Originally published in Cesarani and Alpini [21] published by Springer © 1999)

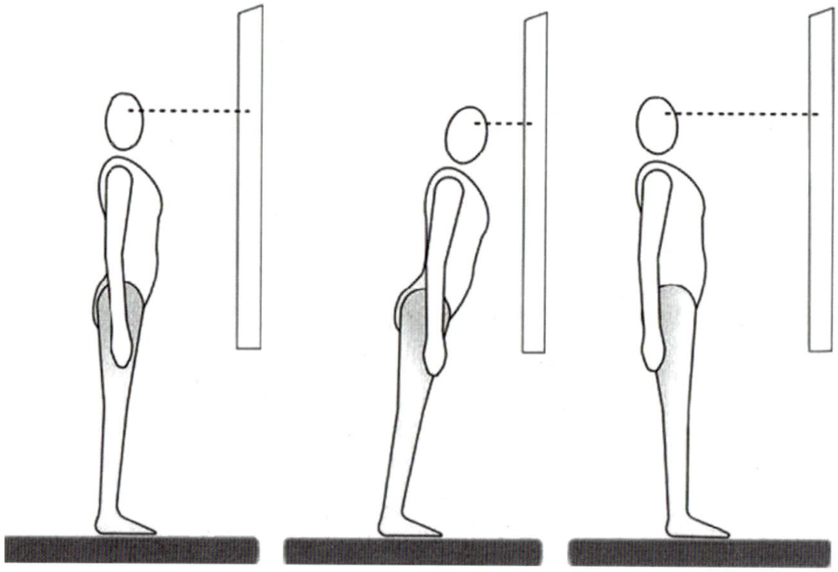

그림 12.11 **발목 전략(ankle strategy) 운동** (Originally published in Cesarani and Alpini [21] published by Springer © 1999)

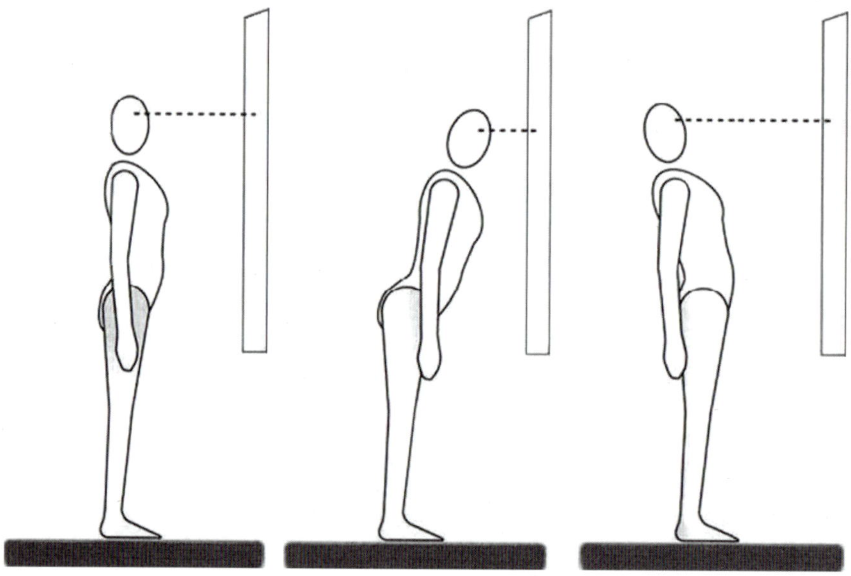

그림 12.12 **고관절 전략(hip strategy) 운동** (Originally published in Cesarani and Alpini [21] published by Springer © 1999)

(e) 작은 물건을 잡고 팔을 곧게 펴고 머리 위로 들어 올린다. 물건에 시선을 고정하고 큰 폭으로 원을 그리면서 움직인다(그림 12.13). 그런 다음 몸통과 무릎을 동시에 구부려

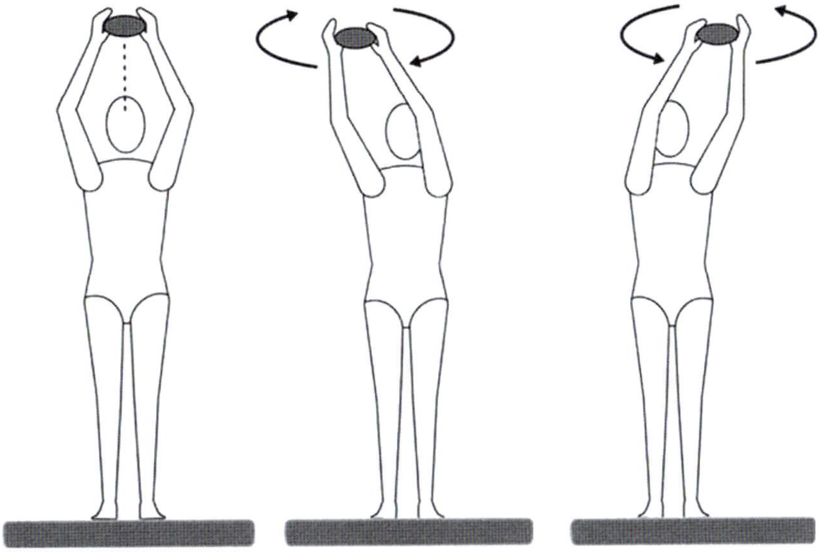

그림 12.13 **작은 물건을 잡고 머리 위에서 원 그리기** (Originally published in Cesarani and Alpini [21] published by Springer © 1999)

물건을 바닥에 내려 놓는다(그림 12.14).

(f) 정면에 있는 목표물에 시선을 고정하고 제자리 걷기를 한다(그림 12.15).

(g) 매트리스를 두 개를 깔고 그 위에서 네발 기기 자세를 취하고 동시에 팔과 다리를 들

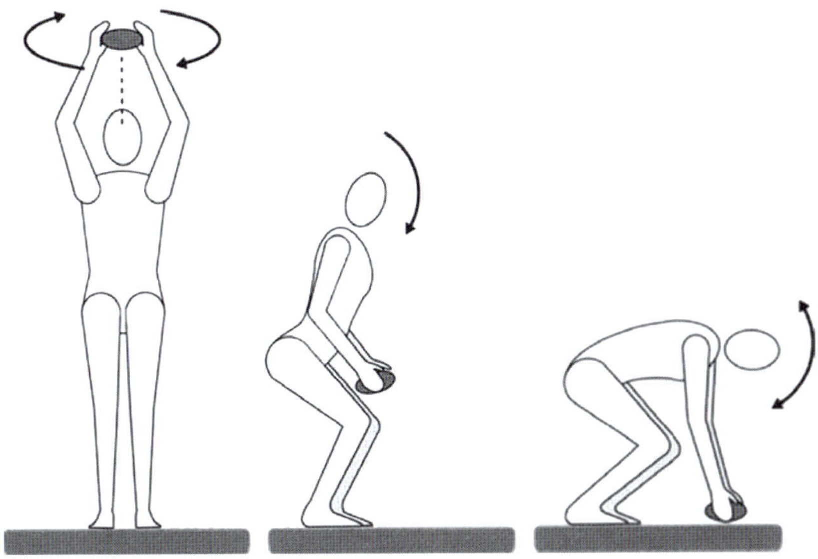

그림 12.14 **머리 위에서 작은 물체로 원 그리고 몸통을 구부려 물체를 바닥에 놓기** (Originally published in Cesarani and Alpini [21] published by Springer © 1999)

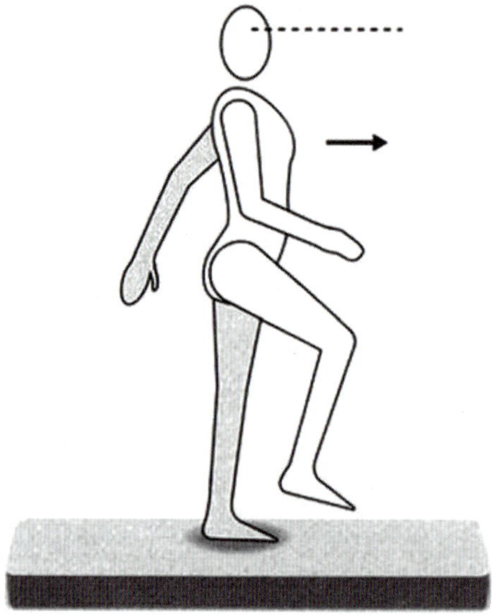

그림 12.15 **매트리스 위에서 제자리 걷기** (Originally published in Cesarani and Alpini [21] published by Springer © 1999)

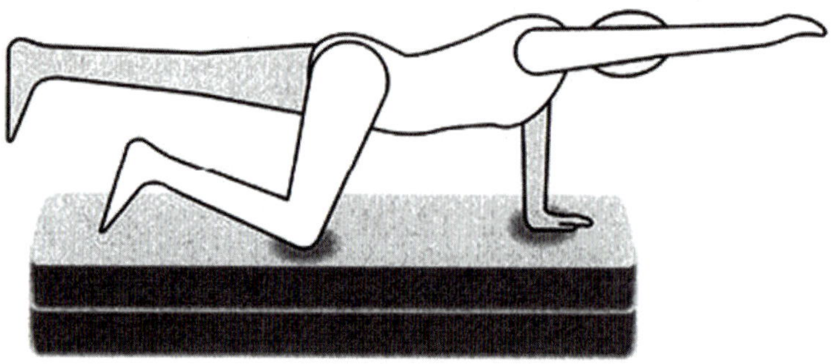

그림 12.16 **이중 매트리스 위에서 네발 기기 자세를 취하고 교차해서 팔, 다리 동시 들어 올리기** (Originally published in Cesarani and Alpini [21] published by Springer © 1999)

어 올리는 운동을 한다(그림 12.16).

16. 밸런스 보드 위에 선다.
    (a) 밸런스 보드 위에 서서 거울을 보고 바른 자세를 유지하기 위해 집중한다. 치료사는 시상면 또는 측면 방향으로 환자를 밀어 환자를 불안정하게 만들고 환자는 거울을 피드백으로 사용하여 균형을 유지한다.
    (b) 밸런스 보드 위에 서서 거울을 보고 바른 자세를 유지하기 위해 집중한다. 치료사는 레이저 포인터를 환자의 머리에 고정하고 흰색 사각형 종이(약 5cm×5cm)를 환자의 눈높이 거울에 부착시킨다. 환자는 레이저 포인터 불빛이 흰 사각형 종이 안에 유지

되도록 노력한다.

(c) 치료사는 시상면 또는 측면 방향으로 밀어 환자를 불안정하게 하고 환자는 위 운동을 동일 하게 수행한다.

(d) 밸런스 보드 위에 서서 거울을 보고 바른 자세를 유지하기 위해 집중한다. 눈을 뜬 상태에서 환자는 레이저 포인터 불빛을 흰 사각형 종이에 맞추면서 부드럽게 한 발에서 다른 발로 체중을 이동시킨다.

3. 세 번째 주(Third Week)

17. 환자는 오른쪽 팔을 90° 정도 들어 올린 후 엄지손가락을 편다. 팔을 수평 방향으로 움직인다. 처음에는 천천히, 점차 팔을 움직이는 속도를 증가시킨다. 이때 눈은 엄지손가락에 시선을 고정하고 따라간다. 수평 방향의 운동이 끝나면 수직 방향의 운동을 실시한다.
18. 위와 같이 반복하되 머리도 동시에 움직인다. 이때 시선이 목표물에서 떨어지지 않도록 유지한다.
19. 서서 책을 펴고 읽는다. 이때 팔을 뻗어 책을 멀어지게 하고, 책을 다시 환자 앞으로 천천히 이동시킨다. 이 동작을 반복한다.
20. 푹신한 매트리스 위에 선다.

    (a) 거울에 놓인 목표물에 시선을 고정하면서 머리를 앞뒤로 움직이고 다음 순서에 따라 계단 오르고 내려가는 운동을 한다.
    오른쪽 발 올리기 → 왼쪽 발 올리기 → 오른쪽 발 내리기 → 왼쪽 발 내리기 → 왼쪽 발 올리기 → 오른쪽 발 올리기 → 왼쪽 발 내리기 → 오른쪽 발 내리기

    (b) 치료사는 레이저 포인터를 환자의 머리에 고정하고 흰색 사각형 종이(약 5cm × 5cm)를 환자의 눈높이 거울에 부착시킨다. 환자는 레이저 포인터 불빛이 흰 사각형 종이 안에 유지되도록 노력한다.

    (c) 책을 펴고 읽으면서 책을 앞뒤로, 좌우로 움직인다.

    (d) 책을 펴고 읽으면서 천천히 팔을 펴고 다시 천천히 구부린다. 이 운동을 여러 번 반복한다.
21. 밸런스 보드 위에 선다.

    (a) 거울을 보면서 바른 자세를 유지하기 위해 집중한다. 팔을 펴고 검지로 치료사의 명령에 따라 거울 앞에 부착된 색종이에 손을 댄다.

    (b) 밸런스 보드 위에 한 다리로 선다. 치료사는 레이저 포인터를 환자의 머리에 고정 시키고 환자 눈높이에 맞춰 거울에 흰색 사각형 종이(약 5cm × 5cm)를 부착시킨다. 환자는 레이저 포인터 불빛이 흰 사각형 종이 안에 유지되도록 노력한다.

(c) 반대편 다리로도 서서 이 운동을 반복한다.
(d) 다리를 펴고 이 운동을 반복한다.
(e) b-c-d 운동을 핀홀 안경을 착용하고 수행한다.

2 홈 프로토콜(Home Protocol)

홈 프로토콜의 목적은 치료사와 함께 실시한 향상된 기능 상태를 유지하기 위한 것이다. 운동은 자세별로 세분화하였다. 환자는 하루에 두 번 또는 세 번 반복하기 때문에 가장 효과적인 운동들로 구성하였다.

바로 누운 자세(supine)

1. 양쪽 무릎을 잡고 손으로 부드럽게 가슴 쪽으로 당긴다.
2. 다리 아래에 베개를 놓고 발목에 2kg의 무게추를 묶는다. 그런 다음 오른쪽 무릎과 왼쪽 무릎을 번갈아 가며 편다.
3. 다리를 구부리고 다리와 함께 골반을 오른쪽, 왼쪽으로 회전한다.
4. 골반을 들어 올리면서 동시에 팔을 머리 위로 뻗는다. 그런 다음 팔과 골반을 원래대로 위치시킨다.
5. 천장에 있는 목표물에 시선을 고정하고 머리를 오른쪽, 왼쪽으로 천천히 움직인다.
6. 바로 누운 자세에서 천장에 두 개의 목표물을 찾은 다음, 먼저 눈만 움직여 교대로 주시하고 다음은 교대로 머리를 움직인다.
7. 네발 기기 자세에서 숨을 들이마시면서 등을 굽히고 머리를 팔 사이로 구부린다. 숨을 내쉬면서 머리를 뒤로 젖히고 요추전만을 만드는 자세를 취한다.
8. 바로 누운 자세에서 정면의 목표물에 시선을 고정하면서 앉는다.
9. 네발 기기 자세에서 오른쪽 팔과 왼쪽 다리를 동시에 들어 올리고 그런 다음 왼쪽 팔과 오른쪽 다리를 든다.
10. 엎드린 자세에서 왼쪽 팔과 오른쪽 다리를 동시에 들고 머리도 들어 올린다. 그런 다음 오른쪽 팔과 왼쪽 다리도 들어 올린다.

앉은 자세(sitting)

11. 오른쪽 팔을 어깨 높이만큼 들어 올리고 엄지손가락을 편다. 팔을 수평 방향에서 천천히 앞뒤로 움직이고 그다음 수직 방향으로도 움직인다. 눈으로만 엄지손가락의 움직임을 따라간다. 처음에는 엄지손가락을 천천히 움직이고 속도를 점차 증가시킨다.

12. 위와 같이 반복하되 목표물에 시선을 고정하고 동시에 머리를 움직인다.
13. 정면의 목표물에 시선을 고정하고 머리를 모든 방향으로 천천히 움직인 다음 점차 빠르게 움직인다.
14. 숨을 들이마시고 내쉬면서 머리를 오른쪽 무릎으로 향하게 하면서 몸통을 앞으로 구부린다. 10초를 유지한다. 다시 숨을 들이마시면서 원래 자세로 돌아간다. 이번에는 숨을 내쉬며 머리를 왼쪽 무릎으로 향하게 하면서 몸통을 앞으로 구부린다. 10초를 기다렸다가 숨을 들이마시면서 원래 자세로 돌아간다.
15. 숨을 들이마시고 내쉬면서 몸통을 앞으로 구부려 바닥에 있는 물건을 잡는다. 다시 숨을 들이마시면서 물건을 머리 위로 가져가고 10초 동안 그 물건에 시선을 고정한다. 다시 숨을 들이마시고 내쉬면서 몸통을 앞으로 구부려 물건을 바닥에 내려놓는다.
16. 책을 펴고 읽으면서 책을 좌우로 움직인다.

선 자세(standing)

17. 거울에 비친 자신의 모습을 보면서 자세를 바르게 정렬한다. 1분 동안 균형을 유지하고 올바른 자세를 시각화하면서 눈을 감고 1분 이상 이 자세를 유지한다.
18. 푹신한 매트리스 위에 서서 똑같이 반복한다.
19. 푹신한 매트리스 위에서 거울을 보고 선다. 발목은 움직이지 않고 서서 눈을 감고 몸통을 앞뒤, 좌우로 구부린다.
20. 작은 물건을 잡고 머리 위로 들어 올리고 그 물건에 시선을 고정한다. 숨을 들이마시고 내쉬면서 몸을 앞으로 구부리고 물건을 바닥에 내려놓는다. 그 상태를 10초 동안 유지하고 다시 숨을 들이마시면서 물건을 머리 위로 들어 올린다.
21. 푹신한 매트리스 위에 서서 작은 물건을 잡고 팔은 곧게 편 상태에서 머리 위로 들어 올리고 목표물에 시선을 고정한다. 물건을 잡고 큰 폭의 원을 그리듯이 움직이고 몸통과 무릎을 구부리면서 물건을 바닥에 내려놓는다.

움직이기(moving)

22. 눈을 감고 머리를 앞뒤로 움직이면서 걷는다.
23. 책을 읽으면서 걷는다.
24. 푹신한 매트리스 위를 책을 읽으면서 걷는다.
25. 다음 순서에 따라 계단을 오르고 내려가면서 머리를 앞뒤로 움직인다.
    오른쪽 발 올리기 → 왼쪽 발 올리기 → 오른쪽 발 내리기 → 왼쪽 발 내리기 → 왼쪽 발 올리기 → 오른쪽 발 올리기 → 왼쪽 발 내리기 → 오른쪽 발 내리기

1. 상담(Counselling)

목 칼라(collar) 사용은 사고 후 처음 3~4일로 제한한다[18]. WABD에서 퀘벡 태스크 포스 등급 I, II가 평소에 나타난다[19, 20].

- 규칙적이고 지속적인 유산소 신체 활동 수행[예; 빠르게 걷기(뛰지 않음), 주 3회, 하루 30분]
- 머리를 20° 정도 굽히는 베개 이용해서 취침하기
- 같은 자세를(특히 머리/목의 위치) 30분 이상 유지하지 않고 30분마다 자세를 바꾸고 머리와 어깨 움직이기
- 머리/목의 위치를 바르게 정렬시켜 바른 자세를 유지하고 TV를 시청하거나 PC에서 작업할 때 주의하기
- 충분한 수분 섭취 유지(여성 1.5L 이상, 남성 2L)
- 알코올 섭취 제한(여성 120mL 이하, 남성 240mL 이하)
- 흡연 및 약물 남용 방지하기

Note. The contents of this chapter are partially based on *Dizziness and Vertigo Following Whiplash Injuries* (A. Cesarani, D. Alpini) in A. Cesarani, D. Alpini (1999) Vertigo and Dizziness Rehabilitation – The MCS Method. Springer, Milan, p 168.

참고문헌

1. Foreman SM, Croft AC. Whiplash injuries: the cervical acceleration/deceleration syndrome. Williams and Wilkins. 1988.
2. Spitzer WO, Skovron ML, Salmi LR, Cassidy JD, Duranceau J, Suissa S, Zeiss E. Scientific monograph of the Quebec Task Force on Whiplash-Associated Disorders: redefining "whiplash" and its management. Spine (Phila Pa 1976). 1995;20:1-73.
3. Ikeda K, Kobayashi T. Mechanisms and origin of so-called whiplash injury. Clin Surg. 1967;22:1655-1660.
4. Ommaya AK, Faas F, Yarnell P. Whiplash injury and brain damage: an experimental study. JAMA. 1968;204:285-289.
5. Pedler A, Sterling M. Patients with chronic whiplash can be subgrouped on the basis of symptoms of sensory hypersensitivity and posttraumatic stress. Pain. 2013;154:1640-1648.
6. Epley JM. The canalith repositioning procedure: for treatment of benign paroxysmal positional vertigo. Otolaryngol Head Neck Surg. 1992;107:399-404.
7. Semont A. Reeducation vestibulaires. Cah ORL. 1980;15:305-309.
8. Shih CP, Wang CH. Supine to prolonged lateral position: a novel therapeutic maneuver for posterior canal benign paroxysmal positional vertigo. J Neurol. 2013;260:1375-1381.
9. Sugita-Kitajima A, Sato S, Mikami K, Mukaide M, Koizuka I. Does vertigo disappear only by rolling over? Rehabilitation for benign paroxysmal positional vertigo. Acta Otolaryngol. 2010;130:84-88.
10. Jenkins A, Teasdale G, Hadley MD, Macpherson P, Rowan JO. Brain lesions detected by magnetic resonance imaging in mild and severe head injuries. Lancet. 1986;2:445-446.
11. Williams JF, McKenzie JA. The effect of collision severity on the motion of the head and neck during "whiplash". J Biomech. 1975;8:257-259.
12. Drukker J, van der Wal JC. Centrai verbindingen van het vestibulaire apparaat. Duizeligheid en Evenwichtsstoomissen. Data Medica, Utrecht, 1990.
13. Drukker J, Fijen T, Hersbach CJ, van Horssen AA, Jansen JC. Compendium anatomie. De Tijdstroom, Utrecht, 1975.
14. Gluckman PD, Beedle AS, Hanson MA, Low FM. Human growth: evolutionary and life history perspectives. Nestle Nutr Inst Workshop Ser. 2013;71:89-102.
15. Tardieu C, Bonneau N, Hecquet J, Boulay C, Marty C, Legaye J, Duval-Beaupère G. How is sagittal balance acquired during bipedal gait acquisition? Comparison of neonatal and adult pelves in three dimensions. Evolutionary implications. J Hum Evol. 2013;65:209-222.
16. Bramble DM, Lieberman DE. Endurance running and the evolution of Homo. Nature. 2004;432:345-352.
17. Ivanenko YP, Wright WG, St George RJ, Gurfinkel VS. Trunk orientation, stability, and quadrupedalism. Front Neurol. 2013;4:20.
18. Kongsted A, Qerama E, Kasch H, Bendix T, Bach FW, Korsholm L, Jensen TS. Neck collar, "act-as-usual" or active mobilization for whiplash injury? A randomized parallel-group trial. Spine (Phila Pa 1976). 2007;32:618-626.

참고문헌

19. Dehner C, Kraus M, Schöll H, Schneider F, Richter P, Kramer M. Therapy recommendation "act as usual" in patients with whiplash injuries QTF I°. Glob J Health Sci. 2012;4:36-42.

20. Dehner C, Elbel M, Strobel P, Scheich M, Schneider F, Krischak G, Kramer M. Grade II whiplash injuries to the neck: what is the benefit for patients treated by different physical therapy modalities? Patient Saf Surg. 2009;3:2.

21. Cesarani A, Alpini D. Vertigo and dizziness rehabilitation: the MCS method. Springer. 1999

CHAPTER 13

자율신경성 현훈
(Autonomic Vertigo)

2003년 Pappas[1]는 자율신경 조절능력이 저하된 환자에서 자발적 현훈(spontaneous vertigo)이 나타나는 것을 확인하였고, 전정 증상이 자율신경 기능 장애와 관련해 발생할 수 있음을 보고하였다. 그는 이 임상 실체를 자율신경성 현훈(autonomic vertigo, AV)이라고 정의하였다. AV 환자는 자발성 어지럼, 회전성 어지럼, 자세 변화 시 나타나는 어지럼, 아찔함(lightheadedness)의 증상을 호소한다. 저염식이나 이뇨제 치료하기 전까지 어지럼이 더 악화되거나 개선되지 않는 경우도 있다. Kim과 Lee[2]는 양성돌발두위현훈(benign paroxysmal positional vertigo) 환자에서 성공적인 치료 후 잔존 어지럼은 교감신경 기능 장애와 관련될 수 있다고 보고하였다. 자율신경계 증상으로는 두근거림(palpitations), 만성피로, 냉수족(cold extremities), 실신(fainting)이 있다. 또한 승모판탈출증(mitral valve prolapse) 병력이 있는 환자에서 이런 증상들이 자주 관찰된다.

AV의 주요 원인은 자율신경-전정 반응의 조절 장애이다. 세반고리관과 이석기관의 유모세포에서 생성된 신호는 균형과 방향 유지에 중요하지만, 자율신경계 조절에도 영향을 미친다. 전정안구반사(vestibulo-ocular reflex)와 전정척수반사(vestibulospinal reflex) 외에[3, 4], 미로(labyrinth)나 전정핵에 의해 나타나는 세 번째 전정 반사는 전정교감신경반사(vestibulo sympathetic reflex) 또는 전정자율신경반사(vestibulo-autonomic reflex, VAR)이다.

전정계는 혈압과 자세 조절에 중요한 역할을 한다. 균형 조절처럼 혈압 조절은 여러 피드백 시스템으로 이루어진다. 혈압 조절에 관여하는 피드백 시스템은 대동맥궁(aortic arch)과 경동맥체(carotid body)에서 기계적 변화를 감지하는 압력반사(baroreflex)이다. 그러나 Carter와 Ray[5]는 전정교감신경반사가 인간에서 강력한 혈관 반사이며 전정계가 자세와 혈압 조절에 중요한 역할을 한다는 직접적인 증거를 제시하였다. 노화는 유모세포에 영향을 미치고 이러한 노화 과정은 인간의 전정교감신경반사를 감소시킨다. 이는 나이가 들면서 기립성저혈압(orthostatic hypotension) 유병률이 증가하는 것과 관련이 있다[6].

VAR은 이석기관 활성화에만 반응하는 근육교감신경활동(muscle sympathetic nerve activity, MSNA)에 영향을 미친다[7]. Sauder 등[8]은 전정교감신경반사의 확장된 개념이 강력한 VAR이며 엎드린 자세보다 직립 자세에서 민감도가 더 크다고 하였다. Yates[9]는 중추신경계에 의한 교감신경과 호흡(respiratory) 반응은 모두 전정계에 의해 영향을 받는 것이며 피치 회전

(pitch rotation)에 반응하는 이석기관이 전정교감신경반사와 전정호흡반응(vestibulo-respiratory response)을 유발하는 주된 역할을 한다는 증거들을 제시하였다.

Carter 등[10]은 정신적 스트레스와 전정교감신경반사 간의 추가적인 신경성 상호작용을 보여주었다. 이 상호작용은 현훈과 어지럼 동반한 외상 후 스트레스 장애(post-traumatic stress disorder)를 유발할 수 있다[11].

자율신경계, 호르몬, 자세조절은 긴밀하게 상호연결되어 있다. 예를 들어 청소년 특발성 척추측만증(idiopathic scoliosis)이 체성신경계(somatic nervous system)와 자율신경계 간의 발달 부조화로 인해 발생한다고 추정하는 것을 보면 알 수 있다[12]. 진화 과정에서 획득된 인간 고유의 특성인 몸통(체간, trunk) 성장과 관련된 정상적인 메커니즘은 호르몬에 의해 전달되고 대칭적으로 작용하는 교감신경계에 의해 보완된다. 인슐린 저항성(insulin resistance) 및 고인슐린혈증(hyperinsulinemia)과 같은 호르몬 이상은 AV 환자에서 자주 관찰된다. Pappas는 AV 환자를 위해 체액 부하(fluid loading), 식이 변화, 운동, 환자 교육을 제시하였다.

재활치료는 자세조절을 개선하고 호흡과 함께 시각-전정 균형 조절을 재조정하는 것을 목표로 한다.

1 운동치료

1. 첫 번째 주(First Week)

1. 바로 누운 자세에서 환자는 무릎을 편 채로 왼쪽 다리를 들어 올린다. 이 자세를 10초간 유지한 후 오른쪽 다리도 들어 올린다(그림 13.1).
2. 바로 누운 자세에서 왼쪽 팔을 머리 위로 뻗으면서 동시에 오른쪽 손으로 오른쪽 다리를 가슴 쪽으로 구부린다. 이 자세를 10초간 유지한 후 반대쪽 팔과 다리도 반복한다(그림 13.2).
3. 바로 누운 자세에서 왼쪽 무릎을 구부려 가슴에 대고 이 자세를 10초간 유지하고 반대편 다리도 반복한다. 그런 다음 양쪽 무릎을 가슴에 댄다(그림 13.3).
4. 네발 기기 자세에서 오른쪽 팔과 왼쪽 다리를 뻗고 반대쪽 팔과 다리도 반복한다. 환자는 엎드린 자세에서도 이 운동을 반복한다(그림 13.4).
5. 의자를 잡고 발끝으로 서서 30초 동안 이 자세를 유지한다(그림 13.5a).
6. 의자를 잡고 발뒤꿈치로 서서 30초 동안 이 자세를 유지한다(그림 13.5b).
7. 팔을 움직이지 않고 걷는다(그림 13.6a).
8. 걷는 것처럼 팔을 앞뒤로 리드미컬하게 움직인다(그림 13.6b).

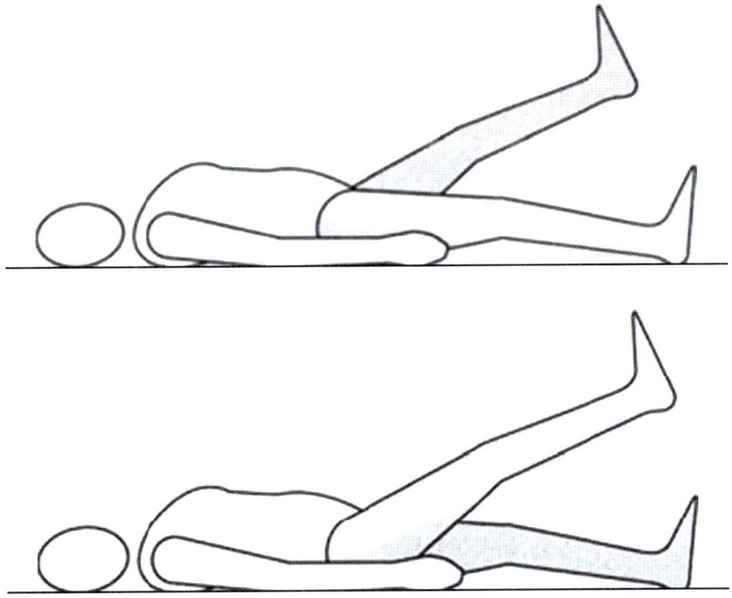

그림 13.1 **무릎 편 채로 다리 들어 올리기** (Originally published in Cesarani and Alpini [14] published by Springer © 1999)

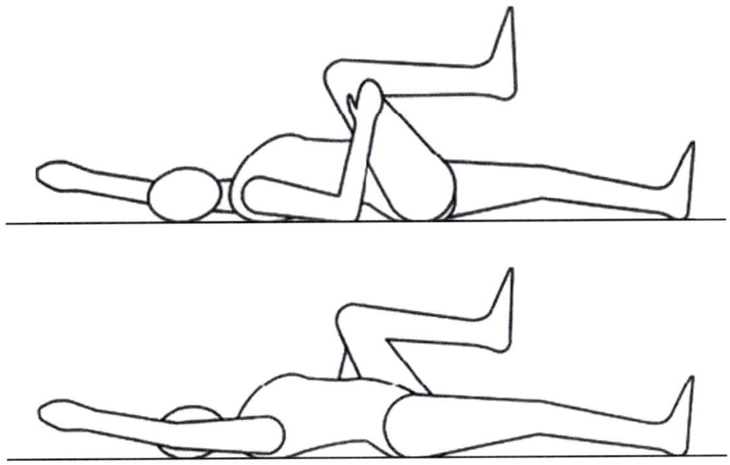

그림 13.2 **무릎 구부리고 반대편 팔 뻗기** (Originally pub- lished in Cesarani and Alpini [14] published by Springer © 1999)

9. 팔과 동시에 다리를 움직이면서 제자리 걷기를 한다(그림 13.6c).
10. 밸런스 보드 위에 선다.
    (a) 팔로 균형을 유지하며 몸을 앞뒤로 움직인다.
    (b) 팔로 균형을 유지하면서 몸을 좌우로 움직인다.

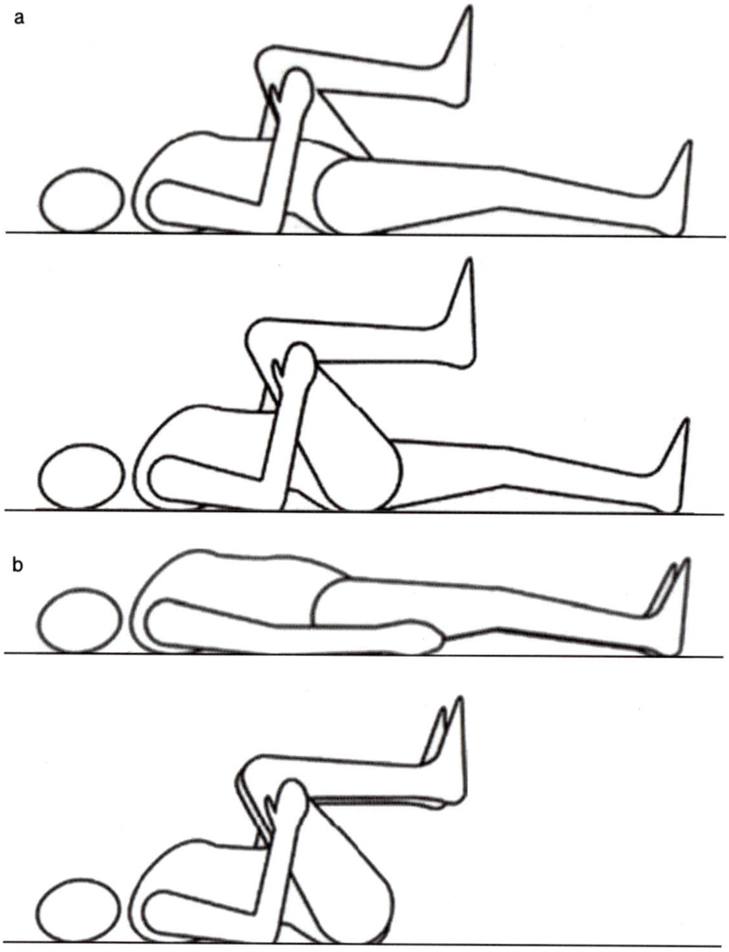

그림 13.3 (a, b) 몸통쪽으로 무릎 당기기 (Originally published in Cesarani and Alpini [14] published by Springer © 1999)

2. 두 번째 주(Second Week)

1. 발끝으로 서서 거울에 놓인 목표물에 시선을 고정한다. 환자는 거울에 비친 자신의 모습과 목표물이 보이는 두 개의 면으로부터 시각적 자극을 받는다. 환자는 이런 시각적 입력으로부터 목표물을 정확하게 주시해야 한다(그림 13.7a).
2. 발 뒤꿈치로 서서 같은 운동을 반복한다(그림 13.7b).
3. 원통 위에 앉아 거울에 놓인 목표물에 시선을 고정한다. 이때 치료사는 환자를 안정시킨다(그림 13.8).
4. 푹신한 매트리스 위에 선다.
   (a) 거울에 놓인 목표물에 시선을 고정하고 발목을 이용해서 몸을 움직인다(그림 13.9a).

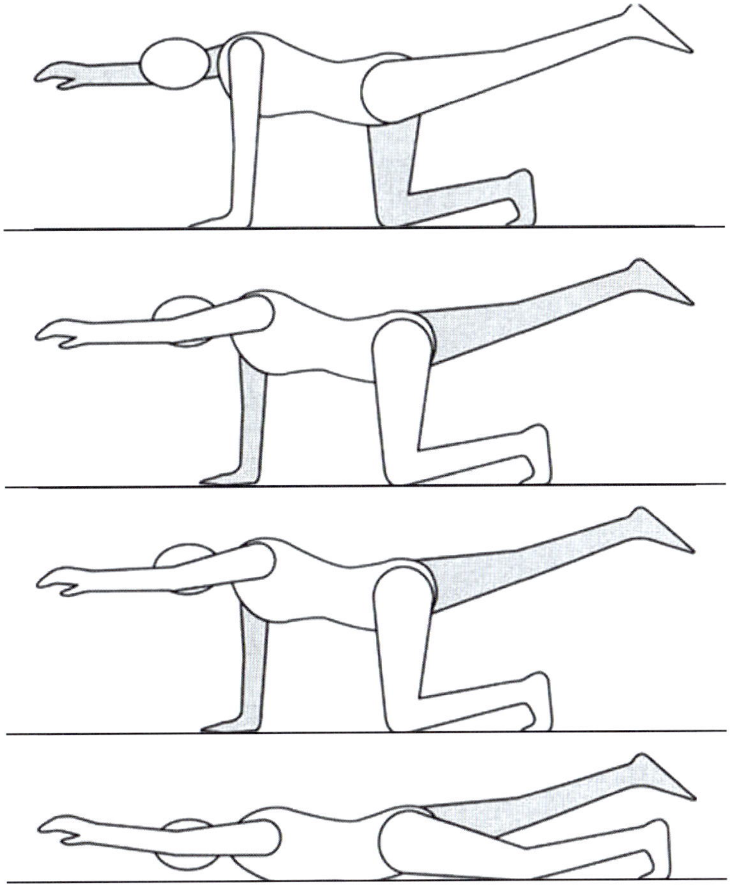

그림 13.4 **한쪽 팔과 반대편 다리 펴서 동시 들어 올리기** (Originally published in Cesarani and Alpini [14] published by Springer © 1999)

(b) 거울에 놓인 목표물에 시선을 고정하고 고관절을 이용해 몸통을 움직인다(그림 13.9b)

(c) 작은 물건을 잡고 머리 위로 들어 올리고 물건에 시선을 고정한다. 작은 원을 그리면서 움직이고 몸을 구부려 물건을 바닥에 내려놓는다. 이때 호흡에 주의를 기울인다(그림 13.10).

(d) 거울에 위치한 목표물에 시선을 고정한다(그림 13.11): 가만히 서 있기(A), 다리 교차한 상태로 서기(B), 치료사가 환자의 불안정성을 유도할 때 버티기(C), 한 다리로 서기(D).

(e) 한쪽 팔과 반대편 다리 펴서 동시 들어 올리기(그림 13.12): 네발 기기 자세(A), 제자리 걸으면서 서기(B): 매트리스가 두 겹이면 더 좋다.

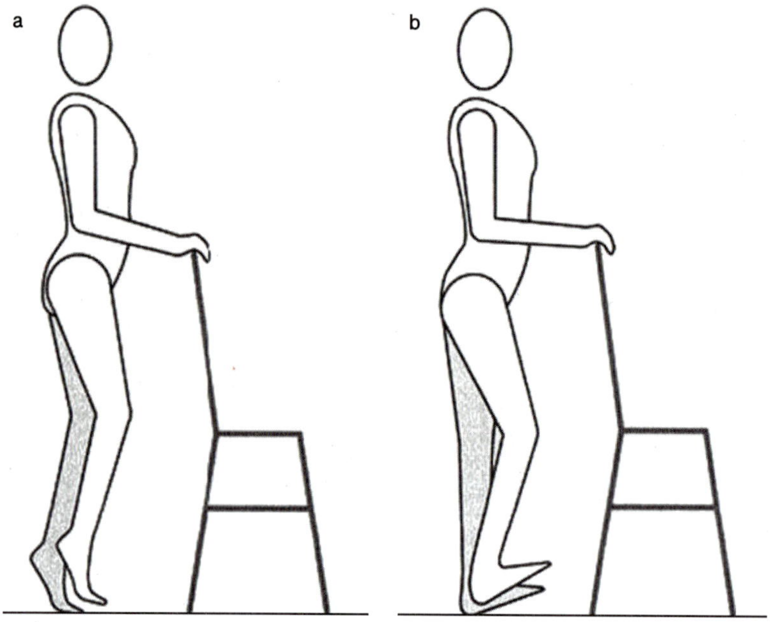

그림 13.5 (a, b) 발끝과 발뒤꿈치로 서기 (Originally published in Cesarani and Alpini [14] published by Springer © 1999)

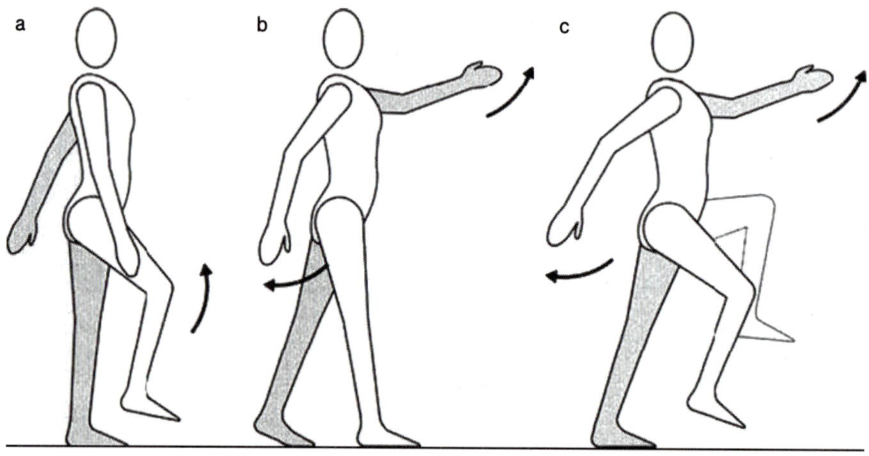

그림 13.6 (a) 제자리 걷기; (b) 팔 움직이기; (c) 제자리 걸으면서 팔 움직이기 (Originally published in Cesarani and Alpini [14] published by Springer © 1999)

5. 밸런스 보드 위에 선다.
   (a) 밸런스 보드 위에 서서 팔을 리드미컬하게 흔들며 균형을 유지한다.
   (b) 거울에 놓인 목표물에 시선을 고정하고 같은 운동을 반복한다.

이 운동 적용 시 치료사는 환자가 호흡에 주의를 기울일 수 있도록 돕는다.

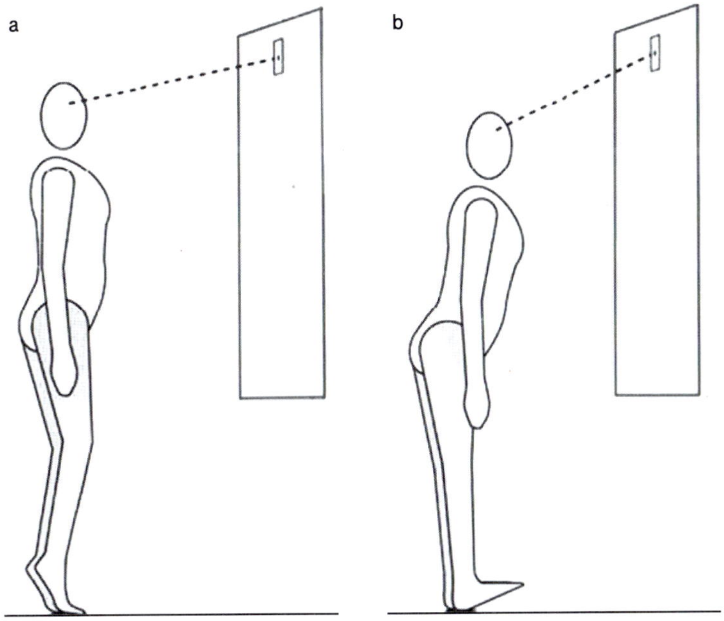

그림 13.7 거울에 놓인 목표물에 시선을 고정하고 운동하기 (a) 발끝으로 서기 (b) 발 뒤꿈치로 서기 (Originally published in Cesarani and Alpini [14] published by Springer © 1999)

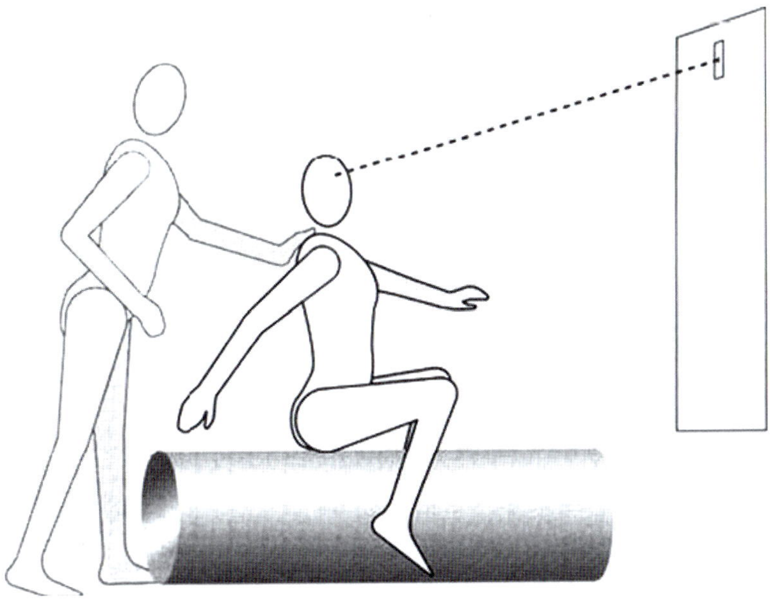

그림 13.8 거울에 놓인 목표물에 시선 고정하고 원통 위에서 균형 유지하기 (Originally published in Cesarani and Alpini [14] published by Springer © 1999)

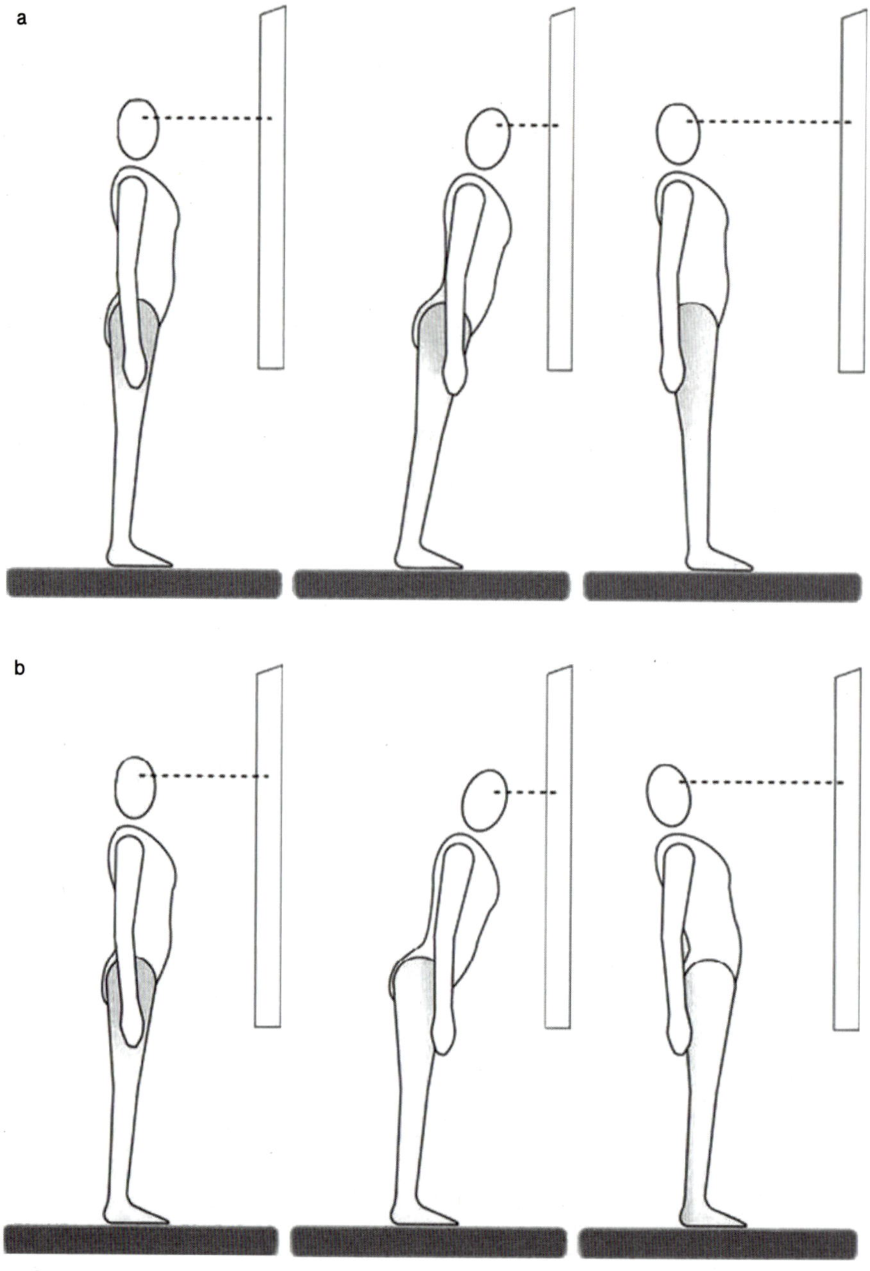

그림 13.9 **매트리스 위에 서서 운동하기 (a)발목 전략(ankle strategy) (b)고관절 전략(hip strategy)** (Originally published in Cesarani and Alpini [14] published by Springer © 1999)

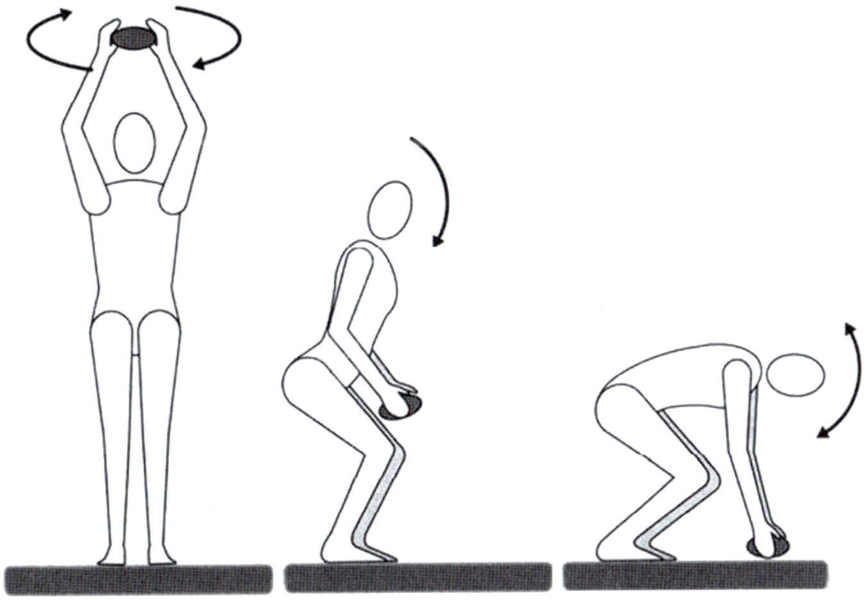

그림 13.10 **머리 위로 물건 들어 올리고 시선 고정한 채 원 그린 후 다시 바닥에 물건 내려놓기** (Originally published in Cesarani and Alpini [14] published by Springer © 1999)

3. 세 번째 주(Third Week)

1. 폭신한 매트리스 위에 선다.
   (a) 치료사는 거울에 여러 개의 목표물(다른 색깔의 사각형 종이나 숫자가 적힌 사각형 종이)을 다른 위치에 붙인다. 치료사의 지시에 따라 환자는 가능한 한 빠르고 정확하게 그 목표물에 손을 댄다(그림 13.13).
   (b) 과호흡(hyperventilation)을 하는 동안 균형을 유지하기 위해 노력한다.
   (c) 거울에 놓인 목표물에 시선을 고정하면서 운동을 반복한다.
2. 과호흡을 하는 동안 균형을 유지하면서 밸런스 보드 위에 선다.
   (a) 팔을 움직이면서 운동을 반복한다.
   (b) 거울에 있는 목표물에 시선을 고정하면서 운동을 반복한다.
3. 시각적 피드백 장치를 사용한다. 환자는 핀홀 안경을 착용하고 신발을 신지 않은 상태에서 밸런스 보드 위에 선다.
   (a) 목표물이 있는 쪽으로 무게중심을 이동시킨다(그림 13.14a, b).
   (b) 과호흡 시 무게중심을 유지하면서 중앙에 위치한 목표물에 시선을 고정한다.

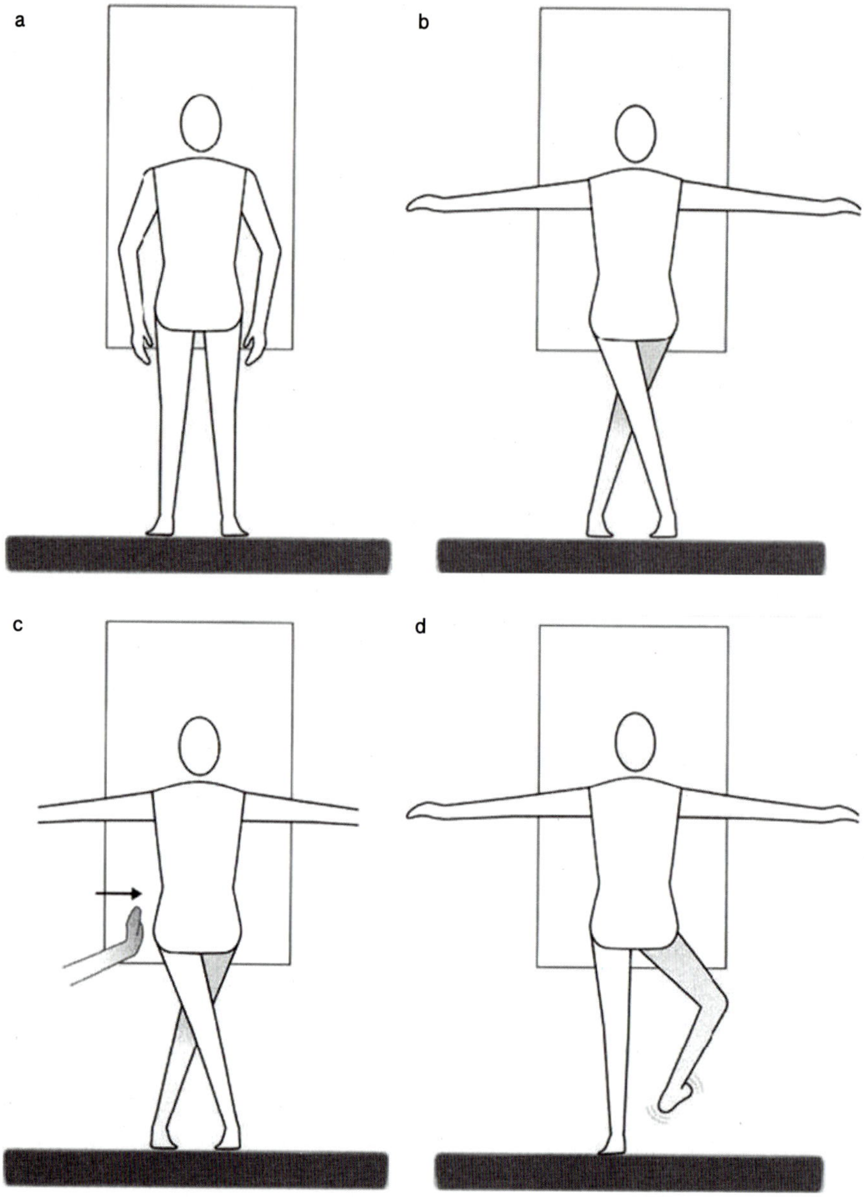

그림 13.11 **(a-d) 매트리스 위에서 균형 운동** (Originally published in Cesarani and Alpini [14] published by Springer © 1999)

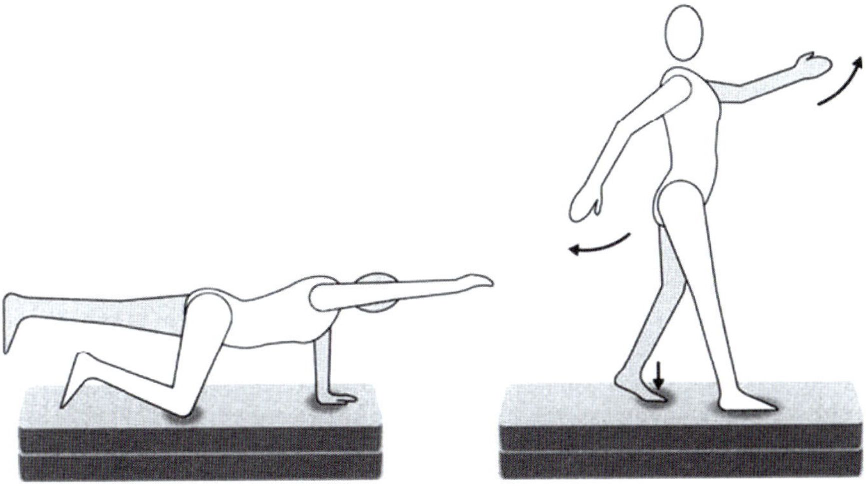

그림 13.12 **매트리스 위에서 팔과 다리 동시에 움직이기** (Originally published in Cesarani and Alpini [14] published by Springer © 1999)

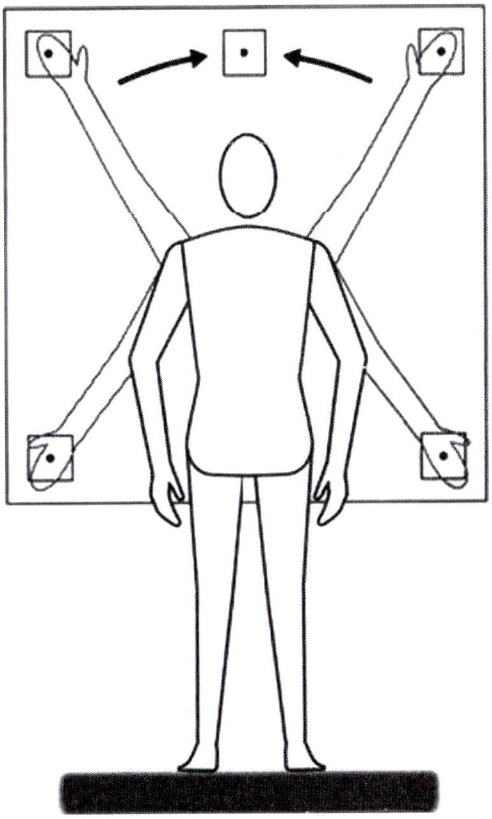

그림 13.13 **매트리스 위에 서서 거울에 있는 목표물에 접촉** (Originally published in Cesarani and Alpini [14] published by Springer © 1999)

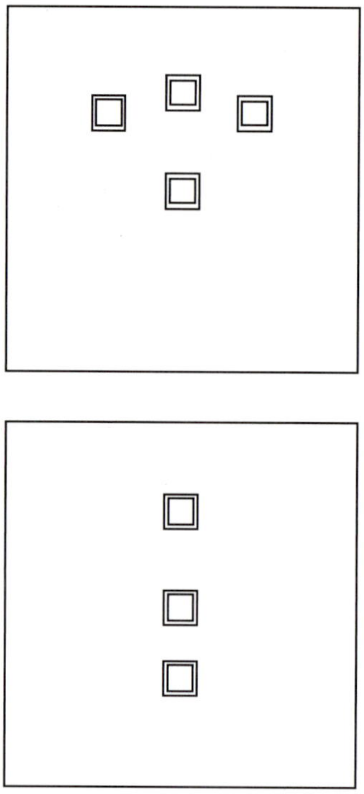

그림 13.14 **핀홀 안경을 쓰고 밸런스 보드에서 시각적 피드백 운동하기 (a) 측면 조절 향상 운동 (b) 앞뒤 조절 향상 운동** (Balance Master, reproduced with courtesy of NeuroCom International, Inc, Clackamas, Oregon, USA) (Originally published in Cesarani and Alpini [14] published by Springer © 1999)

2 홈 프로토콜(Home Protocol)

운동은 자세별로 바로 서는 것부터 움직이는 것까지 세분화하였다. 각 자세마다 기계적 운동(mechanic exercise)에서 협동적 운동(synergetic exercise)까지의 과정이 포함되어 있다. 홈 프로토콜은 이전에 치료사와 함께한 프로그램으로 대체될 수 없다. 홈 프로토콜은 치료사와 함께한 프로그램을 완료하고 얻은 향상된 결과를 유지하기 위해 실행한다.

바로 누운 자세(supine)

1. 왼쪽 팔을 머리 위로 뻗으면서 동시에 손으로 구부린 오른쪽 다리를 가슴 쪽으로 잡는다. 이 위치를 10초간 유지한 다음 팔과 다리를 번갈아 가면서 반복한다.
2. 무릎을 편 상태에서 왼쪽 다리를 들어 올린다.
3. 무릎을 편 상태에서 오른쪽 다리를 들어 올린다.
4. 발끝을 바깥쪽으로 향하게 하고 반복한다.
5. 발끝을 안쪽으로 향하게 하고 반복한다.

6. 천장에 있는 목표물에 시선을 고정하고 머리를 천천히 좌우로 움직인다.
7. 천장에서 같은 거리에 있는 두 개의 목표물에 시선을 고정하고 먼저 눈만 움직여 목표물을 교대로 주시하고 다음은 머리를 움직인다.
8. 바로 누운 자세에서 앉으면서 왼쪽에 있는 목표물에 시선을 고정한다.
9. 바로 누운 자세에서 앉으면서 오른쪽에 있는 목표물에 시선을 고정한다.

앉은 자세(sitting)

10. 양팔을 들어 올리고 엄지손가락을 편다. 양팔은 수평면에서 50cm 정도에 위치시키고 한쪽 엄지손가락에 시선을 고정하고 반대쪽 엄지손가락에도 시선을 고정한다. 처음에는 천천히, 속도를 점차 증가시킨다.
11. 양팔을 들어 올리고 엄지손가락을 편다. 양팔은 수직면에서 50cm 정도에 위치시키고 한쪽 엄지손가락에 시선을 고정하고 반대쪽 엄지손가락에도 시선을 고정한다. 처음에는 천천히, 속도를 점차 증가시킨다.
12. 오른쪽 팔을 편 상태로 들어 올리고 엄지손가락을 편다. 팔을 천천히 수평 방향으로 앞뒤로 움직이고 수직 방향으로도 움직인다. 눈으로 엄지손가락을 잘 따라가면서 본다. 처음에는 천천히, 나중에는 빠르게 움직인다.
13. 위 운동을 반복하면서 눈은 엄지손가락을 보고 동시에 머리를 움직인다.
14. 거울에 부착된 목표물을 주시하면서 모든 방향으로 머리를 천천히 움직이다가 빠르게 움직인다.
15. 책을 펴고 책을 좌우, 앞뒤로 움직이면서 동시에 읽는다.
16. 환자는 자신의 앞에 책을 펼친 후 팔을 뻗고 큰 소리로 읽는다. 책을 자신 가까이 천천히 가져오고 책을 다시 멀리 옮기는 운동을 여러 번 반복한다.

선 자세(standing)

17. 거울에 비친 자신의 모습에 시선을 고정하고 자세를 올바르게 정렬한다. 1분 동안 균형을 유지한 후 눈을 감고 올바른 자세를 시각화하면서 이 자세를 1분 이상 유지한다.
18. 푹신한 매트리스 위에 서서 같은 운동을 반복한다.
19. 거울에 비친 자신의 모습에 시선을 고정하고 골반을 움직이지 않고 발목만 움직여 앞뒤, 좌우로 몸을 움직인다.
20. 거울에 비친 자신의 모습에 시선을 고정하고 발목은 움직이지 않고 몸통을 앞뒤, 좌우로 구부린다.
21. 푹신한 매트리스 위에 서서 19, 20번 운동을 반복한다.
22. 책을 펴고 책을 좌우, 앞뒤로 움직이면서 동시에 읽는다.

23. 푹신한 매트리스 위에서 이 연습을 반복한다.
24. 환자는 자신의 앞에 책을 펼친 후 팔을 뻗고 큰 소리로 읽는다. 책을 자신 가까이 천천히 가져오고 책을 다시 멀리 옮기는 운동을 여러 번 반복한다.
25. 푹신한 매트리스에 반복한다.

움직이기(moving)

26. 거울에 부착된 목표물에 시선을 고정하고 걷는다.
27. 책 읽으면서 걷는다.
28. 푹신한 매트리스 위를 걸으면서 책을 읽는다.
29. 목표물에 시선을 고정하고 복도에서 앞으로 5걸음, 뒤로 5걸음 걷는다.
30. 목표물에 시선을 고정하고 머리를 앞뒤로 움직이면서 복도에서 앞으로 5걸음, 뒤로 5걸음 걷는다.
31. 책을 읽으면서 복도에서 앞으로 5걸음, 뒤로 5걸음을 걷는다.

홈 프로토콜은 일주일 진행한 후 운동 프로그램을 줄일 수 있고 다음 운동은 적어도 하루에 한 번 실시한다: 12 – 15, 16 – 18, 19 – 20, 21 – 25, 28 – 30번 운동 프로그램

1. 상담(Counselling)

일반적으로 생활습관과 일상생활 활동에 주의를 기울이는 것이 중요하다. 주요 제안사항은 다음과 같다.

- 체질량지수(body mass index, BMI) 조절하기
  [BMI는 체지방과 상관관계가 있으며 체중(kg)을 자신의 키(m)의 제곱으로 나눈 값으로 계산한다. 예: 체중이 70kg이고 키가 1.74m인 대상자의 BMI는 70/(1.74×1.74)=23.1이다. 정상값은 18.5~24.9 (세계보건기구, World Health Organization, WHO)이다.]
- 특히 가을과 봄 과일 및 야채가 풍부한 식단 유지(하루 5번/일)
- 충분한 수분 섭취 유지(여성 1.5L 이상, 남성 2L)
- 특히 더울 때는 충분한 염분 섭취 유지하기
- 패스트푸드 피하기
- 흰색 설탕보다는 갈색 설탕이나 꿀 선호하기
- 알코올 섭취 제한(여성 120mL 이하, 남성 240mL 이하)
- 규칙적이고 지속적인 유산소 신체 활동 수행[예; 빠르게 걷기(뛰지 않음), 주 3회, 하루 30분]
- 수면 주기를 유지하기 위해 자정 전에 취침하고 최소한 8시간 숙면
- 잠자기 30분 전 멜라토닌 3~5mg 복용은 규칙적인 낮/밤 주기를 유지하는 데 도움이 됨[13]
- 베개를 1~2개를 이용해 머리를 20° 정도 굽힌 상태를 만들고 취침하기

참고문헌

1. Pappas DG Jr. Autonomic related vertigo. Laryngoscope. 2003;113:1658-1671.
2. Kim HA, Lee H. Autonomic dysfunction as a possible cause of residual dizziness after successful treatment in benign paroxysmal positional vertigo. Clin Neurophysiol. 2014;125:608-614.
3. Doba N, Reis DJ. Role of the cerebellum and the vestibular apparatus in regulation of orthostatic reflexes in the cat. Circ Res. 1974;34:9-18.
4. Ray CA, Carter JR. Vestibular activation of sympathetic nerve activity. Acta Physiol Scand. 2003;177:313-319.
5. Carter JR, Ray CA. Sympathetic responses to vestibular activation in humans. Am J Physiol Regul Integr Comp Physiol. 2008;294:681-618.
6. Ray CA, Monahan KD. Aging attenuates the vestibulosympathetic reflex in humans. Circulation. 2002;105:956-961.
7. Ray CA, Hume KM, Steele SL. Sympathetic nerve activity during natural stimulation of horizontal semicircular canals in humans. Am J Physiol. 1998 ;275:1274-1278.
8. Sauder CL, Leonard TO, Ray CA. Greater sensitivity of the vestibulosympathetic reflex in the upright posture in humans. J Appl Physiol (1985). 2008;105:65-69.
9. Yates BJ. Vestibular influences on the autonomic nervous system. Ann N Y Acad Sci. 1996;781:458-473.
10. Carter JR, Ray CA, Cooke WH. Vestibulosympathetic reflex during mental stress. J Appl Physiol (1985). 2002;93:1260-1264.
11. Fife TD, Giza C. Posttraumatic vertigo and dizziness. Semin Neurol. 2013 ;33:238-243.
12. Burwell RG, Aujla RK, Grevitt MP, Dangerfield PH, Moulton A, Randell TL, Anderson SI. Pathogenesis of adolescent idiopathic scoliosis in girls - a double neuro-osseous theory involving disharmony between two nervous systems, somatic and autonomic expressed in the spine and trunk: possible dependency on sympathetic nervous system and hormones with implications for medical therapy. Scoliosis. 2009;4:24.
13. Macchi MM, Bruce JN. Human pineal physiology and functional significance of melatonin. Front Neuroendocrinol. 2004;25:177-195.
14. Cesarani A, Alpini D. Vertigo and dizziness rehabilitation: the MCS method. Springer. 1999.

CHAPTER 14

재활치료 결과의 정량화 (The Quantification of Rehabilitation Outcome)

1 서론(Introduction)

재활치료 결과의 정량화는 재활 프로토콜의 효능과 효율성을 평가하는 데 매우 중요하다. 본 저자들은 병변(lesion), 손상(impairment) 및 장애(disability)를 구별하는 것의 중요성을 여러 번 강조했다. 선택된 프로토콜들은 특정 환자의 손상을 해결할 수 있지만, 특정 장애나 핸디캡(handicap)을 해결할 수는 없다. 때로는 장애를 완전히 해결하는 것이 불가능하다. 이런 경우는 환자에게 대처 방법과 균형 장애를 관리하는 방법을 가르치는 것이 중요하다. 이러한 고려사항을 기반으로 병변-손상-장애 및 잔여 핸디캡의 대처 또는 관리 수준에 대한 정보를 수집하기 위해서는 재활치료 결과의 정량화가 필요하다. 본 저자들이 제안하는 정량화 방법은 가장 간단한 방법으로, 가장 유용한 정보를 효율적으로 수집할 수 있다.

2 균형 장애가 미치는 전반적인 영향(The Overall Impact of Balance Disturbances)

균형 장애, 현훈, 어지럼, 불안정성(vertigo, dizziness, unsteadiness, VDU)이 일반적으로 미치는 영향은 일상생활 활동 설문지(activities of daily living questionnaire, ADLQ)를 사용하여 정량화할 수 있다[1-5]. 일반적으로 균형장애, 현훈, 어지럼, 불안정한 상태는 병변의 유형에 따라 각기 다른 표준화된 검사를 사용한다. ADLQ를 이용한 평가는 과소평가하지 않아야 한다. 임상의는 이 전문 지식을 사용하여 환자를 객관적으로 평가할 수 있다. 이 검사는 크게 두 가지 버전으로 구성된다. 기본적인 일상생활 활동(activities of daily living, ADL)은 옷 입기, 목욕하기, 식사하기처럼 일상적이고 보편적이며 매일 수행하는 활동으로 구성되어 있고, 중요한 ADL은 쇼핑, 교통수단 이용, 식사 준비, 재정 관리, 집을 유지하고 전화 사용과 같은 작업을 포함하는 조직화와 계획을 요구하는 활동들로 구성되어 있다(표 14.1). 그러나 이 평가는 편향될 수 있고 치료 효과에 대한 평가나 연구를 위한 문서작업 시 정량화하기 쉽지 않다.

시각아날로그척도(visual analogue scale, VAS)는 증상이 환자의 삶에 미치는 정도를 평가하는 방법으로 환자가 느끼는 전반적인 느낌을 10점으로 정량화하여 표현할 수 있는 가장 쉬운 방법이다[6 - 10].

표 14.1 일상생활 활동 설문지(Activities of daily living questionnaire, ADLQ)

지침: 해당되는 항목에 표시하세요.

1. 자기관리활동

A. 먹기
0 = 문제 없음
1 = 독립적이지만 속도가 느리거나 일부 흘림
2 = 자르거나 붓는 데 도움이 필요함, 자주 흘림
3 = 타인의 도움으로 음식 섭취
9 = 알지 못함

B. 옷 입기
0 = 문제 없음
1 = 독립적이지만 느리거나 서투름
2 = 잘못된 순서; 아이템을 잊음
3 = 옷 입을 때 도움이 필요함
9 = 알지 못함

C. 목욕
0 = 문제 없음
1 = 스스로 목욕하지만 상기시켜야 할 필요가 있음
2 = 도움이 있으면 목욕할 수 있음
3 = 타인이 목욕시킴
9 = 알지 못함

D. 용변처리
0 = 화장실로 독립적으로 이동
1 = 변의 시 화장실로 이동, 가끔 지림
2 = 용변처리를 위한 도움이 필요
3 = 장이나 방광을 조절하지 못함
9 = 알지 못함

E. 약 먹기
0 = 도움 없이 기억하기
1 = 특별한 장소에 보관하고 기억
2 = 말하기 또는 쓰기 알림 필요
3 = 다른 사람이 약을 줌
9 = 일반 약이나 약을 복용하지 않거나 알지 못함

F. 외모에 대한 관심
0 = 항상 동일
1 = 외출 시는 관심이 있지만, 집에서는 관심 없음
2 = 스스로 손질할 수 있으나 필요할 때만 함
3 = 타인이 외모 단장시킬 때 저항함
9 = 알지 못함

(계속)

2. 가사

A. 식사 준비, 요리
0 = 어려움 없이 식사 계획 및 준비
1 = 평소보다 적거나 다양성이 적음
2 = 요리된 음식만 서빙
3 = 식사를 준비하기 위해 어떤것도 할 수 없음
9 = 이 활동을 한 적이 없거나 알지 못함

B. 테이블 세팅
0 = 문제 없음
1 = 독립적이지만 느리거나 서툼
2 = 아이템을 잊거나 엉뚱한 곳에 놓음
3 = 더 이상 테이블 세팅을 하지 않음
9 = 이 활동을 한 적이 없거나 알지 못함

C. 집안일 하기
0 = 평소처럼 살림
1 = 업무의 절반 이상 수행
2 = 가끔 먼지를 털거나 소소한 집안일
3 = 더 이상 집안일을 하지 않음
9 = 이 활동을 한 적이 없거나 알지 못함

D. 집안 보수
0 = 일반적인 모든 작업 수행
1 = 평소 업무의 절반 이상 수행
2 = 가끔 갈퀴질을 하거나 다른 소소한 일 수행
3 = 더 이상 유지 보수하지 않음
9 = 이 활동을 한 적이 없거나 알지 못함

E. 집 수리
0 = 일반적인 모든 수리작업 수행
1 = 일반 수리작업의 절반 이상 수행
2 = 가끔 작은 수리작업 수행
3 = 더 이상 수리작업 하지 않음
9 = 이 활동을 한 적이 없거나 알지 못함

F. 세탁
0 = 평소처럼 세탁함(동일한 일정, 순서)
1 = 세탁 빈도가 낮다.
2 = 상기된 경우에만 세제를 제외하고 세탁함
3 = 더 이상 세탁하지 않음
9 = 이 활동을 한 적이 없거나 알 수 없음

(계속)

3. 취업 및 여가

A. 고용
- 0 = 평소처럼 계속 일함
- 1 = 일반적인 책임과 관련된 몇 가지 가벼운 문제들이 발생
- 2 = 더 쉬운 부서나 직장에서 일하거나 파트타임으로 작업, 직장 해고의 위협
- 3 = 더 이상 직장에서 일하지 않음
- 9 = 한 번도 근무한 적이 없거나, 병이 나기 전에 퇴직했거나, 알지 못함

B. 여가
- 0 = 평소와 동일
- 1 = 여가활동을 예전보다 자주 하지 않음
- 2 = 여가활동(예: 브릿지, 골프)에 필요한 일부 기술들을 잊어버림, 참여를 유도해야 함
- 3 = 더 이상 여가활동을 하려고 하지 않음
- 9 = 여가활동을 한 적이 없거나 모르는 경우

C. 조직화
- 0 = 회의 참석, 평소처럼 본인의 책임 업무를 맡음
- 1 = 회의 참석 빈도가 낮음
- 2 = 가끔 회의에 참석, 주요 책임 없음
- 3 = 더 이상 회의 참석하지 않음
- 9 = 조직에 참여한 적이 없거나 알지 못함

D. 여행
- 0 = 평소와 동일
- 1 = 다른 사람이 운전하면 여행
- 2 = 휠체어를 타고 여행
- 3 = 자택 또는 병원 주변
- 9 = 알지 못함

4. 쇼핑과 돈

A. 식자재 구매
- 0 = 문제 없음
- 1 = 필요한 물품을 잊거나 불필요한 물건을 구매함
- 2 = 쇼핑할 때 동반하는 사람이 필요함
- 3 = 더 이상 쇼핑하지 않음
- 9 = 이 활동에 대한 책임이 전혀 없거나 알지 못함

B. 현금 지불
- 0 = 문제 없음
- 1 = 적정한 금액 지불에 어려움이 있음
- 2 = 돈 분실
- 3 = 더 이상 돈을 취급하지 않음
- 9 = 이 활동에 대한 책임이 전혀 없거나 알지 못함

C. 재무 관리
- 0 = 청구서 지불, 은행 업무 문제 없음
- 1 = 청구서 지불이 늦어지고, 수표를 쓰는 데 문제가 있음
- 2 = 청구서 지불을 잊음, 수표 결산에 문제가 있음, 다른 사람의 도움이 필요함
- 3 = 더 이상 재정을 관리하지 않음
- 9 = 이 활동에 대한 책임이 전혀 없거나 알지 못함

(계속)

5. 이동

A. 대중 교통
- 0 = 평소처럼 대중교통 이용
- 1 = 대중교통을 자주 이용하지 않음
- 2 = 대중교통 이용 시 길을 잃음
- 3 = 더 이상 대중교통을 이용하지 않음
- 9 = 대중교통을 정기적으로 이용하지 않거나 알지 못함

B. 운전
- 0 = 평소처럼 운전
- 1 = 평소보다 더 조심스럽게 운전
- 2 = 평소보다 덜 조심스럽게 운전, 주행 중 길을 잃어버림
- 3 = 더 이상 운전하지 않음
- 9 = 운전한 적이 없거나 알지 못함

C. 외출
- 0 = 평소와 동일
- 1 = 외출 빈도가 낮아짐
- 2 = 주변 가까운 곳에서 길을 잃음
- 3 = 더 이상 동반자 없이 외출하지 않음
- 9 = 이 활동은 과거에 제한되었거나 알 수 없음

D. 낯선 환경으로 이동
- 0 = 평소와 동일
- 1 = 낯선 환경에서 가끔 방향감각을 잃음
- 2 = 매우 혼란스럽지만 동반자가 있는 경우 관리가 가능함
- 3 = 더 이상 이동할 수 없음
- 9 = 이러한 활동을 한 적이 없거나 알 수 없음

6. 소통

A. 전화 사용하기
- 0 = 평소와 동일
- 1 = 익숙한 번호로만 전화 걸기
- 2 = 전화만 받기(전화 하기 어려움)
- 3 = 전화를 전혀 사용하지 못함
- 9 = 전화를 한 적이 없거나 알 수 없음

B. 말하기
- 0 = 평소와 동일
- 1 = 말수가 적고, 단어나 이름을 생각하는 데 어려움이 있음
- 2 = 가끔 말할 때 실수가 있음
- 3 = 거의 이해할 수 없는 말을 함
- 9 = 알 수 없음

C. 이해하기
- 0 = 평소처럼 대화 내용을 모두 이해함
- 1 = 반복을 요구함
- 2 = 특정 단어나 대화를 이해하는 데 어려움이 있음
- 3 = 대부분 사람들이 하는 말을 이해하지 못함
- 9 = 알 수 없음

(계속)

6. 소통
D. 책 읽기 0 = 평소와 동일 1 = 책 읽기 빈도가 줄어 들음 2 = 읽은 내용을 이해하거나 기억하는 데 문제가 있음 3 = 읽기를 포기함 9 = 읽은 적이 거의 없거나 알지 못함
E. 글쓰기 0 = 평소와 동일 1 = 적게 쓰며, 가끔 철자 오류 발생 2 = 다른 글은 쓰지 않고 이름만 씀 3 = 쓰지 못함 9 = 글을 쓴 적이 거의 없거나 모르는 경우

점수: 손상(impairment) (%) = (반응 총점수 / 가능 총점수) × 100
- 가능 총점수(total points possible): 각 섹션에서 '9 (알지 못함)'로 답하지 않은 질문 수 * 3
- 반응 총점수(total score): 각 섹션에서 답한 점수 합계

3 균형 조절과 관련된 병변의 정량화(The Quantification of Human Balance Control Lesion)

8번 뇌신경에 발생한 슈반세포종(schwannoma)이 전정 기능에 미치는 효과를 정량화하기 위해서 Haid와 Wigand[11]가 개발한 전정지수(vestibular index)를 사용할 수 있다(표 14.2). 이 검사는 반주관척도(semi-subjective scale)로 주요 전정 징후가 표시되어 있고, 검사자는 각 항목에 0(정상 또는 없음)에서 4(심각한 손상)까지 점수를 매긴다. 이 척도는 객관적인 지표로 정량화할 수 있지만, 검사자 의존적이다. 검사자 간 신뢰도 검증이 연구되진 않았지만, 전정지수는 전정 병변을 구체적으로 다루는 척도이다. 본 저자들은 균형 조절을 위한 재활치료의 목적으로 더 쉽게 사용하기 위해 원래 전정지수를 약간 수정하였다.

표 14.2 Haid와 Wigand의 전정지수(vestibular index)[11]

지침: 검사자는 각 항목에 0(정상 또는 부재) ~ 4(중증) 범위의 점수를 매긴다.

징후/증상(sign/symptom)	점수(scoring)
자발적 어지럼, 현훈 또는 불안정성 (spontaneous vertigo or dizziness or unsteadiness)	0점 없음 4점 장애를 초래할 심각한 현훈
두위 또는 두위 변환 현훈/어지럼 (positional or positioning vertigo/dizziness)	0점 없음 1점 일측 Dix-Hallpike 또는 supine roll 검사 2점 양측 Dix-Hallpike 또는 supine roll 검사 3점 Dix-Hallpike과 supine roll 검사 4점 Head-hanging 자세 검사

(계속)

징후/증상(sign/symptom)	점수(scoring)
보행 불안정 (gait unsteadiness)	0점 정상 3점 보조를 받으면 가능함 4점 보행 불가
자발 안진 (spontaneous nystagmus)	0점 없음 1점 1도 안진 2점 2도 안진 또는 주시 안진 3점 수직 안진 4점 다방향 안진
두진 후 안진 (head shaking nystagmus)	0점 없음 1점 짧은 수평방향 안진 2점 길고 지속적으로 수평 방향 또는 수직 방향 안진 3점 수평 방향과 수직 방향 안진 4점 수평 방향 또는 수직 방향의 지속적인 안진과 심한 질병 증상의 전조가 되는 안진
두위 또는 두위 변환 안진 (positional/positioning nystagmus) 두위에 따른 증상 시 안진이 있을 수도 있고 없을 수도 있음	0점 없음 1점 일측 Dix-Hallpike 또는 supine roll 검사 2점 양측 Dix-Hallpike 또는 supine roll 검사 3점 Dix-Hallpike과 supine roll 검사 4점 Head-hanging 자세 검사
안구움직임-단속운동 (Eye movements - saccades)	0점 정상 1점 측정과소(hypometric) 또는 측정과대(hypermetric) 2점 잠복기(latency) 증가 3점 해리(dissociated) 4점 주시마비
안구움직임-시추적 (Eye movements - smooth pursuit)	0점 정상 1점 불규칙적 2점 수직면에서 확실하게 손상, 수평면에서는 불규칙적으로 나타남 3점 수직면과 수평면에서 모두 손상 4점 수평 톱니바퀴형 추종(cogwheel pursuit)
롬버그 검사 (Romberg test)	0점 정상 1점 약간 기울어짐 2점 분명하게 한쪽으로 기울어짐 3점 뒤쪽으로 기울어짐 4점 서 있기 불가능
제자리 걷기 검사 (Stepping test)	0점 정상 1점 측면 이동 2점 45°까지 회전 3점 45° 이하 회전 4점 실조성 보행(ataxic gait)
합계	

4 균형 조절과 관련된 손상의 정량화(The Quantification of Human Balance Control Impairment)

일어서서 걷기(Timed Up and Go, TUG)는 환자가 자세를 바꾸고 속도를 관리하는 능력을 확인하는 검사이다. 이 검사는 간단한 검사로 의자에서 일어나 3m를 걷고, 돌아서 다시 의자까지 걸어가서 앉는 데 걸리는 시간을 측정하여 이동성을 평가한다. 검사 중 TUG는 관리가 쉽고 대부분의 노인도 수행할 수 있다. 검사 시 신발을 신고, 필요하면 이동 보조기를 사용할 수 있다. 10초 이하의 결과는 정상적인 이동성을 나타내고, 11~20초는 허약한 노인을 나타내거나 장애가 있는 환자에서는 정상 범위로 본다. 20초 이상은 외부의 도움이 필요한 상태로 추가 검사 및 치료가 필요하다. 14초 이상은 넘어지기 쉽다는 것을 의미한다. 실제 TUG의 정상 임계값은 12초이다[12, 13].

TUG와 버그 균형 척도(Berg Balance Scale, BBS) 점수는 상관관계가 있다. BBS는 정적 및 동적 균형 능력을 평가하는 임상 검사이다. BBS은 균형 능력을 평가하는 데 최적 표준(gold standard)으로 간주된다[14, 15]. 이 검사는 15~20분 소요되며 앉은 자세, 일어서기, 한 발로 서기까지 14개의 균형 관련 과제들로 구성되어 있다. 각 과제의 성공 정도는 0(불가능)부터 4(독립)까지 점수를 부여하고 최종 합계는 모든 점수의 합이다. BBS는 높은 검사자 간 신뢰도(interrater reliability: ICC = 0.98)와 검사자 내 신뢰도(intra-rater reliability: ICC = 0.98)를 갖고 있으며 내적 일치도는 0.96이다. BBS는 자세 흔들림과 상관관계가 있고, 유의한 동시 기준, 예측 기준, 구성 타당도를 갖고 있다. BBS는 뇌졸중 후 환자의 기립 균형을 측정할 수 있는 유효한 측정 도구지만 요구되는 과제를 수행하기 위해서 독립적으로 걷는 사람에게만 적용된다.

Tinetti 검사(Tinetti test, TT) 또는 실행지향움직임평가(performance oriented mobility assessment, POMA)는 정적 및 동적 균형 능력을 평가하기 위한 임상 검사이다. 이 검사는 Mary Tinetti 등의 이름을 따서 명명되었다[16]. 이 검사는 의자에서 실시하는 정적 균형 능력검사와 보행 검사 섹션으로 구성되어 있으며, 때로 두 섹션은 별도의 검사로도 사용된다.

TUG, BBS, Tinetti 검사는 일부 동일한 기능을 측정한다. 1997년 Tesio 등은[17] 정적 및 동적 균형을 정량화하는 데 필요한 시간을 줄이기 위해 BBS와 Tinetti 검사를 합쳐 간단한 항목들로 구성한 후 검증하였다. 예비 10개 항목에는 눈을 뜨고 서기, 눈을 감고 서기, 눈을 감고 머리 뒤로 젖힌 상태로 서기, 서 있는 동안 앞으로 기울이기, 바닥에서 물건 줍기, 흉골 부분 밀 때 버티기, 회전하기, 일자로 서기(tandem stance)가 포함된다. 그들은 Rasch 분석을 사용하여 검증하였고 2개 항목(일어서기, 눈 뜨고 서기)은 너무 쉽고 정보가 없어 삭제하고 나머지 8개 항목으로 Equi-Scale(표 14.3)을 구성하였다.

표 14.3 Tesio 등에 의한 Equi-Scale[17]

각 상황별 환자의 균형 능력에 따라 점수가 매겨진다.

Ⅰ - 앉은 상태에서 서기
2. 손을 사용하지 않고도 일어설 수 있음
1. 환자가 일어서기 힘들 때 손을 사용할 수 있음
0. 환자가 일어서기 위해 검사자의 도움이 필요함

Ⅱ - 눈을 감고 팔짱 낀 채 서기
2. 최소 20초 이상 자세를 유지할 수 있음
1. 최소 5초 이상 자세를 유지할 수 있음
0. 환자가 5초 미만 동안 자세를 유지함

Ⅲ - 눈을 감고 고개 뒤로 젖히고 발 모으고 서기
2. 최소 30초 이상 자세를 유지할 수 있음
1. 최소 10초 이상 자세를 유지할 수 있음
0. 환자가 10초 미만 자세를 유지함

Ⅳ - 팔을 앞으로 뻗어 25cm 밀기
환자는 발을 움직이지 않고 팔을 뻗어서 25cm 거리의 목표물(벽, 검사자의 손가락 등)에 도달하도록 해야 한다.
2. 최소 25cm 이상 앞으로 밀 수 있음
1. 최소 10cm 이상 앞으로 밀 수 있음
0. 25cm 미만으로 앞으로 밀 수 있음

Ⅴ - 지면에 놓인 물건 잡기
물건(예: 펜)을 환자의 발에서 약 30cm 떨어진 곳에 둔다.
2. 환자는 한 번에 물체를 잡을 수 있음
1. 환자는 1~2회 시도 후 물체를 잡을 수 있음
0. 환자가 물체를 잡을 수 없음

Ⅵ - 밀기
검사자가 흉골(복장뼈, sternum) 부분을 밀었을 때(15분에 3회) 환자는 두 발을 모은 상태를 유지해야 한다.
2. 두 발을 움직이지 않고 자세를 유지함
1. 두 발을 움직이지만, 자세를 유지함
0. 환자가 넘어짐

Ⅶ - 360° 회전
오른쪽으로 완전히 회전한 다음 왼쪽으로 회전하기
2. 4초 미만으로 양쪽 방향 회전할 수 있음
1. 한 방향으로 4초 안에 회전할 수 있고 양쪽 방향으로 회전하면 4초 이상 소요됨
0. 환자가 회전할 수 없음

Ⅷ - 일자(tandem position)로 서기
먼저 오른쪽 발을 앞으로 두고 일자로 서고 다음에는 왼쪽 발을 앞으로 두고 일자로 선다.
2. 두 번의 시도 모두에서 최소 15초 이상 자세 유지
1. 한 번의 시도에서만 최소 15회 이상 자세 유지
1. 두 번의 시도 모두에서 최소 5회 이상 자세 유지
0. 환자가 5초 미만으로 자세를 유지함

5 균형 조절과 관련된 장애의 정량화(The Quantification of Human Balance Control Disability)

현훈, 어지럼, 불안정성은 삶의 질에 심각한 영향을 미친다. 따라서 SF-36은 적절한 측정 도구가 될 수 있다. SF-36은 1980년대 중반 US Medical Outcomes Study에서 사용된 질문 중 파생된 표준화된 설문지이다[18]. SF-36은 임상 실습, 연구, 건강 정책 평가, 일반 인구 조사에 사용하도록 설계되었다.

SF-36는 8가지 건강 개념을 평가하는 다중 항목 척도이다.

(1) 건강 문제로 인한 신체 활동의 제한

(2) 신체적 또는 정서적 문제로 인한 사회 활동의 제한

(3) 신체적 건강 문제로 인한 일상적인 역할 활동의 제한

(4) 신체적 고통

(5) 전반적인 정신 건강(심리적 고통과 웰빙)

(6) 정서적 문제로 인한 일상적인 역할 활동의 제한

(7) 활력(에너지 및 피로)

(8) 일반적인 건강 인식

설문 조사는 14세 이상의 사람들을 대상으로 훈련된 면접관이 직접 또는 전화로 관리하도록 구성되어 있다. 자가 보고(self-report)식 건강 측정은 건강 상태 측정에 주관성 요소를 도입한다. 이것은 건강에 대한 보다 "소비자 중심적인" 관점을 제공하는 데 유용하며, 삶의 질 또는 웰빙에 중점을 둔다. SF-36은 신체 및 정신 건강 상태를 측정하기 위해 널리 사용되는 자가 보고식 설문지로 균형 장애나 전정 재활치료 결과를 정량화하는 데는 거의 사용되지 않았다[19].

SF-36 설문 조사에는 5~10분 정도 소요된다. SF-36은 건강 또는 변화 항목을 측정하며 신체적 구성요소(PCS)와 정신 구성요소(MCS) 영역으로 나눌 수 있다. SF-36의 표준화 버전에서 모든 질문은 4주 안에 발생한 일을 확인하는 것으로 각 질문에 대한 답변이 점수화된다. 그런 다음 이 점수를 합산하여 각 건강 개념에 대한 원시 척도 점수(raw scale score)를 구하고 0-100점 척도로 변환한다. 그런 다음 점수 알고리즘을 적용하여 PCS와 MCS 점수를 구한다.

균형 및 전정 재활 분야에서 장애는 Jacobson과 Newman[20]이 제안한 어지럼 장애 척도(Dizziness Handicap Inventory, DHI)를 사용하여 쉽게 정량화할 수 있다(표 14.4). 25개 항목으로 구성된 DHI는 전정계 질환에 의해 나타난 자가 인식 장애 정도를 평가하기 위해 개발되었다. 예비 버전에는 37개 항목이 포함되어 있었으나 최종 버전에는 25개 항목만 포함되었다. 항목은 기능적, 감정적, 신체적 측면을 나타내는 세 가지 하위 영역으로 구성되어 있다. Cronbach의 알파 계수는 예비 버전의 일관성을 기반으로 신뢰도를 측정하기 위해 사용되었고, 최종

표 14.4 Jacobson과 Newman의 어지럼 장애 척도(Dizziness Handicap Inventory)[20]

지침: 이 검사의 목적은 현기증이나 불안정성으로 인해 겪을 수 있는 어려움을 식별하는 것입니다. 각 질문에 대해 "예", "아니오" 또는 "가끔"이라고 대답하십시오. 어지럽거나 불안정인 문제에 맞춰 각 질문에 답하십시오. 점수는 2(예), 1(가끔) 및 0(아니오)으로 계산됩니다.
위를 쳐다보면 증상이 심해집니까?
증상 때문에 좌절감을 느낍니까?
증상 때문에 출장 또는 여행에 제한을 받습니까?
슈퍼마켓이나 시장 통로를 걸어가면 증상이 심해집니까?
증상 때문에 잠자리에 들거나 일어나는 것이 어렵습니까?
증상 때문에 외식, 모임 참석 등의 사회생활에 대한 참여에 제한을 받습니까?
증상 때문에 글 읽는 것이 어렵습니까?
운동, 춤, 청소나 설거지와 같은 몸을 더 움직여야만 하는 일을 할 때 증상이 심해집니까?
증상 때문에 혼자 외출하는 것이 두렵습니까?
증상 때문에 다른 사람들 앞에서 당황한 적이 있습니까?
머리를 빨리 움직이면 증상이 심해집니까?
증상 때문에 높은 곳을 피합니까?
잠자리에서 돌아누울 때 증상이 심해집니까?
증상 때문에 힘든 집안일을 하기가 어렵습니까?
증상 때문에 다른 사람들에게 술에 취했다고 오해를 받을까 봐 걱정됩니까?
증상 때문에 혼자 산책하는 것이 어렵습니까?
길을 따라 걸을 때 증상이 심해집니까?
증상 때문에 집중하기가 어렵습니까?
증상 때문에 어두운 밤에 집 주변을 걸어 다니는 것이 어렵습니까?
증상 때문에 집에 혼자 있는 것이 걱정됩니까?
증상 때문에 스스로 장애가 있다고 느낍니까?
증상 때문에 가족이나 친구들과의 대인관계에 스트레스를 느낍니까?
증상 때문에 우울합니까?
증상 때문에 직장 일이나 집안일에 지장을 받습니까?
몸을 굽히면 증상이 심해집니까?

버전은 우수한 내적 일치도 신뢰성을 나타내었으며 검사-재검사 신뢰도가 높았다.

DHI short form(DHIsf: 13개 항목)은 Tesio 등에 의해 개발되었다[21](표 14.5). 이 검사는 자가 보고식(self-reported)으로 균형손상 정도의 심각도를 측정한다. 검사는 Rasch 분석으로 구성되고 검증되었다. Rasch 분석은 최적의 도구가 얻어질 때까지 부적합하거나 중복되거나 목표에서 벗어난 항목을 다시 채점하거나 제거하기 위해 적용되었다. 그 결과 25개 항목, 세 가지 영역으로 구성된 DHI는 13개 항목, 두 가지 영역으로 구성된 DHIsf로 완성되었다. 선택된 항목들은 눈-머리 움직임, 전신 활동, 기분 변화 영역을 평가한다. Rasch 분석결과 13개의 항목이 동질적 구성 내에서 난이도 수준이 균등하다고 나타났다.

DHIsf는 원래의 DHI와 비교되면서 어느 정도 일관성을 보여주며, 환자의 관점에서 불균형 증후군의 중증도에 대한 정보를 제공한다. 이 검사의 질문은 환자의 문제(현훈과 어지럼)에 국한되지 않고 전체 증상을 조사한다. 예를 들어, 현훈이나 어지럼이 책을 읽는 것과 관련이 없을 수는 있지만(DHI에서는 "아니오"로 답하게 된다) 환자는 안과적 문제로 인해 시각 장애가

표 14.5 Tesio 등의 Dizziness Handicap Inventory short form[21]

지침: 이 검사의 목적은 어지럼이나 불안정을 유발할 수 있는 어려움을 식별하는 것입니다. 현기증, 어지러움, 불안감과는 다른 문제로 증상이 발생했더라도 각 질문에 "예" 또는 "아니오"로 대답해 주십시오. 점수는 1(예) 또는 0(아니오)로 계산됩니다.
증상 때문에 출장 또는 여행에 제한을 받습니까?
증상 때문에 잠자리에 들거나 일어나는 것이 어렵습니까?
증상 때문에 글 읽는 것이 어렵습니까?
머리를 빨리 움직이면 증상이 심해집니까?
증상 때문에 높은 곳을 피합니까?
잠자리에서 돌아누울 때 증상이 심해집니까?
증상 때문에 혼자 산책하는 것이 어렵습니까?
길을 따라 걸을 때 증상이 심해집니까?
증상 때문에 어두운 밤에 집 주변을 걸어 다니는 것이 어렵습니까?
증상 때문에 집에 혼자 있는 것이 걱정됩니까?
증상 때문에 우울합니까?
몸을 굽히면 증상이 심해집니까?

있을 수 있다. 이런 면에서 DHIsf에서의 대답은 "예"가 될 것이다. 왜냐하면, 모든 상황에서 읽기는 어려울 것이고 어떤 이유든 시각 장애는 균형을 손상 시킬 수 있기 때문이다.

6 재활치료 결과를 위한 최소한의 접근(Minimal Approach to Rehab Outcome)

수많은 설문지가 있으나 본 저자들의 경험에 비추어 볼 때, 재활치료 결과를 효과적이고 효율적으로 측정하는 접근법은 다음과 같았다.

- VDU의 주관적 측정: VAS
- 전정병변 측정: 전정지수(Vestibular index)
- 균형손상 측정: Equi-Scale
- 균형장애 측정: DHI

참고문헌

1. Dai CY, Huang YH, Chou LW, Wu SC, Wang RY, Lin LC. Effects of primary caregiver participation in vestibular rehabilitation for unilateral neglect patients with right hemispheric stroke: a randomized controlled trial. Neuropsychiatr Dis Treat. 2013;9:477-484.
2. Aratani MC, Perracini MR, Caovilla HH, Gazzola JM, Ganança MM, Ganança FF. Disability rank in vestibular older adults. Geriatr Gerontol Int. 2011;11:50-54.
3. Lee HJ, Choi-Kwon S. Quality of life and the related factors in patients with dizziness. J Korean Acad Nurs. 2009;39:751-758.
4. Kaya BK, Krebs DE, Riley PO. Dynamic stability in elders: momentum control in locomotor ADL. J Gerontol A Biol Sci Med Sci. 1998;53:126-134.
5. Cook CE, Richardson JK, Pietrobon R, Braga L, Silva HM, Turner D. Validation of the NHANES ADL scale in a sample of patients with report of cervical pain: factor analysis, item response theory analysis, and line item validity. Disabil Rehabil. 2006;28:929-935.
6. Scholtz AW, Steindl R, Burchardi N, Bognar-Steinberg I, Baumann W. Comparison of the therapeutic efficacy of a fixed low-dose combination of cinnarizine and dimenhydrinate with betahistine in vestibular neuritis: a randomized, double-blind, non-inferiority study. Clin Drug Investig. 2012;32:387-399.
7. Morozetti PG, Ganança CF, Chiari BM. Comparison of different protocols for vestibular rehabilitation in patients with peripheral vestibular disorders. J Soc Bras Fonoaudiol. 2011;23:44-50.
8. Ricci NA, Aratani MC, Doná F, Macedo C, Caovilla HH, Ganança FF. A systematic review about the effects of the vestibular rehabilitation in middle-age and older adults. Rev Bras Fisioter. 2010;14:361-371.
9. Giray M, Kirazli Y, Karapolat H, Celebisoy N, Bilgen C, Kirazli T. Short-term effects of vestibular rehabilitation in patients with chronic unilateral vestibular dysfunction: a randomized controlled study. Arch Phys Med Rehabil. 2009 ;90:1325-1331.
10. Hansson EE, Månsson NO, Håkansson A. Effects of specific rehabilitation for dizziness among patients in primary health care. A randomized controlled trial. Clin Rehabil. 2004;18:558-565.
11. Haid T, Wigand ME. The vestibular index of patients with cochleo-vestibular insufficiency after neurolysis of the eighth cranial nerve. Acta Otolaryngol Suppl. 1984;406:275-277.
12. Podsiadlo D, Richardson S. The timed "Up & Go": a test of basic functional mobility for frail elderly persons. J Am Geriatr Soc. 1991;39:142-148.
13. Bischoff HA, Stähelin HB, Monsch AU, Iversen MD, Weyh A, von Dechend M, Akos R, Conzelmann M, Dick W, Theiler R. Identifying a cut-off point for normal mobility: a comparison of the timed 'up and go' test in community-dwelling and institutionalised elderly women. Age Ageing. 2003 ;32:315-320.
14. Berg KO, Maki BE, Williams JI, Holliday PJ, Wood-Dauphinee SL. Clinical and laboratory measures of postural balance in an elderly population. Arch Phys Med Rehabil. 1992;73:1073-1080.
15. Downs S, Marquez J, Chiarelli P. The Berg Balance Scale has high intra- and inter-rater reliability but absolute reliability varies across the scale: a systematic review. J Physiother. 2013;59:93-99.
16. Tinetti ME, Williams TF, Mayewski R. Fall risk index for elderly patients based on number of chronic

참고문헌

disabilities. Am J Med. 1986;80:429-434.

17. Tesio L, Perucca L, Franchignoni FP, Battaglia MA. A short measure of balance in multiple sclerosis: validation through Rasch analysis. Funct Neurol. 1997 ;12:255-265.

18. Ware JE Jr, Sherbourne CD. The MOS 36-item short-form health survey (SF-36). I. Conceptual framework and item selection. Med Care. 1992 ;30:473-483.

19. Lorin P, Manceau C, Foubert F. Effect of vestibular neuritis on postural control using wavelets and fractal analysis. Rev Laryngol Otol Rhinol (Bord). 2010;131:235-241.

20. Jacobson GP, Newman CW. The development of the Dizziness Handicap Inventory. Arch Otolaryngol Head Neck Surg. 1990;116:424-427.

21. Tesio L, Alpini D, Cesarani A, Perucca L. Short form of the Dizziness Handicap Inventory: construction and validation through Rasch analysis. Am J Phys Med Rehabil. 1999;78:233-241.

부록

부록 1. Activities of daily living questionnaire (ADLQ):

Instructions: circle one number for each item

1. Self - care activities

A. Eating
- 0 = No problem
- 1 = Independent, but slow or some spills
- 2 = Needs help to cut or pour; spills often
- 3 = Must be fed most foods
- 9 = Doesn't know

B. Dressing
- 0 = No problem
- 1 = Independent, but slow or clumsy
- 2 = Wrong sequence; forgets items
- 3 = Needs help with dressing
- 9 = Doesn't know

C. Bathing
- 0 = No problem
- 1 = Bathes self, but needs to be reminded
- 2 = Bathes self with assistance
- 3 = Must be bathed by others
- 9 = Doesn't know

D. Elimination
- 0 = Goes to the bathroom independently
- 1 = Goes to the bathroom when reminded; some accidents
- 2 = Needs assistance for elimination
- 3 = Has no control over either bowel or bladder
- 9 = Doesn't know

E. Taking pills or medicine
- 0 = Remembers without help
- 1 = Remembers if dose is kept in a special place
- 2 = Needs spoken or written reminders
- 3 = Must be given medicine by others
- 9 = Does not take regular pills or medicine OR doesn't know

F. Interest in personal appearance
- 0 = Same as always
- 1 = Interested if going out, but not at home
- 2 = Allows self to be groomed or does so on request only
- 3 = Resists efforts of caretaker to clean and groom
- 9 = Doesn't know

(계속)

2. Household care

A. Preparing meals, cooking
- 0 = Plans and prepares meals without diffi culty
- 1 = Some cooking, but less than usual or less variety
- 2 = Gets food only if it has already been prepared
- 3 = Does nothing to prepare meals
- 9 = Never did this activity OR doesn't know

B. Setting the table
- 0 = No problem
- 1 = Independent, but slow or clumsy
- 2 = Forgets items or puts them in the wrong place
- 3 = No longer does this activity
- 9 = Never did this activity OR doesn't know

C. Housekeeping
- 0 = Keeps house as usual
- 1 = Does at least half of his/her job
- 2 = Occasional dusting or small jobs
- 3 = No longer keeps house
- 9 = Never did this activity OR doesn't know

D. Home maintenance
- 0 = Does all tasks usual for him/her
- 1 = Does at least half of usual tasks
- 2 = Occasionally rakes or some other minor job
- 3 = No longer does any maintenance
- 9 = Never did this activity OR doesn't know

E. Home repairs
- 0 = Does all the usual repairs
- 1 = Does at least half of usual repairs
- 2 = Occasionally does minor repairs
- 3 = No longer does any repairs
- 9 = Never did this activity OR doesn't know

F. Laundry
- 0 = Does laundry as usual (same schedule, routine)
- 1 = Does laundry less frequently
- 2 = Does laundry only if reminded; leaves out detergent, steps
- 3 = No longer does laundry
- 9 = Never did this activity OR doesn't know

(계속)

3. Employment and recreation

A. Employment
- 0 = Continues to work as usual
- 1 = Some mild problems with routine responsibilities
- 2 = Works at an easier job or part time; threatened with loss of job
- 3 = No longer works
- 9 = Never worked OR retired before illness OR doesn't know

B. Recreation
- 0 = Same as usual
- 1 = Engages in recreational activities less frequently
- 2 = Has lost some skills necessary for recreational activities (e.g. bridge, golfi ng); needs coaxing to participate
- 3 = No longer pursues recreational activities
- 9 = Never engaged in recreational activities OR doesn't know

C. Organizations
- 0 = Attends meetings; takes responsibilities as usual
- 1 = Attends less frequently
- 2 = Attends occasionally; has no major responsibilities
- 3 = No longer attends
- 9 = Never participated in organizations OR doesn't know

D. Travel
- 0 = Same as usual
- 1 = Gets out if someone else drives
- 2 = Gets out in wheelchair
- 3 = Home or hospital bound
- 9 = Doesn't know

4. Employment and recreation

A. Food shopping
- 0 = No problem
- 1 = Forgets items or buys unnecessary items
- 2 = Needs to be accompanied while shopping
- 3 = No longer does the shopping
- 9 = Never had responsibility in this activity OR doesn't know

B. Handling cash
- 0 = No problem
- 1 = Has diffi culty paying proper amount, counting
- 2 = Loses or misplaces money
- 3 = No longer handles money
- 9 = Never had responsibility for this activity OR doesn't know

(계속)

4. Employment and recreation
C. Managing fi nances 0 = No problem paying bills, banking 1 = Pays bills late; some trouble writing checks 2 = Forgets to pay bills; has trouble balancing checkbook; needs help from others 3 = No longer manages fi nances 9 = Never had responsibility in this activity OR doesn't know
5. Travel
A. Public transportation 0 = Uses public transportation as usual 1 = Uses public transportation less frequently 2 = Has gotten lost using public transportation 3 = No longer uses public transportation 9 = Never used public transportation regularly OR doesn't know
B. Driving 0 = Drives as usual 1 = Drives more cautiously 2 = Drives less carefully; has gotten lost while driving 3 = No longer drives 9 = Never drove OR doesn't know
C. Mobility around the neighbourhood 0 = Same as usual 1 = Goes out less frequently 2 = Has gotten lost in the immediate neighbourhood 3 = No longer goes out unaccompanied 9 = This activity has been restricted in the past OR Don't know
D. Travel outside familiar environment 0 = Same as usual 1 = Occasionally gets disoriented in strange surroundings 2 = Gets very disoriented but is able to manage if accompanied 3 = No longer able to travel 9 = Never did this activity OR doesn't know
6. Communication
A. Using the telephone 0 = Same as usual 1 = Calls a few familiar numbers 2 = Will only answer telephone (won't make calls) 3 = Does not use the telephone at all 9 = Never had a telephone OR doesn't know

(계속)

6. Communication

B. Talking

0 = Same as usual
1 = Less talkative; has trouble thinking of words or names
2 = Makes occasional errors in speech
3 = Speech is almost unintelligible
9 = Doesn't know

C. Understanding

0 = Understands everything that is said as usual
1 = Asks for repetition
2 = Has trouble understanding conversations or specifi c words occasionally
3 = Does not understand what people are saying most of the time
9 = Doesn't know

D. Reading

0 = Same as usual
1 = Reads less frequently
2 = Has trouble understanding or remembering what he/she has read
3 = Has given up reading
9 = Never read much OR doesn't know

E. Writing

0 = Same as usual
1 = Writes less often; makes occasional spelling errors
2 = Signs name but no other writing
3 = Never writes
9 = Never wrote much OR doesn't know

부록 2. Vestibular index by Haid and Wigand[11]

Instructions: the examiner assigns a score ranging from 0 (normal or absent) to 4 (severely impaired) to each item

Signs / symptoms	scoring
Spontaneous vertigo or dizziness or unsteadiness	0 absent, 4 disabling vertigo
Positional or positioning vertigo/dizziness	0 absent, 1 one-side Hallpike or McClure manoeuvres, 2 Hallpike or McClure manoeuvre both sides, 3 Hallpike AND McClure manoeuvres, 4 head-hanging position
Gait unsteadiness	0 normal, 3 possible only with aid, 4 gait impossible
Spontaneous nystagmus	0 absent, 1 I degree, 2 II degree or gaze ny, 3 vertical ny, 4 multiple ny
Head shaking Ny	0 absent, 1 brief horizontal HS ny, 2 long-lasting horizontal or vertical HS ny, 3 horizontal AND vertical HS ny, 4 horizontal or vertical long-lasting and very symptomatic ny
Positional/positioning Ny Positional symptoms may be present with or without nystagmus	0 absent, 1 one-side Hallpike or McClure manoeuvre, 2 Hallpike or McClure manoeuvre both sides, 3 Hallpike AND McClure manoeuvres, 4 head-hanging position
Eye movements - saccades	0 normal, 1 hyper- or hypometric, 2 increased latency, 3 dissociated, 4 gaze palsy
Eye movements - smooth pursuit	0 normal, 1 irregular, 2 clearly impaired in the vertical plane but only irregular in the horizontal plane, 3 impaired in both planes, 4 horizontal cogwheel pursuit
Romberg test	0 normal, 1 slight deviation, 2 clear side deviation, 3 backward deviation, 4 stance impossible
Stepping test	0 normal, 1 slight deviation, 2 clear side deviation, 3 backward deviation, 4 stance impossible
Total	

부록 3. Equi-Scale by Tesio et al.[17]

For each situation a different score is assigned on the basis of patient's balance abilities

I - from sitting to standing

2. patient is able to stand up without using the hands
1. patient is able to stand up, with diffi culties, using her/his hands
0. patient needs examiner's help to stand up

II - standing with eyes closed and arms folded

2. patient is able to maintain stance for at least 20″
1. patient is able to maintain stance for at least 5″
0. patient maintains stance for less than 5″

III - standing with eyes closed , head backward and feet together

2. patient is able to maintain stance for at least 30″
1. patient is able to maintain stance for at least 10″
0. patient maintains stance for less than 10″

IV - pushing forward with the arms for 25 cm

Patient has to try to push forward with the arms extended to reach a target at 25 cm distance (the wall, the examiner's fi ngers, etc.) without moving the feet

2. patient is able to push forward for at least 25 cm
1. patient is able to push forward for at least 10 cm
0. patient is able to push forward for less than 25 cm

V - collecting an object from the ground

The object (e.g. a pen) is on the ground, about 30 cm from patient's feet

2. patient is able to collect the object at the fi rst attempt
1. patient is able to collect the object after 1-2 attempts
0. patient is not able to collect the object

VI - thrusts

Patient has to maintain stance with feet together when the examiner pushes her/his sternum (3 times in 15′)

2. patient maintains stance without moving the feet
1. patient maintains stance but moving the feet
0. patient falls

VII - 360° rotation

Patient has to rotate completely, fi rst rightward and then leftward

2. patient is able to rotate in both directions in less than 4″ each
1. patient is able to rotate in 4″ only in one direction or in both directions but in more than 4″
0. patient is not able to rotate

VIII - standing with feet in tandem position

Test is performed fi rst with right foot forward and then with left foot forward

2. patient is able to maintain position for at least 15″ in both trials
1. patient is able to maintain position for at least 15″ in only one trial
1. patient is able to maintain position for at least 5″ in both trials
0. patient maintains position for less than 5″

부록 4. Dizziness Handicap Inventory, by Jacobson and Newman[20]

Instructions: the purpose of this scale is to identify diffi culties that you may be experiencing because of your dizziness or unsteadiness. Please answer "yes", "no" or "sometimes" to each question. Answer each question as it pertains to your dizziness or unsteadiness problem only. Score is calculated as 2 (yes), 1 (sometimes) and 0 (no)

- Does looking up increase your problem?
- Because of your problem, do you feel frustrated?
- Because of your problem, do you restrict your travel for business or recreation?
- Does walking down the aisle of a supermarket increase your problem?
- Because of your problem, do you have diffi culty getting into or out of bed?
- Does your problem signifi cantly restrict your participation in social activities such as going out to dinner, going to movies, going dancing or going to parties?
- Because of your problem, do you have diffi culties in reading?
- Does performing more ambitious activities like sports, dancing and household chores such as sweeping or putting dishes away increase your problem?
- Because of your problem, are you afraid to leave your home without having someone accompany you?
- Because of your problem, have you been embarrassed in front of others?
- Do quick movements of your head increase your problem?
- Because of your problem, do you avoid heights?
- Does turning over in bed increase your problem?
- Because of your problem, is it diffi cult for you to do strenuous housework or yardwork?
- Because of your problem, are you afraid people may think you are intoxicated?
- Because of your problem, is it diffi cult for you to go for a walk by yourself?
- Does walking down a sidewalk increase your problem?
- Because of your problem, is it diffi cult to concentrate?
- Because of your problem, is it diffi cult for you to walk around your house in the dark?
- Because of your problem, are you afraid to stay at home alone?
- Because of your problem, do you feel handicapped?
- Has your problem placed stress on your relationships with members of your family or friends?
- Because of your problem, are you depressed?
- Does your problem interfere with your job or household responsibilities?
- Does bending over increase your problem?

부록 5. Dizziness Handicap Inventory short form By Tesio et al.[21]

Instructions: the purpose of this scale is to identify diffi culties that you may be experiencing that can cause your dizziness or unsteadiness. Please answer "yes" or "no" to each question even if disturbances are caused by problems different from vertigo, dizziness and unsteadiness. Score is calculated as 1 (yes) or 0 (no)

Does looking up increase your symptoms?
Do you restrict your travel for business or recreation?
Do you have diffi culty getting into or out of bed?
Do you have diffi culties in reading?
Do quick movements of your head increase your problem?
Do you avoid heights?
Does turning over in bed increase your problem?
Is it diffi cult for you to go for a walk by yourself?
Does walking down a sidewalk increase your problem?
Is it diffi cult for you to walk around your house in the dark?
Are you afraid to stay at home alone?
Are you depressed?
Does bending over increase your problem?

찾아보기

국문

[ㄱ]

[ㄴ]

[ㄷ]

[ㄹ~ㅁ]

[ㅂ]

[ㅅ]

영문

[A]

[B]

[C]

[D]

[E]

[F]

[G]

[H]

[I]

[L]

[M]

[O]

[P]

[Q~R]

[S]